实用产科常见及危重症诊治处理

张艳萍 ◎著

黑龙江科学技术出版社
HEILONGJIANG SCIENCE AND TECHNOLOGY PRESS

图书在版编目(CIP)数据

实用产科常见及危重症诊治处理 / 张艳萍著. -- 哈尔滨:黑龙江科学技术出版社,2022.11
ISBN 978-7-5719-1680-0

Ⅰ.①实… Ⅱ.①张… Ⅲ.①产科病-诊疗 Ⅳ.①R714

中国版本图书馆CIP数据核字(2022)第206353号

实用产科常见及危重症诊治处理

SHIYONG CHANKE CHANGJIAN JI WEIZHONGZHENG ZHENZHI CHULI

作　　者	张艳萍
责任编辑	单　迪
封面设计	邓姗姗
出　　版	黑龙江科学技术出版社
	地址:哈尔滨市南岗区公安街70-2号　邮编:150007
	电话:(0451)53642106　传真:(0451)53642143
	网址:www.lkcbs.cn
发　　行	全国新华书店
印　　刷	山东道克图文快印有限公司
开　　本	787mm×1092mm　1/16
印　　张	10.5
字　　数	245千字
版　　次	2022年11月第1版
印　　次	2022年11月第1次印刷
书　　号	ISBN 978-7-5719-1680-0
定　　价	128.00元

前　言

随着现代科学技术的飞速发展,产科医学的临床诊疗取得了长足的进步,病因学、发病机制、诊断与治疗等各个方面都得到了前所未有的深入研究和广泛实践。为适应现代临床产科医师的需要,特组织临床一线的产科工作者们编写了本书。

本书内容注重新颖性和科学性,首先介绍了正常妊娠、正常分娩、正常产褥,然后介绍了产科常见疾病及危重症的临床处理,包括前置胎盘、胎盘早期剥离、妊娠特发性疾病、妊娠相关的感染性疾病、分娩期并发症、产褥期并发症等内容,分别阐述了其发病机制、临床特点、诊断依据、鉴别诊断及治疗。此外,依据临床实践经验对诊疗过程中可能出现的问题加以强调,内容丰富,实用性强,可供妇产科与相关学科临床医师参考使用。

由于编者水平所限,加之编写经验不足,书中如有疏漏或不足之处,恳切希望同道及读者斧正,谢谢!

编　者

目　　录

第一章　正常妊娠

第一节　妊娠生理

妊娠全过程平均约 38 周,是非常复杂、变化极为协调的生理过程。

一、胚胎形成与胎儿发育

(一)胚胎形成

受精卵形成及着床是胚胎形成过程中重要的部分。

1.受精卵形成

受精是指精子与卵子结合形成受精卵的过程。成熟精子在精液中没有使卵子受精的能力,精子在子宫腔和输卵管游动中,精子顶体表面糖蛋白被女性生殖道分泌物中的 α、β 淀粉酶降解,顶体膜结构中胆固醇/磷脂比率以及膜电位发生改变,使膜稳定性降低,此过程为获能。获能的主要场所是子宫和输卵管。卵子从卵巢排出后,经输卵管伞部数分钟后进入输卵管,到达壶腹部与峡部连接处时,由于该处肌肉收缩,停留约 2～3d,等待受精。通常认为卵子受精必须发生在排卵后几分钟或不超过几小时,因此排卵时精子必须存在于输卵管。获能的精子与卵子的放射冠接触后,精子头部外膜和顶体前膜融合、破裂,释放一系列顶体酶,即所谓顶体反应,借助顶体酶,精子穿过放射冠、透明带,精子头部与卵子表面相结合。受精后,次级卵母细胞完成第二次成熟分裂,与精原核融合,形成二倍体受精卵。

2.受精卵着床

在受精后 30h,受精卵在输卵管内缓慢向子宫方向移动,同时进行有丝分裂(又称卵裂),大约在受精后 3d,形成含有 16 细胞的细胞团,称为桑葚胚,进入子宫腔。桑葚胚中卵裂球之间的液体逐渐积聚形成早期囊胚。早期囊胚进入子宫腔并继续分裂发育成晚期囊胚。约在受精后第 6～7d,晚期囊胚植入子宫内膜的过程,称受精卵着床。

着床必须具备的条件有:①透明带消失。②囊胚细胞滋养细胞分化出合体滋养细胞。③囊胚和子宫内膜同步发育并相互配合。④孕妇体内必须有足够数量的黄体酮,子宫有一个极短的敏感期允许受精卵着床。受精卵着床经过定位、黏着和穿透三个阶段。

(二)胚胎和胎儿的发育及生理特点

1.胚胎、胎儿发育特征

以 4 周为一个孕龄单位。妊娠开始 8 周称为胚胎,是其主要器官结构完成分化的时期。自妊娠 9 周起称为胎儿,是其各器官进一步发育渐趋成熟时期。胚胎、胎儿发育特征如下。

4 周末:胚囊直径约 2～3cm,胚胎长约 4～5mm,可以辨认胚盘与体蒂。

8 周末:胚胎初具人形,头大占整个胎体一半。能分辨出眼、耳、鼻、口。四肢已具雏形。B超可见早期心脏形成并有搏动。

12 周末：胎儿顶臀长 6～7cm,体重约 14g。外生殖器已发育,部分可辨出性别。多数胎儿骨内出现骨化中心,指(趾)开始分化,皮肤和指甲出现,胎儿四肢可活动。

16 周末：胎儿顶臀长 12cm,体重约 110g。从外生殖器可确定胎儿性别。头皮已长出毛发,胎儿已开始出现呼吸运动。皮肤菲薄呈深红色,无皮下脂肪。部分经产妇已能自觉胎动。

20 周末：胎儿身长约 25cm,体重约超过 300g,开始呈线性增长。皮肤暗红,出现胎脂,全身覆盖毳毛,并可见一些头发。开始出现吞咽、排尿功能。检查孕妇时可听到胎心音。

24 周末：胎儿身长约 30cm,体重约 630g,各脏器均已发育,皮肤出现特征性皱褶,皮下脂肪开始沉积,出现眉毛和睫毛。此期,支气管和细支气管扩大,肺泡导管出现,但是气体交换所需要的终末囊还未形成。

28 周末：胎儿身长约 35cm,体重约 1100g。皮下脂肪不多。皮肤粉红,有时有胎脂。眼睛半张开,有呼吸运动。此胎龄的正常婴儿有 90% 的生存概率。

32 周末：胎儿身长约 40cm,体重约 1800g。皮肤深红,面部毳毛已脱落,出现脚指甲,睾丸下降,生活力尚可。除外其他并发症,此期出生婴儿通常可存活。

36 周末：胎儿身长约 45cm,体重约 2 500g。皮下脂肪较多,毳毛明显减少,面部皱褶消失。胸部、乳房突出,睾丸位于阴囊。指(趾)甲已超出指(趾)端。出生后能啼哭及吸吮,生活力良好。此时出生基本可以存活。

40 周末：胎儿身长约 50cm,体重约 3 400g。发育成熟,胎头双顶径值＞9cm。皮肤粉红色,皮下脂肪多,头发粗,长度＞2cm。外观体形丰满,肩、背部有时尚有毳毛。足底皮肤有纹理。男性睾丸已降至阴囊内,女性大小阴唇发育良好。出生后哭声响亮,吸吮能力强,能很好存活。

2.胎儿生理特点

(1)循环系统：胎儿的营养供给和代谢产物排出均需由脐血管经胎盘、母体来完成。胎儿血循环与母体血循环有根本不同。

1)解剖学特点：①脐静脉一条,生后闭锁为肝圆韧带,脐静脉的末支静脉导管生后闭锁为静脉韧带。②脐动脉两条,生后闭锁,与相连的闭锁的腹下动脉成为腹下韧带。③动脉导管位于肺动脉及主动脉弓之间,生后闭锁为动脉韧带。④卵圆孔于生后数分钟开始关闭,多在生后 6～8 周完全闭锁。

2)血循环特点：胎儿血循环约于受精后 3 周末建立,脐静脉将氧合血带给胎儿,经脐环入胎儿腹壁,到达胎儿肝脏后,脐静脉分为静脉导管和门静脉窦。静脉导管是脐静脉主支,穿过肝脏直接进入下腔静脉。门静脉窦与肝脏左侧的肝静脉汇合,然后流入下腔静脉。因此,下腔静脉流入右心房的是流经静脉导管的动脉样血和来自横膈以下多数静脉的氧含量较低血的混合血。

下腔静脉中含氧量高的血流倾向于在血管中央流动,含氧量低的血流沿侧壁流动,这样血流流向心脏的相反两侧。房间隔卵圆孔正对着下腔静脉入口,来自下腔静脉的氧合血优先流入卵圆孔到达左心房,然后到左心室和大脑。沿侧壁流动的低氧含量血进入右心房,经三尖瓣到达右心室。

上腔静脉血流入右心房,保证从大脑和上半身返回的低氧含量血直接流入右心室。由于肺循环阻力较高,动脉导管阻力低,右心室流到肺动脉的血液绝大部分经动脉导管流入主动脉,仅约 13% 血液经肺静脉入左心房。左心房血液进入左心室,继而进入主动脉直至全身后,经腹下动脉再经脐动脉进入胎盘,与母血进行交换。因此胎儿体内无纯动脉血,而是动静脉混合血。进入肝、心、头部及上肢的血液含氧量较高及营养较丰富以适应需要,注入肺及身体下半部的血液含氧量及营养较少。

(2)血液系统。

1)红细胞生成:胚胎早期红细胞生成主要来自卵黄囊,于妊娠 10 周以后肝是主要生成器官,最后是在骨髓完成造血功能。妊娠足月时骨髓产生 90% 红细胞。

胎儿红细胞生成主要由胎儿制造的红细胞生成素调节,母体红细胞生成素不能通过胎盘,胎儿红细胞生成素不受母体影响,由胎儿控制。红细胞生成素受睾酮、雌激素、前列腺素、甲状腺素和脂蛋白的影响,随着胎儿成熟,红细胞生成素水平逐渐增加。红细胞生成素的生成部位尚有争议,在肾脏生成前,胎儿肝脏是重要的生成场所。妊娠 32 周红细胞生成素大量产生,故妊娠 32 周以后的早产儿及妊娠足月儿的红细胞数均增多,约为 $6 \times 10^{12}/L$。胎儿红细胞的生命周期短,仅为成人 120d 的 2/3,故需不断生成红细胞。

2)血红蛋白生成:血红蛋白在原红细胞、幼红细胞和网织红细胞内合成,外周血依次出现胚胎、胎儿及成人型血红蛋白。在妊娠前半期均为胎儿血红蛋白,至妊娠最后 4～6 周,成人血红蛋白增多,至临产时胎儿血红蛋白仅占 25%。在生后 6～12 月内,胎儿血红蛋白比例持续下降,最终降至正常成人血红蛋白的低水平。糖皮质激素调控血红蛋白由胎儿型向成人转化。

3)白细胞生成:妊娠 8 周以后,胎儿血循环出现粒细胞。于妊娠 12 周胸腺、脾产生淋巴细胞,成为体内抗体的主要来源,构成防止病原菌感染及对抗外来抗原的又一道防线。妊娠足月时白细胞计数可高达 15×10^9～$20 \times 10^9/L$。

(3)呼吸系统:胎肺发育沿一定的时间表进行,5～17 周之间节段性支气管树生长,显微镜下肺像一个腺体,16～25 周呼吸性细支气管逐渐形成,继续分成多个囊性导管,最后原始肺泡形成,同时肺泡细胞外基质出现,毛细血管网和淋巴系统形成,Ⅱ型细胞开始产生表面活性物质。出生时仅有大约 15% 的成人肺泡数,出生后继续增长直至 8 岁为止。胎儿出生前需具备呼吸道(包括气管直至肺泡)、肺循环及呼吸肌的发育。B 超于妊娠 11 周可见胎儿胸壁运动,妊娠 16 周时出现能使羊水进出呼吸道的呼吸运动,具有使肺泡扩张及生长的作用,每分钟 30～70 次,时快时慢,有时也很平稳。若出现胎儿窘迫时,出现大喘息样呼吸运动。

(4)消化系统。

1)胃肠道:妊娠 10～12 周时开始吞咽,小肠有蠕动,至妊娠 16 周胃肠功能基本建立,胎儿能吞咽羊水,吸收水分、氨基酸、葡萄糖及其他可溶性营养物质,同时能排出尿液控制羊水量。胎儿吞咽在妊娠早期对羊水量影响很小,因为所吞咽量与羊水量相比很少。但在妊娠晚期,羊水总量会受到胎儿吞咽羊水量的较大调节,如吞咽活动被抑制,常发生羊水过多。胎粪中包含所吞咽羊水中未消化碎屑,以及大量分泌物如来自肺的甘油磷脂,脱落的胎儿细胞、毛发和胎脂。胎粪排出可能是成熟胎儿正常肠蠕动的结果,或者脐带受压迷走神经兴奋的结果,或者缺氧使垂体释放血管升压素使大肠平滑肌收缩,胎粪排入羊水。

2)肝:胎儿红细胞寿命比成人短,因此产生较多胆红素,但胎儿肝内缺乏许多酶,只有少部分胆红素在肝内变成结合胆红素经胆道排入小肠氧化成胆绿素,胆绿素的降解产物导致胎粪呈黑绿色,大量游离胆红素通过胎盘转运到母体循环。同时胎儿体内的大部分胆固醇是在肝脏合成。

(5)泌尿系统:妊娠 11～14 周时胎儿肾已有排尿功能,于妊娠 14 周胎儿膀胱内已有尿液。妊娠中期起,羊水的重要来源是胎儿尿液。肾脏对于胎儿宫内生存并非必需,但对于控制羊水量和成分非常重要。尿道、输尿管和肾盂梗阻时,肾实质受损并破坏解剖结构,导致无尿或尿量减少时常合并羊水过少和肺发育不全。

(6)内分泌系统:甲状腺于妊娠第 6 周开始发育,是胎儿最早发育的内分泌腺。妊娠 12 周已能合成甲状腺激素。胎儿甲状腺激素对所有胎儿组织的正常发育起作用,先天性甲状腺功能减退引起一系列新生儿问题,包括神经系统异常、呼吸困难和肌张力减退等。

胎儿肾上腺发育良好,其重量与胎儿体重之比明显超过成人,其增大部分主要由胎儿带组成,约占肾上腺的 85% 以上,在生后很快退化,能产生大量甾体激素,与胎儿肝、胎盘、母体共同完成雌三醇的合成。

(7)生殖系统及性腺分化发育:男性胎儿睾丸开始发育较早,约在妊娠第 6 周分化发育,Y染色体断臂的 IAIA 区的 Y 基因性决定区(SRY)编码一种蛋白,促使性索细胞分化成曲细精管的支持细胞,至妊娠 14～18 周形成细精管,同时促使间胚叶细胞分化成间质细胞。睾丸形成后间质细胞分泌睾酮,促使中肾管发育,支持细胞产生副中肾管抑制物质,副中肾管退化。外阴部 5α-还原酶使睾酮转化为二氢睾酮,外生殖器向男性分化发育。睾丸于临产前降至阴囊内。

女性胎儿卵巢开始发育较晚,在妊娠 11～12 周分化发育,原始生殖细胞分化成初级卵母细胞,性索皮质细胞围绕卵母细胞,卵巢形成。缺乏副中肾管抑制物质使副中肾管系统发育,形成阴道、子宫、输卵管。

二、胎儿附属物的形成及其功能

胎儿的附属结构包括胎盘、胎膜、脐带等,在妊娠早期由胚胎组织分化而来,为胚胎和胎儿的生长发育服务,但不是胎儿的组成部分。

(一)胎盘

1.胎盘的解剖

(1)足月胎盘的大体结构:正常胎盘呈圆形或椭圆形。在胚胎的第 9～25 天,作为胎盘的主要结构绒毛形成。于妊娠 14 周末胎盘的直径达 6cm。足月妊娠时胎盘的直径达 15～20cm,厚度为 1～2.5cm,中央厚边缘薄;胎盘重量多为 500～600g,约为胎儿的 1/6。胎盘分为胎儿面和母体面。胎儿面覆盖有光滑的、半透明的羊膜,脐带动静脉从附着处分支向四周呈放射性分布,直达胎盘边缘。脐带动静脉分支穿过绒毛膜板,进入绒毛干及其分支。胎盘母面的表面呈暗红色,胎盘隔形成若干浅沟分为 10～20 个胎盘母体叶。

(2)胎盘的组织学结构:自胎儿面到母面依次为羊膜、绒毛膜板、胎盘实质部分及蜕膜板四部分。①羊膜:构成胎盘的胎儿部分,是胎盘胎儿面的最表层组织。是附着于绒毛膜板表面的半透明膜,表面光滑,无血管、神经和淋巴管,具有一定的弹性。正常羊膜厚 0.5mm,由上皮和间质构成。羊膜上皮为一层立方或扁平上皮,并可出现鳞状上皮化生。间质富有水分,非常疏松，与绒毛膜结合，很容易把两层分离。显微镜下具体可分为上皮细胞层、基底膜、致密层、成纤维细胞层和海绵层 5 层组成，电镜可见上皮细胞表面有微绒毛，随着妊娠的进展而增多，以增加细胞的活动能力。②绒毛膜板：主要为结缔组织，胎儿血管在其内行走，下方有滋养细胞。③胎盘实质：为绒毛干及其分支的大量游离绒毛，绒毛间隔是从蜕膜板向绒毛板行走，形成蜕膜隔。该层占胎盘厚度的 2/3。④蜕膜板：底蜕膜是构成胎盘的母体部分，占足月妊娠胎盘很少部分。蜕膜板主要由蜕膜致密层构成，固定绒毛的滋养细胞附着在基底板上，共同构成绒毛间隙的底。从蜕膜板向绒毛膜方向伸出蜕膜间隔，将胎盘分成 20 个左右的母体叶。

（3）叶状绒毛：绒毛起源于胚胎组织，是胎盘最小的功能单位。在胎盘发育过程中绒毛不断分级，形成绒毛树。不同级别的绒毛分别称为初级绒毛、次级绒毛和三级绒毛。在绒毛内完成母胎之间的血气和物质的交换功能。

绒毛组织结构：妊娠足月胎盘的绒毛表面积达 $12\sim14cm^2$，相当于成人肠道总面积。绒毛的直径随着妊娠的进展变小，绒毛内的胎儿毛细血管所占的空间增加，绒毛滋养层主要由合体细胞组成。细胞滋养细胞仅散在可见，数目极少。滋养层的内层为基底膜，有胎盘屏障作用。

晚期囊胚着床后，滋养细胞迅速分裂增生。内层为细胞滋养细胞，是分裂生长细胞；外层为合体滋养细胞，是执行功能细胞，由细胞滋养细胞分化而来。在滋养细胞内有一层细胞，称为胚外中胚层，与滋养细胞共同构成绒毛膜。胚胎发育至 $13\sim21d$ 时，为绒毛膜发育分化最旺盛的时期，此时胎盘的主要结构绒毛逐渐形成。绒毛的形成经历 3 个阶段：①一级绒毛：指绒毛周围长出不规则突起的合体滋养细胞小梁，绒毛膜深部增生活跃的细胞滋养细胞也伸入其中，形成合体滋养细胞小梁的细胞中心索，此时称为初级绒毛。②二级绒毛：指初级绒毛继续生长，其细胞中心索伸长至合体滋养细胞的内层，且胚外中胚层也长入细胞中心索，形成间质中心索。③三级绒毛：指胚胎血管长入间质中心索。约在受精后 3 周末，绒毛内血管形成，建立起胎儿胎盘循环。

与底蜕膜接触的绒毛因营养丰富发育良好，称之为叶状绒毛。从绒毛膜板伸出的绒毛干，逐渐分支形成初级绒毛、二级绒毛和三级绒毛，向绒毛间隙生长，形成终末绒毛网。绒毛末端悬浮于充满母血的绒毛间隙中，称之为游离绒毛，长入底蜕膜中的称之为固定绒毛。一个初级绒毛干及其分支形成一个胎儿叶，一个次级绒毛干及其分支形成一个绒毛小叶。一个胎儿叶包括几个胎儿小叶，每个胎盘有 $60\sim80$ 个胎儿叶，200 个左右的胎儿小叶。由胎盘蜕膜板长出的隔把胎儿叶不完全地分隔为母体叶，每个母体叶包含有数个胎儿叶，每个胎盘母叶有其独特的螺旋动脉供应血液。

（4）滋养细胞：胎盘中滋养细胞的结构最复杂、功能最多、细胞增生最活跃。滋养细胞是与子宫蜕膜组织直接接触的胎儿来源的组织，具有营养胚胎、内分泌等功能，对适应母体的环境、维持妊娠等方面均有十分重要的意义。

根据细胞的形态，滋养细胞可分为细胞滋养细胞和合体滋养细胞。细胞滋养细胞是发生细胞，是合体滋养细胞的前体。它具有完整的细胞膜，单个、清楚的细胞核，细胞增生活跃，有分裂象。这些特点在合体滋养细胞中不存在，细胞间连接紧密，细胞之间分界不清，细胞形态不规则，细胞边界不清，多个细胞核，且大小和形态不一，极少见到有丝分裂。

在胚胎早期，胚胎着床时，细胞团周围的细胞滋养细胞具有黏附、侵入子宫内膜的作用，使胚胎着床。之后滋养细胞相互融合,形成合体滋养细胞。合体滋养细胞具有分泌、屏障等功能。

(5)胎盘血液循环:在胎盘的胎儿面,脐带动静脉在附着处分支后,在羊膜下呈放射性分布,再发出垂直分支进入绒毛主干内。每个绒毛主干中均有脐动脉和脐静脉,随着绒毛干的一再分支,脐血管越来越细,最终成为毛细血管进入绒毛终端。胎儿的血液以每分钟500mL流量的速度流经胎盘。

孕妇的子宫胎盘动脉(螺旋动脉)穿过蜕膜板进入胎盘母叶,血液压力为60~80mmHg,母体血液靠母体压力差,以每分钟500mL的流速进入绒毛间隙,绒毛间隙的血液压力为10~50mmHg,再经蜕膜板流入蜕膜板上的静脉网,此时的压力不足8mmHg。母儿之间的物质交换均在胎儿小叶的绒毛处进行。胎儿血液经脐动脉,直至绒毛毛细血管,经与绒毛间隙中的母血进行物质交换,两者之间不直接相通,而是隔着毛细血管壁、绒毛间质和绒毛表面细胞层,依靠渗透、扩散和细胞的主动转运等方式进行有选择的交换。胎儿血液经绒毛静脉、脐静脉返回胎儿体内。母血经底蜕膜上的螺旋静脉返回孕妇循环。

2.胎盘生理功能

胎盘具有十分复杂的生理功能,除了母胎交换功能外,还有分泌功能、免疫功能等。

(1)交换功能:胎盘可供给胎儿所需的氧气和营养物质,排泄胎儿的代谢产物及二氧化碳。胎儿和母体的血液循环是两个各自相对独立的循环系统,只有极少量的胎儿细胞可以通过胎盘进入母体循环。母血和胎血均流经胎盘,并在此通过胎盘屏障结构将母血和胎血隔开,使其不相互混合又能相互进行选择性物质交换。母血中的水分、电解质、氧及各种营养物质均能通过胎盘提供胎儿的生理需要,同时排除二氧化碳和代谢物质。免疫球蛋白中IgG能通过胎盘进入胎儿循环系统,以增加胎儿的免疫抗病能力,以至于出生后一段时间内新生儿仍有一定的免疫能力,其他免疫球蛋白(如IgM、IgA等)不能通过胎盘。由于胎盘的屏障功能,很多有害的病原体不能通过胎盘进入胎儿的循环系统,但这种屏障作用十分有限,如多种细菌、病毒、原虫等能通过胎盘进入胎儿体内,危害胎儿的健康。另外,尚有部分病原体可在胎盘部位形成病灶,影响胎盘的功能,间接危害胎儿,如结核双球菌、梅毒螺旋体、疟原虫等可在胎盘形成结节。大多数药物能通过胎盘屏障,尤其是磺胺类、抗生素类更易通过胎盘,对胎儿造成不良预后。

(2)免疫功能:胎盘是重要的免疫器官。胎儿的遗传物质中一半来自母亲,一半来自父亲,因此,母体和胎儿是半同源的两个个体。胎儿能在母体的宫腔内平安地生长发育,不发生排异反应,与胎盘的免疫功能是分不开的。

胎盘在母胎免疫中的作用主要表现为以下几个方面:①滋养层外层的合体滋养细胞无组织相容性抗原,孕妇对此不发生排异反应。②滋养层细胞介质可阻止胎儿抗原进入母胎循环。③滋养层表面覆盖有硅酸粘糖蛋白类,掩盖了胎盘的抗原性。④胎盘可吸附抗父系组织相容性抗原复合物的抗体。

滋养细胞是直接与母体细胞接触的细胞,其免疫特异性是母儿相互耐受的主要原因,滋养细胞的组织相容性抗原(MHC)的表达是有关研究的焦点。人类白细胞抗原(HLA)是主要的MHC。HLA基因存在于第6条染色体的短臂上,共有17个HLA-1型基因,分三类:HLA-1a、HLA-1b和HLA-1c。其中有生物学活性的基因包括:1a类的HLA-A、

HLA－B和 HLA－C 基因,1b 有 HLA－E、HLA－F 和 HLA－G 基因。在细胞滋养细胞中可以检测到 HLA－G 基因的表达。HLA－G 基因是一种单形态基因,HLA－G 抗原被认为是"自身抗原",母体的免疫细胞对起源胎儿的滋养细胞表达的 HLA－G 抗原不发生应答。

(3)分泌功能:胎盘具有合成多种激素和酶的功能,主要可分为 3 类:①蛋白类激素:如绒毛膜促性腺激素(HCG)、人胎盘泌乳素(hPL)、促肾上腺皮质激素释放激素(CRH)、胰岛素样生长因子(IGF)。②甾体激素:雌激素、孕激素等。③多种酶:如催产素酶、胰岛素酶、二胺氧化酶、耐热碱性磷酸酶等。胎盘分泌的激素和酶往往是妊娠或分娩过程中需要的物质,同时也会影响孕妇和胎儿的生理变化。譬如,胎盘分泌的激素使孕妇的胰岛素抵抗作用加强,妊娠期易发生糖尿病。又譬如,胎盘的分泌和免疫功能改变与子痫前期的发病有关。另外,通过检测胎盘分泌的激素或酶的水平,可以间接了解胎盘的功能状态,预测妊娠的结局。

(二)胎膜

胎膜由羊膜和绒毛膜组成,是维持羊膜的完整,储存羊水的外周屏障。绒毛膜为胎膜的外层,与壁蜕膜相接触,在发育过程中由于营养缺乏而逐渐退化,形成平滑绒毛膜。羊膜为胎膜的内层,是一层半透明膜,覆盖在子宫壁的绒毛膜的表面、胎盘的胎儿面及脐带表面。

绒毛膜由滋养细胞层和胚外中胚层组成。在胚胎植入后,滋养细胞迅速分化为内层的细胞滋养细胞和外层的合体滋养细胞层,两层在胚泡表面形成大量的绒毛,突入蜕膜中,形成早期的初级绒毛干。在胚胎早期,绒毛均匀分布于整个绒毛膜表面。随着胚胎的长大,与底蜕膜接触的绒毛因营养丰富、血供充足而干支茂盛,形成绒毛膜板,是胎盘的主要组成部分;与包蜕膜接触的绒毛因营养不良血供不足而逐渐退化,称为平滑绒毛膜。随着胎儿的长大及羊膜腔不断扩大,羊膜、平滑绒毛膜和包蜕膜进一步突向子宫壁,最终与壁蜕膜融合,胚外体腔和子宫腔消失。

羊膜内无血管生长,是胎盘最内侧的组织,直接与羊水接触。在妊娠过程中具有独特的作用。胎膜早破是产科最常见的早产原因。羊膜是维持胎膜张力的主要支持组织。羊膜的成分变化对于防治胎膜早破,继续维持妊娠均有十分重要的意义。

羊膜的结构可分成 5 层:①上皮细胞层,由单层无纤毛的立方上皮细胞组成。②基底层,位于上皮细胞下的网状组织。③致密层,由致密结缔组织组成。④纤维母细胞层。⑤海绵层。

在妊娠早期,胚胎种植时,在胚胎与滋养细胞之间存在由小细胞组成的细胞团,是以后羊膜上皮细胞的前体。人类大约在妊娠 7～8 天时出现羊膜上皮。以后逐渐包绕羊膜囊,并且附着于绒毛膜的内层。绒毛膜与羊膜互相接触,且有一定的黏附性;但两者的来源不一致,绒毛膜来源于胚外中胚层,羊膜来源于胚胎的外胚层,即使在足月仍能被轻易分离。

由于羊膜有不同于绒毛膜的组织来源,两者的生物特性也不同。例如羊膜上皮的 HLA－I 抗原的特性不同于滋养细胞,更接近于胚胎细胞。另外羊膜中的间质细胞,主要为成纤维细胞,也来源于胚胎的中胚层。上皮细胞层间质细胞层是羊膜的主要组成部分,完成羊膜的大部分功能。

胎膜具有防御功能,可阻止细菌通过子宫壁直接进入羊膜腔;同时,胎膜具有活跃的交换功能,可允许小分子物质,如尿素、葡萄糖、氯化钠等通过;母体血浆亦可通过胎膜进入羊水,对羊水交换起重要的调节作用。

胎膜中含有较多的酶参与激素的代谢。如花生四烯酸酯酶及催化磷脂质生成游离花生四烯酸的溶酶体。花生四烯酸为合成前列腺素的前身物质,因此,认为胎膜在分娩发动的过程中有十分重要的作用。

正常胎膜多在临产后宫口开大 3cm 以上自然破裂。若胎膜在临产前破裂,称之为胎膜早破。宫口开全后胎膜仍未破裂者称为迟发破膜。胎膜早破往往与宫内感染有关,反之,胎膜早破后亦可导致继发性感染,诱导临产。这可能与胎膜的炎症导致前列腺素分泌增加有关。

(三)羊水

1.羊水的来源

妊娠期充满羊膜腔内的液体称为羊水。羊水的主要来源是母体的血浆、胎儿的尿液。在不同的孕周,羊水的来源不同。妊娠早期的羊水主要来自母体的血浆,母体血浆通过胎膜渗透入羊膜腔。少量胎儿的体液可通过脐带表面的羊膜及华通胶渗透入羊膜腔,亦可发生在胎儿呼吸道黏膜及皮肤表面。因此,妊娠早期的羊水的成分与母体的血浆及组织间液的成分相似,渗透压亦相近。妊娠 12~14 周时发现胎儿膀胱内有尿液残留。妊娠 18 周时,胎儿 24h 的尿量 7~17mL。足月胎儿每小时的尿量平均为 43mL,每日尿量为 600~800mL。因此,妊娠中期以后,胎尿是羊水的主要来源,由于胎儿尿液的混入,羊水逐渐变为低渗(钠离子浓度降低),羊水的渗透压从孕早期的 280mmol/L 降为 255~260mmol/L;但尿酸、肌酐、尿酸的浓度比母体血浆中的浓度高。

羊水量在妊娠 38 周前随孕周的增加不断增加,在妊娠 38 周以后却不断减少;但个体差异较大。妊娠 8 周时羊水量为 5~10mL,12 周约为 50mL,20 周为 200mL,36~38 周达高峰,约 1 000~1 500mL,以后逐渐减少。

妊娠早期的羊水为澄清液体,足月妊娠羊水乳白色,混浊、半透明,可见胎脂、上皮细胞及毳毛等有形物质。pH 为 8~9,比重 1.006~1.020。当羊水中混有胎粪时,羊水混浊,羊水的颜色可从淡黄色变到草绿色或深绿色。

2.羊水的代谢

羊膜在羊水的产生和吸收上起了十分重要的作用,约 50% 的羊水交换由羊膜完成。胎儿的消化道也是羊水交换的重要途径,足月胎儿每 24h 可吞咽羊水 540~500mL,或更多。因此,胎儿吞咽可调节羊水量。临床常见有消化道梗阻的胎儿,往往合并羊水过多。

其次,胎儿的呼吸道在羊水量的调节中也有十分重要的作用。足月妊娠胎儿肺的呼吸样运动,每天使 600~800mL 的羊水通过肺泡的巨大毛细血管床回吸收,若胎儿肺部畸形、发育不全或肿瘤等可影响羊水的重吸收导致羊水过多。另外,脐带的华通胶亦参与羊水的代谢,每小时可吸收羊水 40~50mL。

在正常情况下,母体-羊水和胎儿-羊水之间的交换率是相等的。母体胎儿之间的液体交换主要通过胎盘进行,交换量约每小时 3 500mL;母体-羊水之间的液体交换主要通过胎膜,交换量约每小时 400mL;羊水-胎儿之间的液体交换主要通过消化道、呼吸道、脐带和皮肤,总交换量与母体-羊水的交换量动态平衡。通过上述交换,母体、胎儿及羊水之间液体不等交换,保持动态平衡,羊水每 3h 更新一次。在正常情况下,羊水量保持稳定。

3.羊水的成分

在妊娠 14 周前,羊水的成分和渗透压等与血浆基本一致,前清蛋白的含量低,甲胎蛋白的浓度高。随着孕周的增加,出现胎儿吞咽、呼吸样运动及排尿功能的建立,使羊水的成分发生很大的变化。到妊娠晚期,羊水的渗透压明显低于血浆,水分占 98％～99％,其余有形成分中有一半为有机物,另一半为无机物。

羊水中尿酸、肌酐、尿素等胎儿代谢产物随着妊娠的增加而增加。尿素由妊娠早期的 3.48mmol/L增加到足月妊娠的 5.01mmol/L。肌酐含量由 28 周 88.4μmol/L 上升到足月妊娠的 176.8μmol/L,若羊水中肌酐浓度到达 194.48μmol/L,尿酸浓度达到 595μmol/L,提示胎儿肾脏发育成熟,但不意味着其他脏器发育成熟。

羊水中含有两种细胞:一种是来自胎膜,核大,胞质深染,核/浆比例为 1∶3;另一种为胎儿皮肤脱落细胞,核小或无核,核/质比例为 1∶8。用 0.1％尼罗蓝染色,部分细胞可染成橘黄色。妊娠 34 周前,橘黄色细胞出现率＜1％;足月妊娠达 10％～15％;妊娠 40 周后超过 50％。应用羊水细胞学检查,中期妊娠可诊断胎儿性别及染色体疾病,晚期妊娠可判别胎儿成熟度。

羊水中含有各种激素,包括皮质醇、雌三醇黄体酮、睾酮、催乳素、绒毛膜促性腺激素及前列腺素等。它们来源于胎盘和胎儿,其含量反映了胎儿—胎盘单位的功能状态,可以间接了解胎儿宫内的安危。另外,羊水中含有促肾上腺皮质激素(ACTH)、促卵泡生成素(FSH)、促黄体生成素(LH)以及促甲状腺激素(TSH)等,这些激素与分娩的发动有关。

羊水中有许多酶,已知的有 25 种之多,各种酶的浓度变化亦可间接反映胎儿的状态。严重溶血症的胎儿的羊水中,乳酸脱氢酶及 α 羟丁酸脱氢酶的浓度升高。胎儿死亡前,脂酶突然下降;当羊水被胎粪污染时,碱性磷酸酶浓度升高。溶菌酶(lysozyme)可抑制大肠埃希菌、金黄色葡萄球菌、类链球菌、变形杆菌、白色念珠菌等。在妊娠 25 周至足月妊娠期间,溶菌酶的作用最强,足月后下降。羊水中的溶菌酶浓度约为 4.2μg/L,较母血中高 1～2 倍。

4.羊水的功能

(1)保护胎儿:羊水可保持羊膜腔内恒温、恒压、相对较稳定的内环境,免受外力的损伤。胎儿在羊水中可以自由活动。在胎儿发育过程中,不致受到挤压或阻碍导致胎儿畸形。在长期的羊水过少的患者中,由于无羊水的保护作用,胎儿的发育受限,发生各种畸形。保持胎儿体内生化方面的相对稳定。羊水中有一定量的水分和电解质,不仅是胎儿代谢产物排泄的通道,而且是胎儿水分调节的重要机制。羊水使羊膜腔保持一定的张力,从而支持胎盘附着于子宫壁,这样可以防止胎盘过早剥离。

(2)保护母体:减少妊娠期因胎动引起的母体不适。临产后,前羊膜囊可扩张软产道,防止胎头长期压迫软产道导致组织缺血损伤。破膜后,羊水可以润滑、冲洗产道,并有抑制细菌作用。

(四)脐带

脐带一端连着胎儿腹壁的脐轮,另一端附着于胎盘的子体面。胎儿通过脐带、胎盘,与母体相连,进行血气、营养以及代谢物质的交换。

脐带长度的正常范围是 35～70cm,平均横切面积 1.5～2cm²,脐带外面为一层羊膜,中间有一条管壁较薄、管腔较大的脐静脉,静脉两侧各有一条管壁较厚、管腔较细的脐动脉。脐带间质为华通胶,有保护和支持脐血管的作用,胶质内有神经纤维存在,可控制脐带血管收缩及扩张。

脐动脉壁有 4 层平滑肌组织:内层为很薄的环纹肌,为调节血流之用;在其外有一层较厚的纵直平滑肌,为关闭脐动脉之用;在外表有一组较细的螺旋平滑肌,只有 8~10 根肌纤维,螺旋较短,收缩时可将脐动脉收缩为节段。

三、妊娠期母体适应性变化

(一)生殖系统的变化

(1)宫体:子宫由非孕时(7~8)cm×(4~5)cm×(2~3)cm 增大至妊娠足月时。宫腔容量非孕时约 10mL 或更少,至妊娠足月子宫内容物约 5 000mL 或更多,故妊娠末期子宫的容积是非孕期的 500~1000 倍。子宫重量非孕时约 70g,至妊娠足月约 1 100g,增加近 20 倍,主要是子宫肌细肥大,而新生的肌细胞并不多。子宫肌细胞由非孕时长 $20\mu m$,宽 $2\mu m$,至妊娠足月长 $500\mu m$、宽 $10\mu m$,胞浆内充满有收缩性能的肌动蛋白和肌浆球蛋白,为临产后子宫阵缩提供物质基础。子宫肌壁厚度非孕时约 1cm,至妊娠中期逐渐增厚达 2.0~2.5cm,至妊娠末期又逐渐变薄,妊娠足月厚度为 1.0~1.5cm 或更薄。在妊娠最初几个月,子宫增大主要受内分泌激素如雌孕激素的影响,而不是由胚胎造成的机械扩张所致,比如在异位妊娠的也可观察到类似的子宫增大。孕 12 周以后的子宫增大则主要因宫腔内压力增加。

妊娠最初几周子宫维持原先的梨形,随孕周增加逐渐呈球形,以后子宫长度比宽度增加更快显出卵圆形。妊娠 12 周后增大子宫逐渐超出盆腔,在耻骨联合上方可触及。妊娠晚期的子宫右旋,与乙状结肠在盆腔左侧占据有关。

自妊娠 12~14 周起,子宫出现不规则无痛性的收缩,特点为稀发、无规律和不对称,可由腹部检查时触知,孕妇有时也能感觉到,其幅度及频率随妊娠进展而逐渐增加,可以直到妊娠晚期,但宫缩时宫腔内压力通常在 5~25mmHg,持续时间不足 30s,这种无痛性宫缩称为 Braxton Hicks 收缩。

妊娠期胎儿生长营养物质的供应和代谢产物的排出依靠胎盘绒毛间隙的足够灌注。妊娠期子宫胎盘血流进行性加重,妊娠足月时子宫血流量为 450~650mL/min,比非孕时增加 4~6 倍,其中 5% 供肌层,10%~15% 供子宫蜕膜层,80%~85% 供胎盘。宫缩时子宫血流量明显减少,当子宫收缩压力为 50mmHg 时,速度下降 60%,子宫收缩对胎儿循环影响非常小。

(2)子宫峡部:位于子宫颈管内解剖学内口与组织学内口之间的最狭窄部位,非孕时长约 1cm,妊娠后变软,妊娠 12 周后,子宫峡部逐渐伸展拉长变薄,形成子宫下段,临产后伸展至 7~10cm,成为产道一部分,有梗阻性难产发生时易在该处发生子宫破裂。

(3)宫颈:妊娠早期宫颈黏膜充血及组织水肿,致使肥大、紫蓝色及变软。宫颈管内腺体肥大,宫颈黏液增多,形成黏稠黏液栓,有保护宫腔免受外来感染侵袭的作用。接近临产时,宫颈管变短并出现轻度扩张。妊娠期宫颈管柱状上皮腺体增生、外翻,此时宫颈组织很脆弱、易出血。

2.卵巢与输卵管

妊娠期略增大,排卵和新卵泡成熟功能均停止。在孕妇卵巢中一般仅发现一个妊娠黄体,于妊娠 6~7 周前产生孕激素以维持妊娠继续,之后对孕激素的产生几乎无作用。妊娠期输卵管伸长,但肌层并不增厚。黏膜层上皮细胞稍扁平,在基层中可见蜕膜细胞,但不形成连续蜕膜层。

3.阴道与会阴

妊娠期阴道黏膜水肿充血呈紫蓝色(Chadwick 征),阴道脱落细胞及分泌物增多,黏膜皱襞增多、结缔组织松弛以及平滑肌细胞肥大,导致阴道伸展性增加为分娩扩张做好准备。阴道上皮细胞含糖原增加,使阴道 pH 降低,不利于致病菌生长,有利于防止感染。外阴部充血,皮肤增厚,大阴唇内血管增多及结缔组织松软,故伸展性增加。

(二)乳房的变化

乳房于妊娠早期开始增大,充血明显。孕妇自觉乳房发胀或偶有触痛及麻刺感,随着乳腺增大,皮肤下的浅静脉明显可见。乳头增大变黑,更易勃起,乳晕颜色加深,其外围的皮脂腺肥大形成散在的结节状隆起,称为蒙氏结节。妊娠前乳房大小、体积与产后乳汁产生无关。

乳腺细胞膜有垂体催乳激素受体,细胞质内有雌激素受体和孕激素受体。妊娠期胎盘分泌雌激素刺激乳腺腺管发育,分泌孕激素刺激乳腺腺泡发育。此外,乳腺发育完善还需垂体催乳激素、人胎盘生乳素以及胰岛素、皮质醇、甲状腺激素等的参与。妊娠期间虽有多种激素参与乳腺发育,做好泌乳准备,但妊娠期间并无乳汁分泌,可能与大量雌、孕激素抑制乳汁生成有关。

(三)循环系统的变化

1.心脏

妊娠期静息时心率增加约 10 次/分。妊娠后期因膈肌升高,心脏向左、向前移位更贴近胸壁,心尖冲动左移 1~2cm。心浊音界稍扩大。心脏移位使大血管轻度扭曲,加之血流量增加及血流速度加快,90%孕妇有收缩期杂音,分娩后迅速消失。心电图因心脏左移出现电轴轻微左偏,无其他特异性改变。

2.心排血量

心排血量增加对维持胎儿生长发育极为重要。心排血量自妊娠 10 周逐渐增加,至妊娠32 周达高峰。由于仰卧位时增大的子宫阻碍心脏静脉回流,孕妇侧卧位比仰卧位心排血量高很多,妊娠晚期孕妇从仰卧位转至左侧卧位时,心排血量增加 1100mL(20%)。临产后在第二产程心排血量明显增加。

3.血压

妊娠中期动脉血压降到最低点,以后再升高,舒张压的降低大于收缩压的降低,使脉压稍增大。孕妇动脉血压受体位影响,坐位稍高于仰卧位。妊娠对上肢静脉压无影响。妊娠 20 周开始下肢股静脉压在仰卧位时升高,从妊娠前 0.098kPa(10mm H_2O)增至 0.196~0.294kPa(20~30mm H_2O),由于妊娠后增大子宫压迫下腔静脉使血液回流受阻,侧卧位能解除子宫压迫、改善静脉回流。妊娠晚期孕妇长时间仰卧位姿势,增大子宫相对固定压迫静脉系统,引起下半身回心血量减少、心脏充血量减少、心排血量随之减少使血压下降,称为仰卧位低血压综合征。由于下肢、外阴及直肠静脉压增高,孕妇易发生下肢、外阴静脉曲张和痔。

(四)血液系统的变化

1.血容量

循环血容量于妊娠 6~8 周开始增加,至妊娠 32~34 周达高峰,增加 40%~45%,平均增加 1 450mL,维持此水平直至分娩。血容量增加为血浆容量和红细胞容量增加总和,血浆增加多于红细胞增加,血浆平均增加 1 000mL,红细胞平均增加 450mL,故出现血液稀释。

2.血液成分

(1)红细胞:妊娠期骨髓造血功能增强、网织红细胞轻度增多、红细胞生成增加,但由于血液稀释,血红蛋白、红细胞浓度及血细胞比容稍有下降,红细胞计数约为 $3.6 \times 10^9/L$(非孕妇女约为 $4.2 \times 10^{12}/L$),血红蛋白平均浓度为 12.5g/L(非孕妇女约为 13.0g/L)。妊娠晚期如果血红蛋白低于 11.0g/L,应认为是缺铁引起,而不是妊娠期高血容量反应。

正常妊娠对铁需求的重量是 1g,300mg 铁主动向胎儿运输,200mg 铁通过正常排泄途径丢失,另外 500mg 铁可以使红细胞总容量增加 450mL。增加的这部分红细胞所需要的铁无法从机体储备中获得,因此,妊娠中晚期如果外源性铁补充不够,血红蛋白含量和血细胞比容将随着母体血容量的增加而明显降低,出现贫血。因此应在妊娠中、晚期开始补充铁剂,以防血红蛋白值过分降低。

(2)白细胞:从妊娠 7~8 周开始轻度增加,至妊娠 30 周达高峰,为 $(5 \sim 12) \times 10^9/L$,有时可达 $15 \times 10^9/L$,主要为中性粒细胞增多,而单核细胞和嗜酸粒细胞几乎无改变。分娩期和产褥早期可显著上升 $25 \times 10^9/L$ 或更多,平均为 $14 \times 10^9/L$。

(3)凝血因子:妊娠期血液处于高凝状态。因子Ⅱ、Ⅴ、Ⅶ、Ⅷ、Ⅸ、Ⅹ增加,仅因子Ⅺ、Ⅻ降低。血小板数无明显改变。血浆纤维蛋白原含量比非孕妇女约增加 50%,于妊娠末期平均达 4.5g/L(非孕妇女平均为 3g/L)。妊娠晚期凝血酶原时间(PT)及活化部分凝血活酶时间(APTT)轻度缩短,凝血时间无明显改变。妊娠期纤溶酶原显著增加,优球蛋白溶解时间明显延长,表明妊娠期间纤溶活性降低,是正常妊娠的特点。

(五)泌尿系统的变化

妊娠期肾脏略增大,肾血浆流量(RPF)及肾小球滤过率(GFR)于妊娠早期均增加,整个妊娠期间维持高水平,RPF 比非孕时约增加 35%,GFR 约增加 50%,但肾小球滤过率的增加持续至足月,肾血浆流量在妊娠晚期降低。RPF 与 GFR 均受体位影响,仰卧位肾脏清除率下降很多,故仰卧位容易发生水钠潴留。由于 GFR 增加,肾小管对葡萄糖再吸收能力不能相应增加,约 15% 孕妇饭后出现糖尿,如果糖尿反复出现,糖尿病的可能性就不容忽视了。

受孕激素影响,泌尿系统平滑肌张力降低,同时增大子宫对输尿管产生压迫,自妊娠中期肾盂及输尿管轻度扩张,输尿管增粗及蠕动减弱,尿流缓慢,可致肾盂积水,由于子宫右旋,故 86% 的孕妇右侧输尿管扩张更明显,孕妇易患急性肾盂肾炎,也以右侧多见。

(六)呼吸系统的变化

妊娠期横膈抬高约 4cm,胸廓横径增加约 2cm,肋膈角显著增宽,肋骨向外扩展,胸廓周径约增加 6cm。孕期耗氧量妊娠中期增加 10%~20%,肺活量和呼吸次数无明显改变,但呼吸较深,通气量每分钟约增加 40%,有过度通气现象,肺泡换气量约增加 65%,使动脉血 PO_2 增高达 92mmHg,PCO_2 降至 32mmHg,有利于供给孕妇及胎儿所需的氧。上呼吸道黏膜增厚,轻度充血、水肿,易发生上呼吸道感染。妊娠晚期子宫增大,膈肌活动幅度减少,胸廓活动加大,以胸式呼吸为主,气体交换保持不减。

(七)消化系统的变化

妊娠期胃肠平滑肌张力降低,贲门括约肌松弛,胃内酸性内容物逆流至食管下部产生胃烧灼感。胃液中游离盐酸及胃蛋白酶分泌减少。胃排空时间延长,易出现上腹部饱满感,孕妇应防止饱餐。肠蠕动减弱,粪便在大肠停留时间延长出现便秘,以及子宫水平以下静脉压升高,常引起痔疮或使原有痔疮加重。妊娠期齿龈受大量雌激素影响肥厚,齿龈容易充血、水肿,易致齿龈出血、牙齿松动及龋齿。

肝脏未见明显增大,肝功能无明显改变。孕激素抑制胆囊平滑肌收缩,使胆囊排空时间延长,胆道平滑肌松弛,胆汁黏稠、淤积,妊娠期间容易诱发胆石症。

(八)皮肤的变化

孕妇腺垂体分泌促黑素细胞激素(MSH)增加,增多的雌、孕激素有黑色素细胞刺激效应,使黑色素增加,导致孕妇乳头、乳晕、腹白线、外阴等处出现色素沉着。面颊部出现蝶状褐色斑,习称妊娠黄褐斑,于产后逐渐消退。随妊娠子宫的逐渐增大和肾上腺皮质于妊娠期间分泌糖皮质激素增多,该激素分解弹力纤维蛋白,使弹力纤维变性,加之孕妇腹壁皮肤张力加大,使皮肤的弹力纤维断裂,呈多量紫色或淡红色不规律平行略凹陷的条纹,称为妊娠纹,见于初产妇。

(九)内分泌系统的变化

1.垂体

妊娠期垂体稍增大,尤其在妊娠末期,腺垂体增生肥大明显。垂体对于维持妊娠不是必需的,垂体切除的妇女可以成功妊娠,并接受糖皮质激素、甲状腺素及血管升压素治疗后自然分娩。催乳素(PRL)从妊娠 7 周开始增多,随妊娠进展逐渐增量,妊娠足月分娩前达高峰约 $150\mu g/L$,为非孕妇女 $15\mu g/L$ 的 10 倍。催乳激素有促进乳腺发育的作用,为产后泌乳做准备。分娩后不哺乳于产后 3 周内降至非孕时水平,哺乳者多在产后 $80\sim100d$ 或更长时间才降至非孕时水平。

2.肾上腺皮质

(1)皮质醇:孕期肾上腺皮质醇分泌未增加,但其代谢清除率降低,故孕妇循环中皮质醇浓度显著增加,但 75% 与皮质类固醇结合球蛋白(CBG)结合,15% 与清蛋白结合,起活性作用的游离皮质醇仅为 10%,故孕妇无肾上腺皮质功能亢进表现。

(2)醛固酮:在妊娠后半期,肾素和血管紧张素水平增加,使外层球状带分泌醛固酮于妊娠期增多 4 倍,但起活性作用的游离醛固酮仅为 $30\%\sim40\%$,不致引起水钠潴留。

3.甲状腺

妊娠期由于腺组织增生和血管增多,甲状腺呈中等度增大,约比非孕时增大 65%。大量雌激素使肝脏产生甲状腺素结合球蛋白(TBG)增加 $2\sim3$ 倍,血中甲状腺激素虽增多,但游离甲状腺激素并未增多,孕妇无甲状腺功能亢进表现。妊娠前 3 个月胎儿依靠母亲的甲状腺素,妊娠 10 周胎儿甲状腺成为自主器官,孕妇与胎儿体内促甲状腺激素(TSH)均不能通过胎盘,各自负责自身甲状腺功能的调节。

4.甲状旁腺

妊娠早期孕妇,血浆甲状旁腺素水平降低,随妊娠进展,血容量和肾小球滤过率的增加以及钙的胎儿运输,导致孕妇钙浓度的缓慢降低,造成甲状旁腺素在妊娠中晚期逐渐升高。

(十)新陈代谢的变化

1.体重

妊娠 12 周前体重无明显变化。妊娠 13 周起体重平均每周增加 350g,直至妊娠足月时体重平均增加 12.5kg,包括胎儿(3 400g)、胎盘(650g)、羊水(800g)、子宫(970g)、乳房(405g)、血液(1 450g)、组织间液(1 480g)及脂肪沉积(3 345g)等。

2.糖类代谢

妊娠期胰岛功能旺盛,分泌胰岛素增多,使血中胰岛素增加,故孕妇空腹血糖值低于非孕妇女,糖耐量试验血糖增高幅度大且恢复延迟。妊娠期间注射胰岛素降血糖效果不如非孕妇女,提示靶细胞有拮抗胰岛素功能或因胎盘产生胰岛素酶破坏胰岛素,故妊娠期间胰岛素需要量增多。

3.脂肪代谢

妊娠期血浆脂类、脂蛋白和载脂蛋白浓度均增加,血脂浓度与雌二醇、黄体酮和胎盘催乳素之间呈正相关。妊娠期糖原储备减少,当能量消耗过多时,体内动用大量脂肪使血中酮体增加发生酮血症。孕妇尿中出现酮体多见于妊娠剧吐时,或产妇因产程过长、能量过度消耗使糖原储备量相对减少时。分娩后血脂、脂蛋白和载脂蛋白浓度明显降低,哺乳会促进这些浓度降低的速度。

4.蛋白质代谢

妊娠晚期母体和胎儿共储备蛋白质约 1 000g,其中 500g 供给胎儿和胎盘,其余 500g 作为子宫中收缩蛋白、乳腺中腺体以及母体血液中血浆蛋白和血红蛋白。故孕妇对蛋白质的需要量增加,呈正氮平衡状态。

5.水代谢

妊娠期机体水分平均增加 7L,水钠潴留与排泄形成适当比例而不引起水肿,但至妊娠末期组织间液可增加 1~2L。大多数孕妇在妊娠晚期会出现双下肢凹陷性水肿,由于增大子宫压迫,使子宫水平以下静脉压升高,体液渗出潴留在组织间隙,妊娠期血浆胶体渗透压降低,以及雌激素的水钠潴留作用。

6.矿物质代谢

胎儿生长发育需要大量钙、磷、铁。胎儿骨骼及胎盘的形成,需要较多的钙,孕期需要储存钙 40g,妊娠末期胎儿需要储钙约 30g,主要在妊娠末 3 个月由母体供给,故早产儿容易发生低血钙。至少应于妊娠最后 3 个月补充维生素 D 及钙,以提高血钙值。

孕期需要增加铁约 1 000mg,母体红细胞增加需要 500mg,胎儿需要 290mg,胎盘约需 250mg,孕期如不能及时补充外源性铁剂,会因血清铁值下降发生缺铁性贫血。

(十一)骨骼、关节及韧带的变化

骨质在妊娠期间通常无改变,仅在妊娠次数过多、过密又不注意补充维生素 D 及钙时,能引起骨质疏松症。部分孕妇自觉腰骶部及肢体疼痛不适,可能与松弛素使骨盆韧带及椎骨间的关节、韧带松弛有关。妊娠晚期孕妇重心向前移,为保持身体平衡,孕妇头部与肩部应向后仰,腰部向前挺,形成典型孕妇姿势。

第二节 妊娠诊断

根据不同的妊娠阶段,妊娠诊断可分为早期妊娠诊断和中、晚期妊娠诊断。早期妊娠诊断的目的主要是明确妊娠是否存在、妊娠时间、妊娠囊发育状况以及排除异位妊娠。中、晚期妊娠诊断则注重胎儿发育状况、畸形筛查、胎产式胎方位等。临床上通过病史、体格检查、辅助实验室检查和超声检查等来进行妊娠诊断。

一、早期妊娠诊断

(一)症状与体征

对病史的询问和详细的体格检查是妊娠诊断的基础。在采集病史时,必须详细询问患者的月经史,包括月经周期、经期,末次月经来潮日期、经量和持续时间等。应注意某些因素会影响对早期妊娠的诊断,如月经不规律、避孕、末次月经不典型、不规则阴道出血等。根据在早孕妇女的观察,高达25%妇女在早孕期会出现阴道出血,影响对早期妊娠的诊断。

早孕期典型的临床表现包括:

1.停经

育龄妇女,平时月经规则,如月经过期10天以上,应考虑妊娠可能,进行常规尿妊娠试验。应当注意的是,对于围绝经期妇女,如出现月经过期情况,也应当考虑到妊娠的可能。另外,某些情况下(如内分泌疾病、哺乳期、服用口服避孕药等药物)妇女可能在月经本来就不规则.稀发甚至无月经来潮的情况下发生妊娠,均应首先进行妊娠试验,明确是否妊娠后进行后续检查和治疗。

2.早孕反应

约有半数以上妇女在妊娠6周左右开始出现食欲缺乏、偏食、恶心、晨起呕吐、头晕、乏力、嗜睡等症状,此为早孕反应。可能与血清HCG水平增高,胃肠道功能紊乱,胃酸分泌减少等有关。症状严重程度和持续时间各异,多在孕12周后逐渐消失。严重者可持续数月,出现严重水、电解质紊乱和酮症酸中毒。在末次月经不详的病例,早孕反应出现的时间可协助判断怀孕时间。

3.尿频

早期妊娠增大的子宫可能压迫膀胱或造成盆腔充血,产生尿频的症状,但不伴尿急、尿痛等尿路刺激症状,应与尿路感染相鉴别。随着妊娠子宫逐渐增大,一般妊娠12周后子宫上升进入腹腔,不再压迫膀胱,尿频症状消失。直到临产前先露入盆压迫膀胱,尿频症状再次出现。

4.乳腺胀痛

妊娠后由于雌孕激素、垂体泌乳素等妊娠相关激素的共同作用,乳腺管和腺泡增生,脂肪沉积,使乳腺增大。孕妇自觉乳房胀痛、麻刺感,检查可见乳头、乳晕着色变深,乳头增大、易勃起。乳晕上皮脂腺肥大形成散在结节状小隆起即蒙氏结节。

5.妇科检查

双合诊可及子宫增大、变软。随着妊娠进展,子宫体积逐渐增大,孕 8 周时子宫增大至未孕时的 2 倍;孕 12 周时为未孕时的 3 倍,超出盆腔,可在耻骨联合上方触及。大约孕 6 周左右由于宫颈峡部极软,双合诊时感觉宫颈与宫体似乎不相连,称为黑加征。孕 8~10 周时由于子宫充血,阴道窥视可见宫颈充血、变软,呈紫蓝色,此为 Chadwick 征。

(二)辅助检查

目前,随着许多实验室检查和超声检查的广泛应用,医生常可在上述症状与体征出现前就做出妊娠诊断。

1.实验室检查

许多激素可用于妊娠的诊断和检测,最常用的是人绒毛膜促性腺激素 β 亚单位(β－HCG)。其他还包括黄体酮和早孕因子。另外,妊娠期间,滋养细胞还分泌许多激素,包括促皮质激素释放激素、促性腺激素释放激素、促甲状腺激素释放激素、生长激素、促肾上腺皮质激素人绒毛膜促甲状腺激素、人胎盘泌乳素、抑制素、激活素、转化生长因子－B、胰岛素样生长因子－I 和 I、表皮生长因子、妊娠特异性 β－1 糖蛋白、胎盘蛋白－5、妊娠相关血浆蛋白－A 等。但是至今仍无临床上检测上述因子的商业性试剂盒。

(1)β－HCG:由于 HCG 分子中 α 链与 LH 的 α 链结构相同,为避免与 LH 发生交叉反应,通常测定特异性的 HCG－β 链(β－HCG)。HCG 由卵裂球合体层分泌。受精第 2 天 6~8 细胞的卵裂球中即可检测到 HCG mRNA。但直到受精后第 8~10 天胚胎种植、与子宫建立血管交通后才能在孕妇血清和尿中检测到 HCG。此后每 1.7~2.0 天上升 1 倍,至妊娠 8~10 周达到峰值,以后迅速下降,在妊娠中晚期降至峰值的 10%。目前最为常用的检测方法是放射免疫法,敏感度为 5mIU/mL,受孕后 10~18d 即可检测阳性。

(2)黄体酮:血清黄体酮水平测定对判断异常早期妊娠有一定帮助。黄体酮由卵巢黄体产生分泌,正常妊娠刺激黄体酮的分泌。故检查血清黄体酮水平可用于判断妊娠的结局。当血清黄体酮含量超过 15ng/mL 时,异位妊娠可能性较小。当血清黄体酮水平高于 25ng/mL(>79.5nmol/L)时,宫内妊娠活胎可能性极大(敏感度 97.5%)。相反,如果血清黄体酮水平低于 5ng/mL(<15.9nmol/L)可诊断胚胎无存活可能(敏感度 100%)。

此时应对患者进行进一步检查,明确是宫内妊娠难免流产或异位妊娠。如果血清黄体酮在 5~25ng/mL 之间,应采用其他辅助检查方法,包括超声,其他妊娠相关激素、连续激素测定等,判断妊娠情况。

(3)早孕因子(EPF):是自受孕后早期即可从母体血清分离出来的免疫抑制蛋白,是受精后最早能够检测到的标志物。受精后 36~48h 即可从母体血清中检测出,在早孕早期达到峰值,足月时几乎检测不出。成功的体外受精胚胎移植后 48h 也可检测出 EPF。分娩、终止宫内妊娠或异位妊娠 24h 后 EPF 检测阴性。由于 EPF 分子分离尚较困难,检测方法还不成熟,目前临床使用还存在限制。但其能够在胚胎受精后、种植之前即可检测出,因此可能是将来精确早期妊娠诊断的有效方法。

2.超声检查

超声检查是诊断早孕和判断孕龄最快速准确的方法。经腹壁超声最早能在末次月经后 6 周观察到妊娠囊。阴道超声可较腹壁超声提早 10 天左右,末次月经后 4 周 2 天即能观察到 1～2mm 妊娠囊。正常早期妊娠超声表现包括:

(1)正常早期妊娠的超声检查:首先能观察到的是妊娠囊,为宫内圆形或椭圆形回声减低结构,双环征为早期妊娠囊的重要特征。双环征的成因有学者认为是迅速增长的内层细胞滋养层细胞和外层合体滋养层,也有学者认为内环绝大多数由强回声的球形绒毛组成,包绕妊娠囊外层的低回声环则可能为周围的蜕膜组织。随着妊娠的进展,妊娠囊逐渐增大,内层强回声环逐渐厚薄不均,底蜕膜处逐渐增厚,形成胎盘。强回声环其余部分逐渐变薄,形成胎膜的一部分。

(2)末次月经后 5～6 周阴道超声:可见卵黄囊,为亮回声环状结构,中间为无回声区,位于妊娠囊内。卵黄囊是宫内妊娠的标志,它的出现可排除宫外妊娠时的宫内的假妊娠囊。卵黄囊大小 3～8mm,停经 10 周时开始消失,12 周后完全消失。妊娠囊大于 20mm 却未见卵黄囊或胎儿时,可能为孕卵枯萎。

(3)阴道超声:在停经 5 周时可观察到胚芽,胚芽径线超过 2mm 时常能见到原始心血管搏动。6.5 周时胚芽头臀长(CRL)约与卵黄囊径线相等。7 周多能分出头尾,8 周时肢芽冒出。孕 5～8 周期间,可根据妊娠囊径线推断孕龄。孕 6～18 周期间根据头臀长推断孕龄。妊娠 11～14 周时可准确测量颈部透明带。颈部透明带的厚度联合血清标志物检查是筛查胎儿染色体非整倍体的重要方法。

(4)在多胎妊娠中,早孕期超声检查对发现双胎或多胎妊娠,超声观察多胎妊娠绒毛膜囊、羊膜囊的个数对判断单卵双胎或双卵双胎有重要作用。

3.其他检查方法

(1)基础体温(BBT):为双相型,体温升高后持续 18 天不下降,早孕可能性大;持续 3 周不降者,应考虑早孕。

(2)宫颈黏液检查:由于孕激素影响,伴随基础体温上升不降,宫颈黏液水、盐成分减少,蛋白含量增加,使宫颈黏液减少黏稠,形成宫颈黏液栓。涂片镜检可见排列成行的椭圆体,无羊齿状结晶。

(3)超声多普勒检查:最早在孕 7 周时可通过超声多普勒检查听到脐带杂音,随着妊娠进展,在增大的子宫区域可听到有节律的单一高调胎心音,胎心率 150～160 次/分。

(4)黄体酮试验:对可疑早孕妇女给予每日黄体酮 20mg 肌内注射或地屈孕酮片 10mg 口服,每日 2 次,连续 3～5d。停药后 2～7d 内阴道出血者提示体内有一定雌激素作用,可排除妊娠。停药后无月经来潮者,妊娠可能性较大。

4.居家妊娠检测

目前有至少 25 种市售居家妊娠检测试制。其原理多为免疫检测,对尿 HCG 检测敏感度从 25～100mIU/mL 不等。通常妇女会在月经过期后的头一个礼拜内进行居家妊娠检测。需注意的是在此期间尿 HCG 水平在不同个体差异极大,变化幅度从 12mIU/mL 到大于 2 500mIU/mL。在月经过期后的第 2 周尿 HCG 水平也同样有极大个体差异,从 13mIU/mL

到大于 6 000mIU/mL。因此,在月经过期的头两周内,限于居家妊娠检测敏感性的限制,可能有一部分妇女因检测假阴性而被漏诊。

二、中、晚期妊娠诊断

随着妊娠进展,子宫逐渐增大,可感知胎动,腹部检查可及胎体,听到胎心音。此时,除通过宫底高度、超声检查等方式推断胎龄、胎儿大小和预产期外,重要的是通过各项筛查排除胎儿畸形、妊娠并发症等异常,早期诊断、早期治疗,确保母儿安全。

(一)症状与体征

1.症状

孕妇经历早孕期各种症状,自觉腹部逐渐增大,孕 16 周后开始感知胎动。

2.子宫增大

随妊娠进展,子宫逐渐增大,可根据宫底高度初步推断妊娠周数。晚期妊娠期间可根据宫底高度和腹围推算胎儿体重,目前各种算法不下 10 种,准确率也相差甚远。在此仅列举较简便的一种算法,准确率约 88%。①胎头已衔接:宫高×腹围＋200(g)。②胎头浮动或臀位:宫高 X 腹围(g)。③胎膜已破,胎头衔接:宫高×腹围＋300(g)。

3.胎动

胎儿在子宫内的活动即为胎动(FM),是活胎诊断依据之一,也是评估胎儿宫内安危的重要指标之一。一般孕 16 周起部分孕妇即可感知胎动。随着孕周增加,胎动逐渐增多,孕 32～34 周达峰值,孕 38 周后逐渐减少。母体感知的胎动与通过仪器记录下来的胎动有很好的相关性。Rayburn 等报道母体能够感知到 80%超声发现的胎动。相反,Johnson 等发现孕 36 周以后母体仅能感知 16%超声记录的胎动。通常母体对持续超过 20s 以上的胎动感知能力更强。有许多计数胎动的方法,但至今仍没有一个最佳的胎动指标或理想的数胎动持续时间。例如,有学者建议 2h 内感知到 10 次胎动为正常。也有学者提出每天数 1h 胎动,如果胎动数大于或等于此前的基础水平则为正常。临床上通常碰到的问题有两种:①许多足月孕妇抱怨胎动减少。Harrington 等研究显示,自述胎动减少孕妇胎儿的预后与无此主诉的孕妇没有明显差距。尽管如此,对主诉胎动减少的孕妇仍应进行胎儿宫内状况评估。②许多孕妇不会数胎动或没有足够的依从性坚持数胎动。Grant 等研究提出母体每天对胎动频率的大概感觉和规则计数胎动对评估胎儿宫内状况一样有效。

4.胎心音

孕 10 周起即可用多普勒听到胎心音,18～20 周能通过听诊器经腹壁听到胎心音。胎心音呈双音,正常胎心频率 120～160 次/分。胎心率低于或超过此范围均提示胎儿宫内异常可能。临床上胎心率检测是判断胎儿宫内安危的重要方法之一。胎心音应与子宫血管杂音、母体心率、脐血管杂音等相鉴别。

5.胎体

孕 20 周后可于腹壁触及胎体,甚至可看到胎儿肢体顶在子宫前壁上造成的小隆起。胎头通常称球状,质硬而圆,有浮球感;胎背宽而平坦;胎臀宽、软,形状略不规则;胎儿肢体小而有不规则活动。可通过腹部触诊判断胎产式和胎方位。

（二）辅助检查

1.超声检查

在中晚期妊娠中，超声检查能随访胎儿生长发育情况，估算胎儿体重，筛查胎儿畸形，评估胎儿宫内安危，及时发现和诊断产科异常，包括胎盘、羊水、脐带、宫颈等的异常，以便及时采取相应治疗措施。另外对于致死性或存活率低的胎儿畸形，如严重神经管缺陷 va 地中海贫血纯合子、致死性骨骼畸形、18－三体综合征、13－三体综合征等，以及严重影响出生后生活质量的畸形如严重解剖结构异常、21－三体综合征、β 地中海贫血纯合子等可在孕 28 周前进行诊断，及时终止妊娠，降低围生儿病死率和先天缺陷儿的出生，有效提高人口质量。另外，对于合并各种并发症的异常妊娠，超声检查可通过生物物理评分等方式密切监测胎儿宫内健康状况，以助选择最佳治疗方案和最佳分娩时机，降低围生儿病死率和病率，提高产科质量。

2.胎儿心电图（FECG）

胎儿心电图是通过将电极分别接在孕妇宫底、耻骨联合上方等体表部位，通过间接检测的方式描记出胎儿心电活动的非侵袭性检测方法。一般于妊娠 12 周以后即可检测出。根据第三届全国胎儿心电图学术会议制定的标准，正常 FECG 诊断标准：胎心率 120～160 次/分，FQRS 时限 0.02～0.05s，FQRS 综合波振幅 10～30μV，FST 段上下移位不超 5μV。异常胎儿心电图诊断标准：

（1）期前收缩：提早出现的 FQRS 波群，分为频发性期前收缩和偶发性期前收缩。

（2）ST 段改变：上下移位大于 5μV。

（3）心动过速、过缓：胎心率大于 160 次/min 或小于 120 次/分。

（4）心律不齐：胎心率在正常范围内（120～160 次/分）时胎心率变化大于 30 次/分，或心率超出正常范围时，胎心率变化大于 25 次/分。

（5）FQRS 时限增宽：FQRS 时限大于 0.05s。

（6）FQRS 综合波振幅增高：FQRS 综合波振幅大于 30μV。FECG 显示严重的节律或速度异常、QRS 波群增宽、传导阻滞，应考虑先天性心脏病的可能。FECG 显示 ST 段偏高提示胎儿宫内急慢性缺氧可能。

三、胎儿姿势、胎产式、胎先露及胎方位

（一）胎儿姿势

在妊娠晚期，胎儿身体在宫内形成特定的姿势，称为胎儿姿势。通常为适应胎儿生长和宫腔形态，胎儿身体弯曲成与宫腔形态大致相似的椭圆形。胎儿整个身体弯曲，胎背向外突出，头部深度屈曲，下巴贴近前胸，大腿屈曲至腹部，膝部屈曲使足弓位于大腿前方。所有头位胎儿的上肢交叉或平行置于胸前。脐带位于上下肢之间的空隙内。

某些情况下，胎儿头部仰伸导致胎儿姿势由屈曲形态改变为仰伸形态，导致异常胎儿姿势的出现。胎儿姿势与是否能够正常分娩以及一些产科并发症，如脐带脱垂等密切相关。

（二）胎产式

胎体纵轴与母体纵轴的关系成为胎产式。两纵轴平行者为纵产式，占妊娠足月分娩总数的 99.75%；两纵轴垂直者称为横产式，占妊娠足月分娩总数的 0.25%。横产式无法自然分娩，临产后如不能及时转为纵产式或剖宫产终止妊娠，会导致子宫破裂、胎死宫内等严重后果。两

纵轴交叉,成角度者称为斜产式,为暂时性,在分娩过程中多转为纵产式,偶转为横产式。

(三)胎先露

最先进入骨盆入口的胎儿部分称为胎先露。纵产式有头先露和臀先露。横产式有肩先露。头先露时因胎头屈伸程度不同又分为枕先露、前囟先露、额先露及面先露。前囟先露和额先露多为暂时性的,在分娩过程中通过胎儿颈部屈曲或仰伸转变为枕先露或面先露分娩。如始终保持前囟先露和额先露可导致难产发生。臀先露因下肢屈伸程度不同分为混合臀先露、单臀先露、足先露(包括单足先露和双足先露)。偶尔头先露或臀先露与胎手或胎足同时入盆,称复合先露。正常阴道分娩胎儿多为枕先露。其他胎先露方式如不能及时纠正可能造成难产或意外。

胎儿先露部的指示点与母体骨盆的关系称为胎方位,简称胎位。枕先露以枕骨、面先露以颏骨、臀先露以骶骨、肩先露以肩胛骨为指示点,根据指示点与母体骨盆前后左右的关系描述胎方位。

第三节 孕期监护

孕期监护包括对孕妇的定期产前检查(孕妇监护)和对胎儿宫内情况进行监护(胎儿监护),是贯彻预防为主,及早发现高危妊娠,预防妊娠并发症的发生,保障孕产妇、胎儿和新生儿健康的必要措施。围生医学,是20世纪70年代迅速发展的一门新兴医学,是研究在围生期内加强对围生儿及孕产妇的卫生保健,也就是研究胚胎的发育和胎儿的生理、病理,以及新生儿和孕产妇疾病的诊断与防治的科学。围生医学的建立,对降低围生期母儿病死率和病残儿发生率,保障母儿健康具有重要意义。

围生期是指产前、产时和产后的一段时期。这段时期对于人的一生显得短暂,但孕产妇却要经历妊娠、分娩和产褥期3个阶段,胎儿要经历受精、细胞分裂、繁殖、发育,从不成熟到成熟和出生后开始独立生活的复杂变化过程。

国际上对围生期的规定有4种。①围生期Ⅰ:从妊娠满28周(即胎儿体重≥1 000g或身长≥35cm)至产后1周。②围生期Ⅱ:从妊娠满20周(即胎儿体重≥500g或身长≥25cm)至产后4周。③围生期Ⅲ:从妊娠满28周至产后4周。④围生期Ⅳ:从胚胎形成至产后1周。我国采用围生期Ⅰ计算围生期病死率。

降低围生儿病死率是产科医师和儿科医师的共同责任。从产科角度看,于妊娠期间做好对孕妇及胎儿的监护,加强对高危孕妇的系统管理,了解胎儿在子宫内的安危,及早发现高危儿以及羊水检查了解胎儿成熟度,并及时给予处理,对降低围生期病死率、早期发现遗传性疾病和先天缺陷具有重要意义。

一、产前检查

妊娠期对孕妇和胎儿所作的临床检查。由于胎儿的生长发育,孕妇身体各系统出现一系列相适应的变化,若超越生理范围或孕妇本身患有某种疾病不能适应妊娠的改变,则孕妇和胎儿都可出现病理情况。通过产前检查,能够及早发现并防治并发症(孕妇原有疾病如心脏病)和并发症(妊娠期特有的疾病如妊娠期高血压疾病),及时纠正异常胎位和发现胎儿异常,结合孕妇及胎儿的具体情况,确定分娩方式。此外,还应对孕妇于妊娠期间出现的一些症状予以及时处理,并进行卫生指导和营养指导,使孕妇正确认识妊娠和分娩,消除不必要的顾虑。

产前检查的目的:①为孕妇及其家庭提供建议、安慰、教育和支持。②治疗随妊娠而来的轻微症状。③提供一个持续进行的筛查计划(在临床和实验室检查基础上),以确定此次妊娠持续为低危妊娠。④对潜在的影响母儿健康的问题及因素进行预防、发现和处理。

产前检查时间:应从确诊妊娠后开始,一般孕 28 周前每月一次,孕 28~36 周每 2 周一次,孕 36 周后每周一次,若有异常情况,酌情增加检查次数。

(一)首次产前检查

首次产前检查的时间应从确诊早孕时开始。主要目的是:①确定孕妇和胎儿的健康状况。②估计胎龄。③制订接下来的产科检查计划。

首次产前检查应详细询问病史,进行系统的全身检查、产科检查和必要的辅助检查。

1.采集病史

(1)询问年龄、职业、胎产次和丈夫健康状况:注意年龄<18 岁易发生难产,35 岁以上的初产妇易发生妊娠期高血压疾病、产力异常、产道异常、遗传患儿或先天缺陷儿。

(2)本次妊娠情况:了解妊娠早期有无早孕反应,有毒有害物质或药物接触史、感冒发热及用药情况;胎动开始时间;有无阴道流血、头晕、头痛、眼花、心悸、气短、皮肤瘙痒等情况。

(3)既往孕产史:可为此次妊娠可能发生的情况提供重要参考。应明确有无流产及难产史、死胎死产史、出生体重、产程长短、分娩方式、有无并发症(产前、产时、产后)等。多次人工流产或中孕自然流产常提示宫颈机能不全的可能。妊娠期胆汁郁积症、子痫前期有复发可能。

(4)既往史:了解既往有无高血压、心脏病、糖尿病、血液病肝肾疾病、哮喘、结核病及甲状腺、肾上腺等内分泌疾病等;有无手术史,尤其妇科手术史。以往有子宫手术史则可能以剖宫产结束分娩。有学者处理过三例妊娠晚期子宫破裂,一例为子宫肌瘤挖出术后,瘢痕破裂;一例为不孕症腹腔镜术后,一例为卵巢畸胎瘤腹腔镜下剥除术后,这两例子宫破裂均发生子宫体部,周围有陈旧瘢痕迹象,故既往有妇科手术史者妊娠期出现不明原因腹痛或阴道流血时,应怀疑子宫破裂可能。

(5)家族史:注意有无精神病、糖尿病、双胎、出生缺陷及其他遗传病家族史。

(6)推算预产期(EDC):了解初潮年龄、月经周期,末次月经时间。按末次月经(LMP)从第一日算起,月份减 3 或加 9,日数加 7。如末次月经为 2008 年 3 月 5 日,则其预产期为 2008 年 12 月 12 日。若孕妇只知道农历日期,应先换算成公历再推算预产期。实际分娩日期与推算预产期可以相差 1~2 周。若末次月经记不清、月经不规则或哺乳期尚未转经而受孕者,则可根据早孕反应开始时间、胎动开始日期、子宫大小、超声测量孕囊大小、胎儿头臀长、胎头双顶径等综合估算其预产期。

2.全身检查

观察孕妇发育、营养、精神状态、步态、身高,若身高<145cm 或跛足常伴有骨盆狭窄或畸形,测血压、体重。

检查甲状腺、乳房、心、肺、肝、脾是否正常,脊柱四肢有无畸形;注意有无水肿,孕妇仅膝以下或踝部水肿经休息后消退,不属于异常。

3.产科检查

产科检查包括腹部检查、骨盆测量、阴道检查和绘制妊娠图。

(1)腹部检查:检查者关闭门窗,遮挡屏风,手要温暖;孕妇排尿后仰卧于检查床上,头部稍垫高,露出腹部,双腿略屈曲稍分开,使腹肌放松。检查者站在孕妇右侧进行检查。

1)视诊:注意腹形及大小,腹部有无妊娠纹、手术瘢痕及水肿等。腹部过大、宫底过高者,应想到双胎妊娠、巨大胎儿、羊水过多的可能;腹部过小、宫底过低者,应想到胎儿生长受限、羊水过少、孕周推算错误等;腹部两侧向外膨出、宫底位置较低者,肩先露的可能性大;腹部向前突出或腹部向下悬垂,应考虑可能伴有骨盆狭窄。

2)触诊:注意腹壁肌的紧张度,有无腹直肌分离,并注意羊水多少及子宫肌敏感程度。用手测宫底高度,用软尺测耻上子宫长度及腹围值。子宫长度是指从宫底最高处到耻骨联合上缘中点的弧形长度,腹围是指绕脐一周的数值。随后用四步触诊法检查子宫大小、胎产式、胎先露、胎方位以及胎先露部是否衔接。在作前三步手法时,检查者面向孕妇,作第四步手法时,检查者则应面向孕妇足端。

第一步手法:检查者两手置子宫底部,了解子宫外形并测得宫底高度,估计胎儿大小与妊娠周数是否相符。然后以两手指腹相对轻推,判断宫底部的胎儿部分,若为胎头则硬而圆且有浮球感,若为胎臀则软而宽且形状略不规则。若在宫底部未触及大的胎体部分,应想到可能为横产式。

第二步手法:检查者左右手分别置于腹部左右侧,一手固定,另手轻轻深按检查,两手交替,仔细分辨胎背及胎儿四肢的位置。平坦饱满者为胎背,并确定胎背向前、侧方或向后。可变形的高低不平部分是胎儿肢体,有时感到胎儿肢体活动,更易诊断。

第三步手法:检查者右手拇指与其余4指分开,置于耻骨联合上方握住胎先露部,进一步查清是胎头或胎臀,左右推动以确定是否衔接。若胎先露部仍浮动,表示尚未入盆。若已衔接,则胎先露部不能被推动。

第四步手法:检查者左右手分别置于胎先露部的两侧,向骨盆入口方向向下深按,再次核对胎先露部的诊断是否正确,并确定胎先露部入盆的程度。若胎先露部为胎头,在两手分别下按的过程中,一手可顺利进入骨盆入口,另手则被胎头隆起部阻挡不能顺利进入,该隆起部称胎头隆突。枕先露(胎头俯屈)时,胎头隆突为额骨,与胎儿肢体同侧;面先露时,胎头隆突为枕骨,与胎背同侧,但多不清楚。

四步触诊法,绝大多数能判定胎头、胎臀及胎儿四肢的位置,即确定胎先露和胎方位。特别肥胖的孕妇或腹肌强壮的初孕妇,有效地运用四步触诊法很困难,可行肛诊、阴道检查或B超检查协助诊断。

3)听诊:妊娠18~20周时,在孕妇腹壁上可听到胎心音,胎心在靠近胎背上方的孕妇腹壁上听得最清楚。枕先露时,胎心在脐右(左)下方;臀先露时,胎心在脐右(左)上方;肩先露时,胎心在靠近脐部下方听得最清楚。应注意听有无与胎心率一致的吹风样脐带杂音。当腹壁紧、子宫较敏感,确定胎背位置有困难时,可借助胎心及胎先露部综合分析后判定胎位。

(2)骨盆测量:骨盆是胎儿娩出的必经通道,其大小、形态和各径线的长短直接关系到分娩能否顺利进行。临床测量骨盆的方法包括骨盆外测量和骨盆内测量。骨盆外测量可间接反映骨盆的大小和形态,而骨盆内测量可直接反映骨盆的大小、形态,据此判断头盆是否相称,进而决定胎儿能否经阴道分娩。因此,骨盆测量是产前检查必不可少的项目。

1)骨盆外测量:虽不能测出骨盆内径,但从外测量的各径线中能对骨盆大小及其形状做出间接判断。由于操作简便,临床至今仍广泛应用,用骨盆测量器测量以下径线:髂棘间径(IS):孕妇取伸腿仰卧位,测量两髂前上棘外缘的距离,正常值为23～26cm。

髂嵴间径(IC):孕妇取伸腿仰卧位,测量两髂嵴外缘的距离,正常值为25～28cm。

以上两径线可以间接推测骨盆入口横径的长度。

骶耻外径(EC):孕妇取左侧卧位,右腿伸直,左腿屈曲,测量第5腰椎棘突下至耻骨联合上缘中点的距离,正常值为18～20cm。第5腰椎棘突下相当于米氏菱形窝的上角,或相当于髂嵴连线与脊柱交点的中点下1.5cm。此径线可以间接推测骨盆入口前后径的长度,是骨盆外测量中最重要的径线。骶耻外径值与骨质厚薄相关,测得的骶耻外径值减去1/2尺桡周径(指围绕右侧尺骨茎突及桡骨茎突测得的前臂下端的周径)值,即相当于骨盆入口前后径值。

坐骨结节间径(IT)或称出口横径(TO):孕妇取仰卧位,两腿弯曲,双手抱双膝,测量两侧坐骨结节前端内侧缘的距离,正常值为8.5～9.5cm。也可用检查者的拳头测量,若其间能容纳成人横置手拳的宽度,即属正常。此径线直接测出骨盆出口横径的长度。若此径值小于8cm时,应测量出口后矢状径。

出口后矢状径:为坐骨结节间径中点至骶骨尖端的长度。检查者戴手套的右手示指伸入孕妇肛门向低骨方向,拇指置于孕妇体外骶尾部,两指共同找到骶骨尖端,用尺放于坐骨结节径线上,用骨盆出口测量器一端放在坐骨结节间径的中点,另一端放在骶骨尖端处,即可测量出口后矢状径。正常值为8～9cm。出口后矢状径值与坐骨结节间径值之和>15cm时,表明骨盆出口无明显狭窄。

耻骨弓角度:两手拇指指尖斜着对拢放置在耻骨联合下缘,左右两拇指平放在耻骨降支上,两拇指在耻骨联合下缘相交的角度即为耻骨弓角度,正常值为90°,小于80°为不正常。此角度反映骨盆出口横径的宽度。

2)骨盆内测量:经阴道测量骨盆内径能较准确地测知骨盆大小,适用于骨盆外测量有狭窄者。妊娠24～36周阴道松软时测量为宜。过早测量阴道较紧,近预产期测量容易引起感染。测量时,孕妇取仰卧截石位,外阴部需消毒。检查者戴消毒手套并涂以滑润油,动作应轻柔。主要测量的径线有:对角径(DC):耻骨联合下缘至骶岬上缘中点的距离。检查者将一手的示、中指伸入阴道,用中指尖触到骶岬上缘中点,示指上缘紧贴耻骨联合下缘。用另手示指正确标记此接触点,抽出阴道内的手指,测量中指尖至此接触点的距离,即为对角径,正常值12.5～13.0cm。测量时中指触不到骶岬上缘表示对角径大于12.5cm。对角径减去1.5～2.0cm为骨盆入口前后径长度称为真结合径,正常值为11cm。

中骨盆前后径:耻骨联合下缘中点至第4～5骶椎交界处的距离。检查者将一手的示、中指伸入阴道,用中指尖触到第4～5骶椎交界处,示指上缘紧贴耻骨联合下缘。用另手示指正确标记此接触点,抽出阴道内的手指,测量中指尖至此接触点的距离,平均12.5cm,<10.5cm

为狭窄。

出口前后径：耻骨联合下缘中点至骶尾关节的距离。检查者将一手的示、中指伸入阴道，用中指尖触到骶尾关节，示指上缘紧贴耻骨联合下缘。用另手示指正确标记此接触点，抽出阴道内的手指，测量中指尖至此接触点的距离，平均 11.8cm，<10.5cm 为狭窄。需行阴道助产者应注意检查出口前后径。

耻坐径：耻骨联合下缘至坐骨棘的距离。检查者将一手的示、中指伸入阴道，用中指尖触到一侧坐骨棘，示指上缘紧贴耻骨联合下缘。用另手示指正确标记此接触点，抽出阴道内的手指，测量中指尖至此接触点的距离，代表中骨盆前半部大小，正常值>8cm。

坐骨棘间径：两坐骨棘间的距离。以一手示、中指放入阴道内，分别触及两侧坐骨棘，估计其间的距离。正常可容 6 横指，约为 10cm。

坐骨切迹宽度：代表中骨盆后矢状径，其宽度为坐骨棘与骶骨下部间的距离，即骶棘韧带宽度，正常值 5.5～6cm（或容纳 3 指）。否则属中骨盆狭窄。

骶弧深浅：分直型、浅弧型、中弧型、深弧型。

骨盆侧壁情况：直立、内聚或外展。

（3）阴道检查：除外阴道隔、双阴道等先天畸形，是否有赘生物或囊肿。

（4）绘制妊娠图：将检查结果，包括血压、体重、子宫长度、腹围、B超测得的胎头双顶径值、尿蛋白、胎位、胎心率水肿等项，填于妊娠图中。将每次产前检查时所得的各项数值，分别记录于妊娠图上，绘制成曲线，观察其动态变化，可以及早发现孕妇和胎儿的异常情况。

4.辅助检查

血常规检查、尿常规检查，血型、肝肾功能、宫颈细胞学检查、阴道分泌物滴虫霉菌等检测、甲乙丙戊型肝炎病毒抗原抗体检查、梅毒血清学、艾滋病毒抗体、心电图、B超等检查。

妊娠 24～28 周每位孕妇需做口服 50g 葡萄糖后一小时查血糖的筛查试验，结果≥7.8mmol/L者，需进一步查口服 75g 葡萄糖耐量试验，以进一步确定有无糖代谢异常。

（二）复诊产前检查

监测胎儿在宫内的生长发育、安危状况，发现母体并发症或合并症，动态筛选危险因素，进行高危管理。复诊产前检查的内容应包括如下。

（1）询问前次产前检查之后，有无特殊情况出现，如头晕、眼花、水肿或体重增加过多、瘙痒、阴道流血、胎动异常等。

（2）测量体重及血压，检查有无水肿及其他异常体征。复查有无尿蛋白。于妊娠晚期体重每周增加不应超过 500g，超过者应考虑水肿或隐性水肿、双胎、羊水过多、巨大儿可能。

（3）复查胎位，听胎心率，并注意胎儿大小，软尺测耻上子宫长度及腹围，判断是否与妊娠周数相符。绘制妊娠图。

（4）进行孕期卫生宣教，并预约下次复诊日期。

二、胎儿监护

胎儿监护指胎儿发育过程的监护。通过监护可以确定胎儿发育、生存状态和在宫内的安危，预防缺陷儿出生和正常胎儿宫内死亡。

(一)准确估计孕龄

对于月经周期 28 天而且又很规律的妇女来说,孕龄是比较容易估计的,即可用末次月经来算,但偶尔也会有排卵提前或推后的情况发生。对于那些月经不规则、忘记或记错末次月经以及哺乳期尚未转经而受孕者,临床上也要作一个准确的孕龄估计,以便围生期的一系列处理。

1.根据末次月经

平素月经规则,周期 28 天者,问清末次月经日期,推算预产期,从末次月经第一日算起,月份减 3 或加 9,日数加 7(农历加 14)。

2.对于那些月经不规则、忘记或记错末次月经以及哺乳期尚未转经而受孕者

(1)根据病史:①早孕反应出现时间:一般孕 6 周前后出现,至孕 12 周左右消失。②胎动开始时间:一般孕 16～20 周左右开始自觉胎动。③排卵日:根据基础体温确定排卵日,排卵日的前 14 天定为末次月经,以此根据上述公式推算预产期,核实孕周。

(2)根据体征:①根据孕早期妇科检查,扪及子宫大小,估计孕周。②孕中晚期可根据宫高估计孕周。

(3)根据辅助检查:①根据血、尿 HCG 测定:一般受精后 7d,血浆中可检测出 HCG,以后以每 1.7～2.0d 上升 1 倍的速率增加。金标法家庭妊娠试验(尿)的敏感度为 25IU/L,若妊娠,则在预期月经未来潮(停经 35d 左右)时测定即可显示阳性反应。②B 超估计孕周:胎儿超声测量的准确性是正确预测孕龄的前提,但测量误差是不可避免的;即使测量得非常准确,胎儿生长发育的生物学差异也是不可避免的,尤其是在孕 26 周以后,胎儿生长发育的个体差异、人种差异明显增大。因此,超声估计孕龄最好在孕 26 周前完成。

孕 5～12 周:根据 B 超测胚囊 GS 和头臀长 CRL。

孕周(W)=平均胚囊直径(cm)+4

孕周(W)=CRL(cm)+6.5

孕 13～26 周:根据双顶径、股骨长推算孕周。

核实孕周、推算预产期,需综合考虑上述各指标,不可单凭一项做出推断。不同方法判断孕龄均存在误差,故推算的孕周与原孕周相差小于一周的,不再重新推算预产期。

第二章　正常分娩

第一节　影响分娩的因素

影响分娩的四因素是产力、产道、胎儿及精神心理因素。上述各因素均正常并能相互适应,胎儿顺利经阴道自然娩出。

一、产力

将胎儿及其附属物从子宫内逼出的力量称为产力,包括子宫收缩力(宫缩)、腹壁肌及膈肌收缩力(腹压)和肛提肌收缩力。

(一)子宫收缩力

是临产后的主要产力,贯穿于分娩全过程,能使宫颈管缩短、宫口扩张、先露下降和胎盘娩出。临产后的正常宫缩特点有节律性、对称性、极性和缩复作用。

1.节律性

是临产的重要标志。正常宫缩是宫体部不随意、有规律的阵发性收缩伴有疼痛,故有阵痛之称。每次宫缩总是由弱渐强(进行期),维持一定时间(极期),随后由强渐弱(退行期),直至消失进入间歇期。间歇期子宫肌肉松弛。宫缩如此反复出现,直至分娩全过程结束。宫缩持续时间渐长,间歇期逐渐缩短,宫缩强度逐渐增加。宫缩的节律性对胎儿有利。

2.对称性

宫缩两侧宫角,以微波形式均匀协调向宫底中线集中,左右对称,再以 2cm/s 速度向子宫下段扩散,约 15s 内扩展至整个子宫。

3.极性

宫缩以宫底部最强、最持久,向下逐渐减弱,宫底部收缩力的强度几乎是子宫下段的 2 倍,此为宫缩极性。

4.缩复作用

子宫体部平滑肌为收缩段。每当收缩时,肌纤维缩短变宽,收缩后肌纤维不能恢复到原来程度,经过反复收缩,肌纤维越来越短。

(二)腹壁肌及膈肌收缩力(腹压)

第二产程娩出胎儿的重要辅助力量,配合宫缩更有效。第三产程腹壁肌及膈肌收缩力促使剥离的胎盘娩出

(三)肛提肌收缩力

协助胎先露内旋转、胎头仰伸,协助胎盘娩出。

二、产道

产道是胎儿娩出的通道,分为骨产道与软产道两部分。

（一）骨产道

骨产道指真骨盆,是产道的重要部分。骨产道的大小形状与分娩关系密切。

1.骨盆各平面及其径线

为便于了解分娩时胎先露部通过骨产道的过程,将骨盆腔分为3个平面。

(1)骨盆入口平面:指真假骨盆的交界面,呈横椭圆形。其前方为耻骨联合上缘,两侧为髂耻缘,后方为骶岬前缘。入口平面共有4条径线。①入口前后径:耻骨联合上缘中点至骶岬前缘正中间的距离,平均值约为11cm。②入口横径:左右髂耻缘间的最大距离,平均值约为13cm。③入口斜径:左骶髂关节至右髂耻隆突间的距离为左斜径;右骶髂关节至左髂耻隆突间的距离为右斜径,平均值约为12.75cm。

(2)中骨盆平面:为骨盆最小平面,最狭窄,呈前后径长的椭圆形。其前方为耻骨联合下缘,两侧为坐骨棘,后方为骶骨下端。此平面具有产科临床重要性。中骨盆平面有2条径线。①前后径:耻骨联合下缘中点通过两侧坐骨棘连线中点至骶骨下端间的距离,平均值约为11.5cm。②横径:也称坐骨棘间径。两坐骨棘间的距离,平均值约为10cm,是胎先露部通过中骨盆的重要径线,其长短与分娩机制关系密切。

(3)骨盆出口平面:即骨盆腔的下口,由两个在不同平面的三角形所组成。前三角平面顶端为耻骨联合下缘,两侧为耻骨降支;后三角平面顶为骶尾关节,两侧为骶结节韧带;骨盆出口平面有4条径线。①出口前后径:耻骨联合下缘至骶尾关节间的距离,平均值约为11.5cm。②出口横径:也称坐骨结节间径。两坐骨结节内侧缘的距离,平均值约为9cm。③出口前矢状径:耻骨联合下缘至坐骨结节间径中点间的距离,平均值约为6cm;④出口后矢状径:骶尾关节至坐骨结节间径中点间的距离,平均值约为8.5cm;若出口横径稍短,而出口后矢状径较长,两径之和>15cm时,一般大小的妊娠足月胎头可通过后三角区经阴道娩出。

2.骨盆轴与骨盆倾斜度

(1)骨盆轴:连接骨盆各平面中点的假想曲线称为骨盆轴。上段向下向后,中段向下,下段向下向前。

(2)骨盆倾斜度:指妇女直立时,骨盆入口平面与地平面所形成的角度,一般为60°

（二）软产道

软产道是由子宫下段、宫颈、阴道及骨盆底软组织构成的弯曲管道。

1.子宫下段的形成

子宫下段由非孕时长约1em的子宫峡部形成。子宫峡部于妊娠12周后逐渐扩展成为宫腔的一部分,至妊娠末期逐渐被拉长形成子宫下段。临产后的规律宫缩进一步拉长子宫下段,使子宫下段达7~10cm,肌壁变薄成为软产道的一部分。由于子宫肌纤维的缩复作用,子宫上段肌壁越来越厚,子宫下段肌壁被牵拉越来越薄。由于子宫上下段的肌壁厚薄不同,在两者间的子宫内面有一环状隆起,称生理缩复环。

2.宫颈的变化

(1)宫颈管消失:宫缩牵拉宫颈内口的子宫肌纤维和周围韧带;同时前羊水囊成楔状。

(2)宫口扩张:通过子宫收缩及缩复作用、前羊水囊的被动扩张及破水后胎先露直接压迫宫颈,扩张宫口。

3. 骨盆底、阴道及会阴的变化

前羊水囊及胎先露压迫阴道,使软产道下段形成一个向前弯的长筒,前壁短后壁长,肛提肌向下及向两侧扩展,肌束分开,肌纤维拉长,导致会阴体变薄。

三、胎儿

胎儿能否顺利通过产道,除产力和产道因素外,还取决于胎儿大小、胎位及有无畸形。

(一)胎儿大小

胎头是胎体的最大部分,也是通过产道最困难的部分。

1. 胎头颅骨

由两块顶骨、额骨、颞骨及一块枕骨组成。颅缝是颅骨间膜状缝隙。囟门指两颅缝交界较大空隙处。前囟是大囟门,后囟是后囟门。颅缝和囟门均有软组织覆盖,使骨板有一定活动余地,胎头有一定可塑性,有利分娩。

2. 胎头径线

①双顶径:胎头最大的横径,为9.3cm。②枕额径:鼻根上方至枕骨隆突间的距离,胎头以此径衔接,为11.3cm。③枕下前囟径:小斜径,为前囟中央至枕骨隆突下方相连处之间的距离,胎头俯屈后以此径通过产道,为9.3cm。④枕颏径:大斜径,为颏骨下方中央至后囟顶部间的距离,为12.5cm。

(二)胎位

纵产式容易通过产道。枕先露较臀先露容易通过产道。矢状缝和囟门是确定胎位的重要标志。肩先露足月活胎不能通过产道。

(三)胎儿畸形

因发育异常胎头或胎体过大,通过产道常发生困难。

四、精神心理因素

分娩虽是生理现象,但分娩对于产妇确实是一种持久而强烈的应激源。分娩既可以产生生理上的应激,也可以产生精神心理上的应激。产妇精神心理因素能够影响机体内部的平衡、适应力和健康。

第二节 枕先露的分娩机制

分娩机制是指胎儿通过产道娩出时,为了适应产道各个部分的大小及形状以及骨盆轴的走向,必须被动进行一系列的转动动作,以其最小径线通过产道的全过程,也就是胎儿、产道、产力矛盾交替、转化、统一的过程。临床上枕先露占 $95.55\% \sim 97.55\%$,又以枕左前位最多见,故以枕左前位的分娩机制为例详加说明。

一、衔接

胎头双顶径进入骨盆入口平面,胎头颅骨最低点接近或达到坐骨棘水平,称衔接。胎头以半俯屈状态进入骨盆入口,以枕额径衔接,由于枕额径大于骨盆入口前后径,胎头矢状缝坐落在骨盆入口右斜径上,胎头枕骨在骨盆左前方。经产妇多在分娩开始后胎头衔接,部分初产妇在预产期前 1～2 周内胎头衔接。胎头衔接表明不存在头盆不称。若初产妇已临产而胎头仍未衔接,应警惕有头盆不称。

二、下降

胎头沿骨盆轴前进的动作称下降。下降动作贯穿于分娩全过程,与其他动作相伴随。下降动作呈间歇性,宫缩时胎头下降,间歇时胎头又稍退缩。促使胎头下降的因素有:①宫缩时通过羊水传导,压力经胎轴传至胎头。②宫缩时宫底直接压迫胎臀。③胎体仲直伸长。④腹肌收缩使腹压增加。初产妇胎头下降速度因宫口扩张缓慢和软组织阻力大较经产妇慢。临床上注意观察胎头下降程度,作为判断产程进展的重要标志之一。胎头在下降过程中,受骨盆底的阻力发生俯屈、内旋转、仰伸、复位。

三、俯屈

当胎头以枕额径进入骨盆腔后,继续下降至骨盆底时,原来处于半俯屈的胎头枕部遇肛提肌阻力,借杠杆作用进一步俯屈,使下颏接近胸部,变胎头衔接时的枕额周径(平均 34.8cm)为枕下前囟周径(平均 32.6cm),以最小径线适应产道,有利于胎头继续下降。

四、内旋转

胎头到达中骨盆为适应骨盆纵轴而旋转、使其矢状缝与中骨盆及骨盆出口前后径相一致的动作,称内旋转。内旋转使胎头适应中骨盆及骨盆出口前后径大于横径的特点,有利于胎头下降。枕先露时,胎头枕部位置最低到达骨盆底,肛提肌收缩力将胎头枕部推向阻力小、部位宽的前方,枕左前位的胎头向前旋转 45°。胎头向前向中线旋转 45°时,后囟转至耻骨弓下。胎头于第一产程末完成内旋转动作。

五、仰伸

完成内旋转后,当胎头下降达阴道外口时,宫缩和腹压继续迫使胎头下降,而肛提肌收缩力又将胎头向前推进。两者的共同作用(合力)使胎头沿骨盆轴下段向下向前的方向转向前,胎头枕骨下部达耻骨联合下缘时,以耻骨弓为支点,使胎头逐渐仰伸,胎头的顶、额、鼻、口、颏相继娩出。当胎头仰伸时,胎儿双肩径沿左斜径入骨盆入口。

六、复位及外旋转

胎头娩出时,胎儿双肩径沿骨盆入口左斜径下降。胎头娩出后,为使胎头与胎肩恢复正常关系,胎头枕部向左旋转 45°称复位。胎肩在盆腔内继续下降,前(右)肩向前向中线旋转 45°时,胎儿双肩径转成与骨盆出口前后径相一致的方向,胎头枕部需在外继续向左旋,胎头仰伸转 45°,以保持胎头与胎肩的垂直关系,称外旋转。

七、胎儿娩出

胎头完成外旋转后,胎儿前(右)肩在耻骨弓下先娩出,随即后(左)肩从会阴前缘娩出。胎儿双肩娩出后,胎体及胎儿下肢随之取侧位顺利娩出。至此,胎儿娩出过程全部完成。

必须指出,分娩机制各动作虽分别介绍,但却是连续进行的,下降动作始终贯穿于分娩全过程。

第三节　产程分期和各期的临床经过及处理

一、产程分期

总产程是指分娩的全过程,指从开始出现规律宫缩直到胎儿胎盘娩出,人为将产程分为3期。

第一产程:又称宫颈扩张期,从开始出现间歇 5～6min 的规律宫缩到宫口开全,历时 11～12h(经产妇 6～8h)。

第二产程:又称胎儿娩出期,从宫口开全到胎儿娩出,历时 1～2h(经产妇数分钟至 1h)。

第三产程:又称胎盘娩出期,从胎儿娩出到胎盘娩出,历时 5～15min,经产妇≤30min。

二、第一产程的临床经过及处理

(一)临床表现

1.规律宫缩

产程开始时,宫缩持续时间较短(约 30s)且弱,间歇期较长(5～6min);随产程进展,持续时间渐长(50～60s)且强度增加,间歇期渐短(2～3min)。当宫口近开全时,宫缩持续时间可长达 1min 或以上,间歇期仅 1～2min。

2.宫口扩张

当宫缩渐频且不断增强时,宫颈管逐渐缩短直至消失,宫口逐渐扩张宫口于潜伏期扩张速度较慢,进入活跃期后宫口扩张速度加快

3.胎头下降程度

决定能否经阴道分娩重要因素。

4.胎膜破裂

破膜多发生在宫口近开全时。

(二)处理

1.观察子宫收缩

最简单的方法是助产人员将手掌放于产妇腹壁上,宫缩时宫体部隆起变硬,间歇期松弛变软,定时连续观察宫缩持续时间、频率、规律性及间歇时间,并及时记录。用胎心监护仪描记的宫缩曲线,可以看出宫缩强度、频率和每次宫缩持续时间,是反映宫缩的客观指标。

2.观察胎心

(1)听诊器:于潜伏期在宫缩间歇时,应每隔 1～2h 听胎心一次。进入活跃期以后,宫缩时应每 15～30min 听胎心一次,每次听诊一分钟,此法能获得每分钟胎心率,但不能分辨瞬时变化,胎心率变异及其与宫缩、胎动关系。

(2)胎心监护仪:多用外监护描记胎心曲线。观察胎心率变异及其宫缩与胎动的关系。此法能判断胎儿在宫内的情况。

3.宫口扩张及胎头下降

可绘制产程图、以胎头颅骨最低点与坐骨棘平面关系标明。坐骨棘平面是判断胎头高低

的标志。胎头颅骨最低点平坐骨棘平面时,以"0"表达;在坐骨棘平面上 1cm 时,以"－1"表达;在坐骨棘平面下 1cm 时,以"＋1"表达,余依此类推。胎头于潜伏期下降不明显,于活跃期下降加快,平均每小时下降 0.86cm,可作为估计分娩难易的有效指标。

4.胎膜破裂

胎膜多于宫口近开全时自然破裂,前羊水流出。一旦胎膜破裂、应立即听胎心,并观察羊水性状、颜色和流出量,同时记录破膜时间。

5.精神安慰

产妇精神状态影响宫缩和产程进展。初产妇产程长,容易产生焦虑、紧张和急躁情绪,应安慰产妇并耐心讲解分娩是生理过程,让产妇与助产人员合作,以便顺利分娩。若产妇于宫缩时喊叫不安,应在宫缩时指导做深呼吸运动,或多用双手轻柔下腹部。若腰骶部胀痛用手拳压迫腰骶部常能减轻不适感。

6.测血压

与第一产程宫缩时血压常升高 0.7～1.3kPa(5～10mmHg),间歇期恢复。应每隔 4～6h 测量一次。发现高血压应增加测量次数并给予相应处理。

7.饮食

鼓励产妇多进饮食,吃高热量易消化食品,并注意摄入足量水分、以保证精力和体力充沛。

8.活动与休息

宫缩不强且未破膜,产妇可在病房内走动,有助于加速产程进展。初产妇宫口开全,或经产妇宫口扩张 4cm 时,应卧床取左侧卧位。

9.排尿与排便

应鼓励患者每 2～4h 排尿一次,必要时导尿。初产妇宫口扩张<4cm,经产妇<2cm 应用温肥皂水灌肠,既能清除粪便,避免分娩时排便造成污染;又能通过反射作用刺激宫缩加速产程进展。但胎膜早破、阴道流血、胎头未衔接、胎位异常、有剖宫产史、宫缩强估计 1 小时内分娩及患严重心脏病等禁用灌肠。

10.肛门检查

应适时在宫缩时进行。肛门检查能了解宫缩软硬度,薄厚,宫口扩张程度,是否破膜、骨盆腔大小,确定胎位及胎头下降程度。肛门检查方法:产妇仰卧,两腿屈曲分开,检查前用消毒纸覆盖会阴口避免胎便污染会阴口。

11.阴道检查

严密消毒后进行阴道检查并不增加感染机会,能直接触清矢状缝及囟门,确定胎位、宫口扩张程度。阴道检查适用于肛门检查不清、宫口扩张及胎头下降程度不明、疑有脐带先露或脐带脱垂、轻度头盆不称经试产 4 小时产程进展缓慢者。

12.其他

外阴部应剔除阴毛,并用肥皂水和温开水清洗;初产妇、有难产史的经产妇,应再次行骨盆外测量。

三、第二产程的临床经过及处理

(一)临床表现

1.自然破膜、人工破膜

宫口开全后,胎膜多已自然破裂。若仍未破膜,常影响胎头下降,应行人工破膜。

2.宫缩增强、排便感

破膜后,宫缩常暂时停止,产妇略感舒适,随后重现宫缩且较前增强,每次持续 1min 或以上,间歇期仅 1~2min。当胎头降至骨盆出口压迫骨盆底组织时,产妇有排便感,不自主地向下屏气。

3.胎头拨露

随着产程的进展,宫缩时胎头露出于阴道口,露出部分不断增大。宫缩间歇期胎头又缩回阴道。

4.胎头着冠

直至胎头双顶经越过骨盆出口,宫缩间歇时胎头也不再回缩,称胎头着冠。

(二)处理

1.密切监测胎心

此期宫缩频而强,须密切监测胎儿有无急性缺氧,应常听胎心,5~10min 听一次,最好用胎儿监护仪监测。

若发现胎心减慢,应立即行阴道检查,尽快结束分娩。

2.指导产妇屏气

指导产妇运用腹压,方法是产妇双足蹬在产床上,两手握产床把手,宫缩时深吸气屏住,然后如解大便样向下用力屏气以增加腹压。于宫缩间歇时,产妇呼气并使全身肌肉放松。宫缩时再做屏气动作,以加速产程进展。

3.接产准备

初产妇宫口开全、经产妇宫口扩张 4cm 且宫缩规律有力时,应将产妇送至产房做好接产准备工作。让产妇仰卧于产床(或坐于特制产椅上行坐位分娩),两腿屈曲分开露出外阴部,在臀下放便盆,用消毒棉球蘸肥皂水擦洗外阴部,顺序是大阴唇、小阴唇、阴阜、大腿内上 1/3,会阴及肛门周围。然后用温开水冲掉肥皂水。用消毒干沙球盖住阴道口,以防止冲洗液流入阴道。最后以聚维酮碘消毒,取下阴道口纱球和臀下便盆铺以消毒巾于臀下,接产者准备接产。

4.接产

(1)会阴撕裂的诱因:会阴水肿、会阴过紧或缺乏弹力、耻骨弓过低、胎儿过大、胎儿娩出过快。

(2)接产要领:保护会阴的同时,协助胎头俯屈,让胎头以最小径线在宫缩间歇时缓慢地通过阴道口。

(3)接产步骤:①接产者站在产妇右侧,当抬头拨露使阴唇后联合紧张时,开始保护会阴。当抬头枕部在耻骨弓下露出时,左手应按分娩机制协助抬头进行仰伸。当抬头娩出见脐带绕颈 1 周且较轻时,可用手将脐带顺胎肩推上或从胎头退下。若脐带绕颈 2 周或 2 周以上,用两把止血钳将其中一段夹住从中间剪断脐带,注意勿伤及胎儿颈部。②胎头娩出后,右手仍应注意保护会阴,不要急于娩出胎肩,应先以左手自鼻根向下颏挤压,挤出口鼻内的黏液及羊水,然后协助抬头复位及旋转,使胎儿双肩与骨盆出口前后经相一致。接产者右手向下轻压胎儿颈部,使前肩从耻骨弓下先娩出,再托胎颈使后肩从会阴前缘缓缓娩出。胎肩娩出后保护会阴的手方可松开。然后双手协助胎体及下肢相继以侧位娩出。

(4)会阴切开指征:会阴过紧或胎儿过大,估计分娩时会阴撕裂不可避免者,或母儿有病理情况急需结束分娩者,应行会阴切开术。

(5)会阴切开术:包括会阴后斜切开术及会阴正中切开术。

四、第三产程的临床经过及处理

(一)临床表现

1.胎盘剥离征象

(1)宫体变硬呈球形,宫体呈狭长形被推向上,宫底升高达脐上。

(2)剥离的胎盘降至子宫下段,阴道口外露的一段脐带自行延长。

(3)阴道少量流血。

(4)用手掌尺侧在产妇耻骨联合上方轻压子宫下段时,宫体上升而外露的脐带不再回缩。

2.胎盘剥离及排出方式

包括胎儿面娩出式和母体面娩出式两种。

(1)胎儿面娩出式:胎盘胎儿面先排出。胎盘从中央开始剥离,而后向周围剥离,其特点是胎盘先排出,随后见少量阴道流血,多见。

(2)母体面娩出式:胎盘母体面先排出。胎盘从边缘开始剥离,血液沿剥离面流出,其特点是先有较多量阴道流血,胎盘后排出。少见。

(二)处理

1.新生儿处理

(1)清理呼吸道:断脐带后继续清除新生儿呼吸道黏液和羊水,用新生儿吸痰管或导管轻轻吸除咽部及鼻腔的黏液和羊水。以免发生吸入性肺炎。当确认呼吸道通畅而仍未啼哭时,可用手轻拍新生儿足底。新生儿大声啼哭后即可处理脐带。

(2)阿普加评分:新生儿阿普加评分法用以判断有无新生儿窒息及窒息严重程度,是以出生后1min内的心率、呼吸、肌张力、喉反射及皮肤颜色5项体征为依据,每项为0～2分,满分为10分。8～10分属正常新生儿;4～7分属轻度窒息,须清理呼吸道、人工呼吸、吸氧、用药等措施才能恢复;0～3分缺氧严重为重度窒息,须紧急抢救、在喉镜直视下气管内插管并给氧。

(3)处理脐带:用两把血管钳钳夹脐带,在其中间剪断。用75%乙醇消毒脐带根部周围、在距脐根0.5cm处用无菌粗丝线结扎第一道,再在结扎线外0.5cm处结扎第二道。必须扎紧防止脐带出血,避免用力过猛造成脐带断裂。在第二道结扎线外0.5cm处剪断脐带,挤出残余血液、用20%高锰酸钾液消毒脐带断面、药液不可接触新生儿皮肤,以免发生皮肤灼伤。待脐带断面干后,以无菌纱布覆盖,再用脐带布包扎。目前还有用脐带夹、血管钳等方法取代双重结扎脐带法,均有脐带脱落快和减少脐带感染的作用。处理脐带时注意新生儿保暖。

(4)处理新生儿:擦净新生儿足底胎脂,打足印及拇指印于新生儿病历上,经详细体格检查后,标明新生儿性别、体重、出生时间、母亲姓名和床号的手腕带和包被。将新生儿抱给母亲,让母亲将新生儿抱在怀中进行首次吸吮乳头。

2.协助胎盘娩出

正确处理胎盘娩出能减少产后出血的发生。接产者切记在胎盘尚未完全剥离时用手按揉、下压宫底或牵拉脐带,以免引起胎盘部分剥离出血或拉断脐带,甚至造成子宫内翻。当确认胎盘已完全剥离时,于宫缩时以左手握住宫底(拇指置于子宫前壁,其余4指放于子宫后壁)并按压,同时右手轻拉脐带,协助娩出胎盘。当胎盘娩出至阴道口时,接产者用双手捧住胎盘,向一个方向旋转并缓慢向外牵拉,协助胎盘胎膜完整剥离排出。若发现胎膜部分断裂、用血管钳夹住断裂上端的胎膜,再继续向原方向旋转,直至胎膜完全排出。胎盘胎膜排出后,按摩子宫刺激其减少出血,同时注意观察并测量出血量。

3.检查胎盘胎膜

将胎盘铺平,先检查胎盘母体面胎盘小叶有无缺损。疑有缺损用 Kustner 牛乳测试法,从脐静脉注入牛乳,若见牛乳自胎盘母体溢出,则溢出部位为胎盘小叶缺损部位。然后将胎盘提起,检在胎膜是否完整,再检查胎盘胎儿面边缘有无血管断裂,能及时发现副胎盘。副胎盘为一小胎盘,与正常胎盘分离,但两者间有血管相连。若有副胎盘、部分胎盘残留或大部分胎膜残留时,应在无菌操作下伸手入子宫腔取出残留组织。若确认仅有少许胎膜残留,可给予子宫收缩剂待其自然排出。

4.检查软产道

胎盘娩出后,应仔细检查会阴、小阴唇内侧、尿道口周围、阴道及宫颈有无裂伤。若有裂伤应立即缝合。

5.预防产后出血

正常分娩出血量多不超过300mL。遇有产后出血史或易发生宫缩乏力的产妇,可在胎儿前肩娩出时静脉注射麦角新碱0.2mg,或缩宫素10U加于25%葡萄糖液20mL内静脉注射;也可在胎儿娩出后立即经脐静脉快速注入缩宫素10U(溶于生理盐水20mL),均能促使胎盘迅速剥离减少出血。若胎盘未全剥离而出血多时,应行手取胎盘术。若胎儿已娩出30min,胎盘仍未排出,出血不多时,应注意排空膀胱,再轻轻按压子宫及静脉注射子宫收缩剂后仍不能使胎盘排出时,再行手取胎盘术。若胎盘娩出后出血多时,可经下腹部直接注入宫体肌壁内或肌内注射发角新碱0.2~0.4mg,并将缩宫素20U加于5%葡萄糖液500mL内静脉滴注。

第三章　正常产褥

第一节　产褥期母体的生理变化

一、生殖系统

生殖系统在产褥期的变化最大。子宫从胎盘娩出后到恢复至未孕状态的过程称为子宫复旧,主要包括子宫体肌纤维的缩复和子宫内膜的再生。在子宫复旧的过程中,其重量减轻,体积减小。子宫肌纤维的缩复是指肌细胞长度和体积缩减,而肌细胞数目并未减少。细胞内多余的胞浆蛋白在胞内溶酶体酶系作用下变性自溶,最终代谢产物通过血液和淋巴循环经肾脏排出体外。分娩后的子宫重约 1 000g,17cm×12cm×8cm 大小;产后 1 周的子宫重约 500g,如 12 孕周大;产后 l0d 子宫降至骨盆腔,腹部触诊不能扪及;产后 2 周子宫重约 300g;6 周约 50g,大小亦恢复至未孕时状态。分娩后 2～3d,子宫蜕膜分为浅、深两层。浅层蜕膜发生退行性变,坏死、脱落,成为恶露的一部分,随恶露排出。深部基底层的腺体和间质迅速增生,形成新的子宫内膜。到产后 3 周,新生的子宫内膜覆盖了胎盘附着部位以外的子宫内壁。胎盘附着部位的子宫内膜至产后 6 周才能完全由新生的子宫内膜覆盖;产后宫颈松弛如袖管,外口呈环状。产后 2d 起,宫颈张力才逐渐恢复,产后 2～3d,宫颈口可容 2 指,宫颈内口 l10d 后关闭,宫颈外形约在产后 1 周恢复,宫颈完全恢复至未孕状态约需 4 周。但宫颈由于分娩中 3 点或 9 点不可避免的轻度裂伤,外口由未产时的圆形变为经产后的一字形;产后阴道壁松弛,阴道皱襞消失,阴道腔扩大。产褥期阴道壁张力逐渐恢复,产后 3 周阴道皱襞开始重现,阴道腔逐渐缩小,但在产褥期末多不能恢复至原来的弹性及紧张度;会阴由于分娩时胎头压迫,多有轻度水肿,产后 2～3d 自行吸收消失。会阴裂伤或切口在产后 3～5d 多能愈合;处女膜在分娩时撕裂形成处女膜痕,是经产的重要标志,不能恢复;盆底肌肉和筋膜由于胎头的压迫和扩张,过度伸展而致弹性降低,并可有部分肌纤维断裂。若产褥期能坚持正确的盆底肌锻炼,则有可能恢复至正常未孕状态。但盆底组织有严重裂伤未能及时修补、产次多,分娩间隔时间过短的产妇,可造成盆底组织松弛,也是造成子宫脱垂,阴道前后壁膨出的主要原因。

二、循环系统

胎盘娩出后子宫胎盘循环终止,子宫肌的缩复使大量血液进入母血液循环,加之妊娠期水钠潴留也被重吸收进入血液。因此,产后第 2～3d,母血液循环量可增加 15％～25％。心功能正常的产妇尚可耐受这一变化。若心功能不全可由于前负荷的增加诱发心力衰竭。循环血量经过自身调节在产后 2～6 周可恢复至未孕时水平。

三、血液系统

产褥早期产妇的血液仍呈高凝状态,这对于减少产后出血,促进子宫创面的恢复有利。这种高凝状态在产后 3 周才开始恢复。外周血中白细胞数增加,可达$(15～30)×10^9/L$,以中性粒细胞升高为主,产后 1~2 周恢复正常。产褥期贫血较常见,经加强营养和药物治疗后可逐渐恢复。血小板数在产后增多。红细胞沉降率加快,产后 3~4 周恢复正常。

四、呼吸系统

产后膈肌下降,腹压减低,产妇的呼吸运动由妊娠晚期的胸式呼吸变为胸腹式呼吸。呼吸的幅度较深,频率较慢,每分钟 14~16 次。

五、消化系统

产妇体内黄体酮水平下降,胃动素水平增加,胃肠道的肌张力和蠕动力逐渐恢复,胃酸分泌增加,于产后 1~2 周恢复至正常水平。因此,产褥早期产妇的食欲欠佳,喜进流食,以后逐渐好转。由于产妇多卧床,活动较少,膳食中的纤维成分少,盆底肌和腹肌松弛,胃肠动力较弱,易发生便秘。

六、泌尿系统

产后循环血量增加,组织间液重吸收使血液稀释,在自身调节机制的作用下,肾脏利尿作用增强,尿量增加,尤以产后第 1 周明显。妊娠期肾盂和输尿管轻度生理性扩张,于产后 4~6 周恢复正常。膀胱在分娩过程中受压,组织充血、水肿,处于麻痹状态,对尿液的刺激不敏感,再加上会阴伤口疼痛,产妇不习惯卧床排尿等因素,易发生尿潴留,多发生在产后 12h 内。

七、内分泌系统

胎儿娩出后,胎盘分泌的激素在母体中的含量迅速下降。雌激素 3d、孕激素 1 周降至卵泡期水平。人绒毛膜促性腺激素(HCG)一般在产后 2 周消失。胎盘生乳素(HPL)的半衰期为 30min,其消减较快,产后 1d 已测不出。其他的酶类或蛋白,如耐热性碱性磷酸酶(HSAP)、催产素酶(CAP)、甲胎蛋白(AFP)等,在产后 6 周均可恢复至未孕时水平。妊娠时的高雌、孕激素水平,负反馈抑制了下丘脑促性腺激素释放激素(Gn-RH)的分泌,使垂体产生惰性,产后恢复也较慢,恢复的时间与是否哺乳有关,一般产妇于产后 4~6 周逐渐恢复对 Gn-RH 的反应性。不哺乳的产妇,产后 6~8 周可有月经复潮,平均在产后 10 周恢复排卵。哺乳产妇的月经恢复较迟,有的在整个哺乳期内无月经来潮。但月经复潮晚来潮前有排卵的可能,应注意避孕。

妊娠过程中母体的甲状腺、肾上腺、胰岛、甲状旁腺等内分泌腺体的功能均发生一系列改变,多在产褥期恢复至未孕前状态。

八、免疫系统

妊娠是成功的半同种异体移植,孕期母体的免疫系统处于被抑制状态,以保护胎儿不被排斥,其表现有抑制性 T 淋巴细胞与辅助性 T 淋巴细胞的比值上升等。产后免疫系统的功能向增强母儿的抵抗力转变,母血中的自然杀伤细胞(NK 细胞)、淋巴因子激活的杀伤细胞(LAK 细胞)、大颗粒细胞数目增加、活性增强。但产褥期机体的防御功能仍较脆弱。

九、精神心理

产妇的心理变化对产褥期的恢复有重要影响。产妇的心理状态多不稳定且脆弱。在产后 1 周,绝大多数产妇都有不同程度的焦虑、烦闷等情绪,严重者可能发生产后忧郁综合征。对产妇进行社会心理护理,特别是产妇丈夫和家庭的支持和关怀,有利于避免产后不良心理反应。

十、泌乳

妊娠期胎盘分泌大量雌激素促进了乳腺腺管发育,大量孕激素促进了乳腺腺泡发育为产后泌乳准备了条件,但同时也抑制了孕期乳汁的分泌。分娩后产妇血中雌、孕激素水平迅速下降,解除了对泌乳的抑制,同时母体内催乳激素(PRL)水平很高,这是产后泌乳的基础。此后乳汁的分泌在很大程度上依赖于婴儿吸吮,当婴儿吸吮时,感觉冲动从乳头传至大脑,大脑底部的腺垂体反应性地分泌催乳素,催乳素经血液到达乳房,使泌乳细胞分泌乳汁。同时感觉冲动可经乳头传至大脑底部的神经垂体反射性地分泌缩宫素,后者作用于乳腺腺泡周围的肌上皮细胞,使其收缩而促使乳汁排出。乳房的排空也是乳汁再分泌的重要条件之一。此外,乳汁分泌还与产妇的营养、睡眠、精神和健康状态有关。

乳汁是婴儿的最佳食品。它无菌、营养丰富、温度适中,最适合婴儿的消化和吸收。母乳的质和量随着婴儿的需要自然变化,产后最初几日内分泌的乳汁称为初乳,质较黏稠,因其含较多的胡萝卜素,色偏黄,蛋白的含量很高。此后分泌的乳汁称成熟乳,蛋白含量较初乳低,脂肪和乳糖的含量较高。乳汁中除含有丰富的营养物质、多种微量元素、维生素外,还含有免疫物质,对促进婴儿生长、提高婴儿抵抗力有重要作用。

第二节　产褥期临床表现

一、生命体征

产后体温在正常范围,最初 24h 内略有升高,约 38%,有的可达 38.5℃,若不超过 12h 即下降,不属病态。脉搏略缓慢,1 周后恢复正常。呼吸深慢。血压于产褥期平稳,变化不大,若为妊娠期高血压疾病产妇产后血压明显降低。

二、子宫复旧

产后子宫逐渐缩小,每日下降一横指(1～2cm),10d 后进入骨盆腔,下腹部不能触及。

三、产后宫缩痛

在产褥早期因宫缩引起下腹部阵发性疼痛称为产后宫缩痛。多见于经产妇,哺乳时缩宫素反射性分泌增多可加重疼痛。

四、褥汗

早期因皮肤排泄功能旺盛,汗液大量排出,以夜间睡眠及初醒时明显,不属于病态,1 周后自行消失。

五、恶露

产后随子宫蜕膜脱落,含有血液的坏死蜕膜组织与宫颈黏液自阴道排出称恶露。分为 3种。①血性恶露:色红、量多,含少量胎膜组织及坏死蜕膜组织,约持续 3～5d。②浆液性恶露:色淡红,含少量血液、较多坏死组织、宫颈阴道排出液和细菌,持续 2 周左右。③白色恶露:色白、质黏,含大量白细胞、坏死蜕膜组织、表皮细胞和细菌,持续 2～3 周。

六、体重

胎儿及附属物排出、褥汗、尿量增多、恶露等变化使产妇体重可下降 11～14kg。

第三节 产褥期处理和保健

产褥期产妇子宫内有较大创面,乳腺分泌功能旺盛,容易发生感染及其他病理变化。

一、产褥期处理

(一)产后 2h 内处理

需严密观察产妇一般情况,注意阴道出血量,对阴道出血不多、子宫收缩不良、宫底上升、血压下降者,考虑宫腔有积血,应立即处理并给予宫缩剂,排出积血,若出血过多应补充血容量;有肛门坠胀感,考虑阴道壁血肿,做肛查确诊后及时处理。待一切情况良好后,方可送回病房。

(二)指导饮食

可多补充营养丰富、足够热量的食物和水分,若哺乳还应多进蛋白质和汤汁食物,适当补充维生素和铁剂。

(三)避免尿潴留

产后尿量增多,应鼓励产妇每 4h 排尿一次。若排尿困难或尿潴留,首先查明原因,对症处理,可用热敷、按摩、温开水冲洗尿道口周围的方法诱导排尿;或肌内注射新斯的明 1mg 或加兰他敏 2.5mg。上述方法无效时行导尿,必要时留置尿管 1～2d,并加用抗生素,预防感染。

(四)防止便秘

产后多吃蔬菜、水果,早日下床活动可预防便秘。若有便秘现象,应用缓泻剂或开塞露等药,必要时肥皂水灌肠。

(五)观察子宫复旧及恶露

每日检查宫底高度,恶露颜色、量、气味,腹痛的情况,发现问题及时处理,若子宫复旧不良、恶露异常,给予宫缩剂及抗生素,控制感染。

(六)会阴处理

保持会阴清洁与干燥,用 2‰ 苯扎溴铵液擦(冲)洗外阴,每日 2～3 次。有水肿者,可用 50% 硫酸镁溶液湿敷、24h 后用红外线照射。会阴有切口者,应每日擦洗会阴,检查切口无红肿、硬结、脓性分泌物,一般 3～5d 拆线,有感染应提前拆线,清洗切口,定时换药。

(七)乳房护理

(1)提倡母乳喂养,产后半小时可哺乳,初次哺乳的时间不宜过长,一般约 3～5min/次,但次数应频,后逐渐延长哺乳时间,5～10min/次。

(2)哺乳方法:按需哺乳。哺乳前母亲应洗净手、乳房及乳头,将乳头和大部分乳晕含在婴儿口中,用一手扶托并挤压乳房,协助乳汁外溢,防止乳房堵压婴儿鼻孔。两侧乳房交替,先吸空一侧,再吸吮另一侧。如留有残乳应排空。每次哺乳后,将婴儿竖抱于胸前轻轻拍背部 1～

2min,排出胃内空气,以防回奶。哺乳以 10 个月至一年为宜。若乳汁不够,可适当添加辅食。

(3)乳胀:早期用热敷或按摩乳房、挤出(吸出)乳汁,应用维生素 B_6 或用柴胡(炒)、当归、王不留行、穿山甲、木通、漏芦各 15g,散结通乳;若病情加重至乳腺炎并形成脓腔,用抗生素控制感染、或手术切排引流。

(4)乳头皲裂:轻者可继续哺乳,但每次哺乳后在皲裂处涂擦乳汁或蓖麻油铋糊剂,于下次哺乳前洗净。皲裂严重者,暂停哺乳,治疗同上。可用吸奶器将乳汁吸出,再人工喂养。

(5)乳汁不足处理:增加哺乳次数,并挤出残留乳房剩乳。多进高营养的流质饮食,注意休息,亦可采取以下措施:①针灸催乳:针刺膻中、合谷、外关、少泽等穴位。中药催乳:对肝郁气滞型选下乳涌泉散加减、对气血虚弱型选通乳丹加减,水煎服,每日一剂。

(6)退奶:因病不能哺乳应尽早退奶,方法:①溴隐亭:0.25mg,每日 2 次,连续应用 14d,乳汁较多者此法退奶效果好。②雌激素:5mg,每日 3 次,服用 3d 后加至 5mg,连服 3d 后减至 2mg,再服 3d,注意少进汤类饮食。③生麦芽:100g,煎水服,每日一剂,连服 3～5d;④芒硝:250g,分装两布袋,敷于两乳房并包紧,湿硬时更换。

二、产褥期保健

(一)营养与睡眠

多补充高蛋白、维生素、足够热量及水分的饮食,保持心情愉快,睡眠充足。

(二)适当活动

产后第 2 天可下床活动,待体力恢复后可做健美操,2 周以后可做仰卧起坐、抬腿、屈腿、胸膝卧位、缩肛等,每日 3 次,每次 15min,运动量逐渐加大。

(三)计划生育指导

产褥期内禁止性生活。42d 后应采取避孕措施,哺乳者采用工具避孕为宜,未哺乳者可选用药物避孕。

(四)产后检查

对产妇和婴儿进行访视与检查。了解产妇的一般情况,包括饮食、睡眠、大小便、精神状况等,检查体温、脉搏、血压、呼吸、乳房情况、宫高、恶露、切口(会阴或腹部)愈合情况等。了解婴儿哺乳、睡眠、大小便、肤色、精神状况及预防接种情况,检查体温、脉搏、血压、呼吸、口腔黏膜、脐带、臀部等有无异常。若有异常,须到医院详细检查及时处理。

第四章 前置胎盘

前置胎盘(PP)是妊娠晚期出血的最常见原因,是妊娠期的严重并发症,处理不当可危及母儿生命。

一、定义

1683 年 Portal 首先描述前置胎盘,1709 年 Schacher 第一次在产后精确描述胎盘与子宫的关系。胎盘的正常附着位置在子宫体的后壁、前壁或侧壁;孕 28 周后,若胎盘附着在子宫下段,其下缘达到或覆盖子宫内口,位置低于胎儿先露部,称为前置胎盘。

二、发生率

当受精卵在子宫体腔内低位着床时,很可能形成一个非常贴近子宫颈内口的胎盘。如此附着的胎盘有三种结局:①早期流产:超声显像研究揭示最终流产的早期妊娠,往往胚囊位置低;②向子宫底迁移:胎盘与子宫同步生长发展,因此,低位胎盘常被牵引向上进入子宫体而离开子宫颈;③留在原位,发展成为前置胎盘,称为持续性前置胎盘PPP)。国内文献报道前置胎盘的发生率为 0.24％～1.57％,国外资料为 0.3％～0.5％;多胎妊娠前置胎盘的发生率(0.39％)高于单胎妊娠(0.28％)。国内外前置胎盘的发生率存在差异,源于目前对前置胎盘定义和诊断标准不一。

三、病因

可能与下列因素有关:

(一)子宫蜕膜血管生长受损或缺陷

多次妊娠、高龄、子宫瘢痕(剖宫产史、子宫肌瘤剥出史)等增加前置胎盘发生危险。当受精卵植入时,因血液供给不足,为摄取足够营养而胎盘面积扩大,伸展至子宫下段。

(1)2 次及以上刮宫可增加前置胎盘发生的风险(2 次刮宫者前置胎盘风险增加 1 倍,3 次及以上刮宫者前置胎盘风险 1.8 倍)。

(2)剖宫产和子宫肌瘤剥出是引起子宫瘢痕的原因:剖宫产、子宫肌瘤挖出术损伤子宫内膜及肌层,致使子宫蜕膜血管生长不全。子宫下段切口瘢痕妨碍胎盘随子宫体、子宫峡部的增长伸展而向上"迁移",亦诱发胎盘前置。Ananth 报道,1 次剖宫产史,前置胎盘发生的 RR4.5(95％CI3.6～5.5);2 次剖宫产史,前置胎盘发生的 RR7.4(95％CI7.1～7.7);3 次剖宫产史,前置胎盘发生的 RR6.5(95％CI3.6～11.6);4 次剖宫产史,前置胎盘发生的 RR44.9(95％CI13.5～149.5)。

(3)35 岁以上高龄孕妇的前置胎盘发生率 3 倍于 25 岁左右的年轻孕妇,显然与子宫蜕膜血管生长不良有关。

(二)胎盘面积过大

多胎妊娠、胎儿红细胞增多症等会导致胎盘面积增大,从而增加前置胎盘的风险。双胎妊娠的前置胎盘发生率较单胎高 1 倍。

(三)胎盘异常

如副胎盘,主胎盘在子宫体部,其副胎盘可达子宫下段、子宫颈内口处。包蜕膜随囊胚发育逐渐突向宫腔,由于高度伸展,缺乏营养而逐渐退化。在妊娠 12 周左右,因羊膜腔明显增大,使包蜕膜与真蜕膜贴近,子宫腔消失,包蜕膜与真蜕膜逐渐融合。若包蜕膜在孕 3 个月后继续维持血液供应,滑泽绒毛膜不退化,包蜕膜骑跨在子宫颈内口,与对侧真蜕膜相融合,则形成前置胎盘。

(四)受精卵滋养层发育迟缓

当受精卵抵达子宫体腔时,其滋养层尚未发育至能着床的阶段而继续下移植入子宫下部,就地生长发育形成前置胎盘。

(五)吸烟及病毒影响子宫胎盘血供

国外报道,吸烟及嗜可卡因诱发前置胎盘。每日吸烟 20 支以上及嗜可卡因孕妇的前置胎盘发生率为无嗜好孕妇的 1.4～2 倍。吸烟孕妇的胎盘面积增大、重量增加,因为尼古丁可促肾上腺皮质释放肾上腺素,使血管收缩影响子宫胎盘血流量,而一氧化碳又致慢性血氧过少,胎盘为获取较多氧供而肥大,即有可能覆盖子宫颈内口。可卡因使血管收缩,妊娠期间可拮抗其作用的胆碱酯酶较少,故孕妇易感受可卡因引起的血管并发症。子宫血管发生痉挛,胎盘中的螺旋小动脉堵塞及毁坏,由此造成的灌注低下,刺激胎盘代偿性肥大,扩大面积以建立有效循环,胎盘前置的危险性因而增加。

四、临床分类

目前有很多关于前置胎盘的分类方法,但每种分类方法都是按照胎盘与子宫颈内口的关系,对前置胎盘进行分类。

(一)完全性前置胎盘

或称中央性前置胎盘,子宫颈内口全部被胎盘组织覆盖。

(二)部分性前置胎盘

子宫颈内口部分被胎盘组织覆盖。

(三)边缘性前置胎盘

胎盘附着于子宫下段,边缘达子宫颈内口但不超越。

(四)低置胎盘

胎盘种植于子宫下段,其边缘接近子宫颈内口。

有学者把前置胎盘分成 Major 前置胎盘和 Minor 前置胎盘:Major 前置胎盘包括完全性前置胎盘和部分性前置胎盘;Minor 前置胎盘包括边缘性前置胎盘和低置胎盘。

胎盘与子宫颈内口的关系可随子宫下段的逐渐伸展、子宫颈管的逐渐消失和子宫颈口的逐渐扩张而改变。因此,胎盘前置的程度可随妊娠的进展、产程的进展而发生变化。临产前为完全性前置胎盘,临产后由于子宫颈口的扩张,可变为部分性;反之,临产前的边缘性前置胎盘,临产后可变成部分性。所以,入院时的分类很可能与处理前的检查结果不一致,而以后者决定其类型。

另外,英国皇家妇产科学会根据胎盘是否对称性盖过宫颈内口,把前置胎盘分成 4 个等级。

五、临床表现

(一)症状

如下所述。

1.阴道流血

无诱因的无痛性阴道流血是前置胎盘特征性的临床表现。前置胎盘的阴道流血与子宫下段的形成有关:子宫峡部自妊娠12周后,逐渐扩展成为子宫体腔的下部,至妊娠晚期,逐渐被拉长而形成子宫下段。子宫下段进一步伸展牵拉子宫颈内口,使子宫颈管逐渐变短。临产后的规律宫缩使子宫颈管消失而成为子宫下段的一部分,子宫颈外口逐渐扩张。由于附着在子宫下段、子宫颈内口的胎盘前置部分不能相应地伸展,以致与其附着处的子宫壁发生错位而剥离,血窦破裂出血。

初次阴道出血时,出血量一般不多,且常在胎盘剥离处血液凝固后,自然停止。有时,初次出血发生在睡梦中,待等苏醒梦时,已卧于血泊之中。但也有初次即发生致命性大出血。

阴道流血发生时间的早晚、反复发生的次数、出血量的多少,一般与前置胎盘的类型有关:完全性前置胎盘初次出血的时间早,大多在妊娠中期末,反复出血的次数多,出血量也较多;边缘性前置胎盘初次出血时间较晚,往往在妊娠末期或临产后,出血量较少;部分性前置胎盘的初次出血时间和出血量则介于两者之间。边缘性或部分性前置胎盘患者,若胎膜自破而胎先露能迅速下降压迫胎盘,阴道流血可就此停止。由于子宫下段的蜕膜发育不良,前置胎盘可并发植入性胎盘,因而在子宫下段形成过程中及临产后不发生子宫出血,却在胎儿娩出后导致产后出血。

2.贫血

出血量多或反复出血可致贫血,贫血程度与阴道出血量成正比。有时,一次大量出血即可使孕妇陷入休克状态而致胎儿发生窘迫,甚至死亡。

(二)体征

孕妇全身状况与出血量成正比。大量、急性、短时间内出血时,可有面色苍白、脉搏微弱、血压下降等休克现象。腹部检查,子宫大小与妊娠周数相符,软且无压痛;胎位清楚,由于胎盘占据子宫下段,故而胎先露大多高浮且15%左右并发胎位异常,以臀位居多;有时可在耻骨联合上方闻及胎盘杂音。临产时检查,宫缩阵发性,间歇期子宫完全松弛。

六、诊断

通过病史询问及以下各项检查做出诊断。

(一)病史

妊娠晚期或临产后突然发生无诱因、无痛性阴道流血。本次妊娠中期产前超声检查显示胎盘邻近或覆盖子宫颈内口。

(二)体格检查

全身状况取决于出血量、持续时间以及出血速度。反复、多次出血,呈贫血貌;急性大量出血,可发生休克。

1.腹部检查

子宫软、轮廓清楚、无阵发性或强直性宫缩,其大小与妊娠月份相符。胎先露高浮或有骑跨现象(后壁胎盘)或其前方似有膨胀的膀胱(前壁胎盘)。当胎盘附着于子宫下段的前壁时，耻骨联合上方可闻及胎盘杂音。一般胎儿无窘迫现象，除非孕妇已陷于休克状态或短时间内大量失血。

2.阴道检查

近年大多采用超声检查可比较容易确定胎盘位置，如诊断确定，不必再做阴道检查，除非必须通过阴道检查明确诊断或为终止妊娠决定分娩方式，则可在输液、备血或输血以及可立即手术的条件下进行。一般仅行阴道窥诊，不做子宫颈管内指诊，以防附着于子宫颈内口处的胎盘进一步剥离引起大出血。严格消毒外阴、阴道后，先用阴道扩张器窥视有无阴道、宫颈局部病灶出血。

(三)超声检查

超声安全、准确且无创，可清楚地显示胎盘、子宫壁、胎先露和宫颈的位置，是评价胎盘状况的理想工具。

1.超声检查的途径

目前临床，上用于评估胎盘的超声检查包括经阴道超声检查 TVS)和经腹部超声检查(TAS)。TVS 是评估胎盘状况的"金标准"，其准确性优于 TAS。在诊断前置胎盘时，TVS 的敏感度为 87.5%，特异度为 98.8%，阳性预测值为 93.3%，阴性预测值为 97.6%，假阳性率 2.3%。而 TAS 的假阳性率可以高达 25%，明显不如 TVS。

TAS 诊断前置胎盘准确性较低的原因如下：膀胱的充盈程度影响 TAS 对于胎盘位置的判断；TAS 对着床于子宫后壁的胎盘进行位置检查时的准确性较低；胎头会影响对子宫下段的观察，从而影响胎盘位置的判断；另外，孕妇腹壁厚薄也会影响 TAS 的检查质量。

2.阴道超声的安全性

很多研究证实，TVS 用于诊断前置胎盘是安全的，即使在有阴道流血的情况下，也不增加出血的危险，主要原因：阴道探头以一定角度进入阴道，位于阴道前穹隆，而不会伸进宫颈管；阴道探头和宫颈的合适距离为 2～3cm，并没有碰到宫颈。

3.超声检查的孕周

由于子宫下段的形成，使胎盘下缘与子宫颈内口的距离逐渐拉大。因此，B 超描述胎盘位置时，须注意标明妊娠周数。妊娠中期 20 孕周前，胎盘占据子宫腔面积的一半，故胎盘邻近或覆盖子宫颈解剖内口的机会较多，若发现胎盘位置低，不宜诊断为前置胎盘，应称"胎盘前置状态"。定期超声随访胎盘位置。

(四)产后检查胎盘及胎膜

如胎膜破口距该处胎盘边缘在 7cm 以内，为部分性、边缘性前置胎盘或低置胎盘的佐证。若行剖宫产结束妊娠，则术中即可直接了解胎盘位置，胎膜破口失去诊断意义。

七、对母儿的影响

(一)对母体的影响

如下所述。

1.出血

前置胎盘是引起产前、产时和产后出血的主要原因之一，Crane 报道前置胎盘的产前出血风险增加 8.8 倍（RR 9.81,95％CI8.92～10.79）、产程中出血增加 1.5 倍（RR 2.48,95％CI 1.55～3.98）、产后出血风险增加 0.8 倍（RR 1.86,95％CI1.46～2.36）。妊娠期由于子宫下段逐渐伸展、子宫颈管逐渐消失或子宫颈口有所扩张，而附着于子宫下段或子宫颈内口的胎盘前置部分不能相应伸展，两相发生错位，胎盘自附着处剥离，以致该处宫壁血窦破裂而出血。产时和（或）产后，则由于子宫下段肌纤维含量明显低于宫体部，既不能使附着的胎盘完全剥离，也不足以使胎盘剥离面的开放血窦缩紧闭合，故出血量多且难控制。倘若产前失血性贫血未很好纠正，则产后出血更容易使患者迅速陷入休克状态。

2.植入性胎盘

子宫下段蜕膜的发育远逊于子宫上段。因此，前置胎盘有可能并发植入性胎盘，胎盘绒毛穿透底蜕膜或深入子宫下段肌层。胎盘全部植入偶见，产前无出血，胎儿娩出后，胎盘不剥离，亦不引起出血。如果胎盘部分植入，则致胎盘剥离不全而在胎儿娩出后发生大量出血难以控制。

3.羊水栓塞

羊水可通过前置胎盘附着处病理性开放的子宫静脉窦进入母体血循环。

4.产褥感染

前置胎盘的胎盘剥离面位置低，接近子宫颈口外，细菌易从阴道上行入侵。再者，多数患者因失血而贫血、经剖宫产术终止妊娠，机体抵抗力大大降低，一时不易康复，故产褥期间易于发生感染。

(二)对胎儿的影响

如下所述。

1.早产和新生儿呼吸窘迫综合征

前置胎盘早产的危险增加近 18 倍（OR 18.8,95％CI13.2～26.8），孕 34 周之前分娩的风险增加 7.2 倍（OR8.2,95％CI5.1～13.0），孕 32 周之前分娩的风险增加 6 倍（OR7.0,95％CI 4.1～11.8），孕 28 周之前分娩的风险增加 2.6 倍（OR3.6,95％CI1.5～9.0）。早产原因绝大多数是由于产前出血而需终止妊娠。相比一般早产新生儿，前置胎盘早产儿呼吸窘迫综合征发生率显著增加：孕 37 周之前分娩的早产儿呼吸窘迫发生风险增加 14 倍，孕 34 周之前分娩的早产儿呼吸窘迫发生风险增加 25 倍。

2.围产儿病死率和新生儿病死率

前置胎盘的围产儿病死率增加［(11.8～23)/1 000］，及时剖宫产终止妊娠大大降低围产儿病死率，可能与早产、低出生体重、胎儿畸形有关。Ananth 报道，前置胎盘的新生儿病死率增加 3.3 倍(10.7/1 000vs2.5/1 000,RR4.3,95％CI4.0～4.8)。

3.胎儿生长受限和低出生体重

前置胎盘的胎儿生长受限发生率并不增加，但由于分娩孕周明显提前，所以低出生体重发生率显著增加(28.2％vs7.2％)。

八、处理

前置胎盘的临床表现变化多端，结局难以从产前情况预计。处理原则是补血与止血，处理方案则根据失血量、妊娠周数、产次、胎位、胎儿存活、临产与否等决定。

(一)期待疗法

指保证孕妇安全的前提下,积极治疗,抑制宫缩以延长孕周,促胎儿成熟与适时计划分娩以提高围生儿存活率。期待治疗的前提:胎儿存活、无胎儿畸形(主要为致死性畸形)、孕妇状况平稳,胎肺未成熟。近年来,国外许多研究表明:对于无症状或仅进少量阴道流血的前置胎盘,门诊随访同样安全,并不会降低妊娠结局,但孕妇住所离医院不能过远,有非常方便的交通工具和良好的通信手段。

1.卧床休息

出血期间严禁活动。取左侧卧位以减轻下腔静脉受压,增加回心血量;纠正妊娠子宫的右旋,以利子宫胎盘血液循环,提高灌注量,增加胎儿的氧供和营养。密切注意阴道流血,保留24小时会阴垫,以观察每日出血量。禁止肛查、灌肠。排便不畅或便秘者,予以润肠通便药,如液状石蜡、开塞露、禁止用力屏气。常规血、尿化验,血小板计数,测出、凝血时间,备血。

2.纠正贫血

患者血红蛋白下降至 80g/L 以下,或血细胞比容低于 30%,或心率>110 次/分,或收缩压下降 15~20mmHg,应输血以维持正常血容量,改善胎儿宫内环境。但输血仅限于经常规铁剂等纠正贫血无效、急性失血、近期马上终止妊娠,而血红蛋白仍然低的患者。

3.间断吸氧

每日 3 次,定时,每次 30 分钟,以提高胎儿血氧供应,监护胎儿情况。包括胎心率、胎动计数及无应激试验(NST)。

4.抑制宫缩和促胎肺成熟

在期待过程中,应密切注意宫缩情况,如出现宫缩,为防止胎盘进一步剥离引起再出血,使胎儿能在宫内继续生长;或为促胎肺成熟治疗创造条件,争取至少延长 24~72 小时,可酌情选用宫缩抑制剂。但对于无症状的前置胎盘,应用宫缩抑制剂并不能降低产前出血以及延长孕周。

5.宫颈环扎术

已有大多数研究表明,对于前置胎盘进行宫颈环扎术并不能降低产前出血以及延长孕周,所以目前并不主张对前置胎盘孕妇进行常规宫颈环扎术。

6.深静脉血栓的预防

由于国内对于前置胎盘特别是有症状的前置胎盘大多主张卧床休息,所以深静脉血栓的预防非常重要:每天充足的水分摄入,穿弹力袜。

7.其他

期待过程中,应作 B 超检查系列,随访胎盘位置是否迁移、与子宫颈内口的关系有无改变;测量胎头双顶径、股骨长度等,估计胎儿成熟程度。

(二)终止妊娠

如下所述。

1.终止妊娠的时机

对于没有症状的前置胎盘,可以在孕 38 周之后终止妊娠,如果产前检查怀疑有胎盘粘连的前置胎盘,可以在 37 周后终止妊娠;但对于有症状特别是阴道出血的患者,在某一孕周阴道出血量为多少时终止妊娠最佳目前还没有循证医学证据,但必须结合当地,特别是所在医疗机构的新生儿诊治水平、权衡利弊、并和孕妇及其家属充分沟通进行判断。

2.终止妊娠的方式

剖宫产还是阴道分娩,近几年的循证医学证据表明和目前国内采用的原则有比较大的差别。美国妇产科学会、加拿大妇产科学会和英国皇家妇产科学会都推荐:孕35周后TVS检查显示胎盘边缘距离宫颈内口的距离可以作为计划分娩的依据,如果大于20mm,可以进行试产,并且成功率高;如果在0~20mm之间,虽然有可能进行阴道分娩,但是剖宫产率很高;如果胎盘盖过宫颈内口,应该进行剖宫产。

(1)剖宫产:由于剖宫产可于短时间内娩出胎儿,可在直视下处理胎盘,达到迅速止血目的,对母儿均较安全,故而已成为目前处理前置胎盘的急救措施与适时分娩的首选手段。对于前置胎盘,分娩前利用超声明确胎盘具体位置非常重要,有利于剖宫产时子宫切口的选择。

A.切口选择:原则上子宫切口的选择应尽量避免切断胎盘,否则增加孕妇和胎儿失血。一般认为前置胎盘,尤其胎盘主体位于子宫前壁下段时,应行古典式剖宫产术,纵切开子宫体;后壁胎盘或前侧壁胎盘,则可行子宫下段剖宫产术。然而,对于前壁胎盘,剖宫产术式的选择尚存在异议。鉴于子宫体肌壁厚,切口出血多,子宫体切口位置高,距离子宫下段的胎盘剥离面远,视野暴露不佳,局部止血困难,目前临床很少采用古典式剖宫产术。此外,在子宫下段切口的选择方面亦存在争论。有些学者主张行子宫下段纵切口,因为前置胎盘孕妇大多在妊娠37周之前终止妊娠,孕周越小,子宫下段越窄而短;而且局部组织水肿、充血,横切口易于撕裂,损伤子宫血管,纵切子宫下段则留有向宫体延伸的余地。多数学者认为,胎盘附着在子宫下段时,往往将子宫下段撑宽,而且胎龄小,胎儿相应亦小,通过子宫下段横切口娩出胎儿一般并不困难;子宫下段纵切口如向下撕裂有损伤膀胱之虑,若向上延伸至子宫体,切口上下段的宫壁厚薄不一,在子宫缩复过程中又处于不同状态,不利于切口愈合,故强调以采取横切口为上策。以上观点各有见地,均来自临床实践的经验总结,不容偏废。

关于剖宫产时子宫切口的选择,应个别病例个别对待。除了参考剖宫产前的B超胎盘定位结论之外,剖腹后所见有助于决定子宫切口部位:①衡量子宫下段的宽度与长度,横或纵切口能否达到胎儿娩出长度的要求。②观察子宫下段的血管分布情况。胎盘附着在子宫下段后壁时,其前壁通常无异常征象。胎盘附着在前壁左侧或右侧时,附着侧的子宫下段前壁血管丰富、充盈。要是胎盘附着在正前壁,子宫下段前壁两侧血管全面怒张趋向中央。③触摸子宫下段与胎先露之间是否有海绵样厚组织夹杂,如有,辨别其偏向左侧还是右侧,其上界是否清楚。后壁前置胎盘,取子宫下段横切口。倘若胎盘主体在子宫下段前壁,上界清楚,为避开胎盘,可选择子宫体纵切口;也可在胎盘上界附近作子宫下段横切口,准备推开胎盘边缘、破膜,取出胎儿。要是胎盘上界不清,估计附着在子宫体的下段前壁,选择子宫下段纵切口比较安全,可避免切口撕裂累及一侧或双侧子宫动脉上行支,需要时向上延长切口;或作子宫下段横切口,将胎盘"开窗"一边切断胎盘,边用无齿卵圆钳夹住切缘控制出血,迅速破膜,娩出胎儿。如果胎盘位于子宫下段前壁右侧,从左向右横切开子宫下段;位于左侧,则从右向左横切开子宫下段,先暴露胎膜。继而分离胎盘,向对侧延长切口,破膜,取出胎儿。胎儿娩出后,立即注射缩宫素10~20U宫体肌壁以增强子宫收缩,用无齿卵圆钳钳夹子宫切缘以止血,视出血情况是否剥离胎盘。如果剥离胎盘过程中发现并发植入性胎盘,不可强行剥离,根据植入面积大小,分别处理—缝扎局部病灶促其坏死,氩光凝固,梭形切除部分子宫肌壁或行子宫全切术。

B.止血方法:人工剥离胎盘后,往往子宫体收缩良好而子宫下段的胎盘剥离面血流如注。子宫下段胎盘剥离面出血,非宫缩剂所能解决(包括前列腺素在内),可采用下列方法:①热盐水纱布垫压迫。②在吸收性明胶海绵上放凝血酶或巴曲酶,置出血部位再加纱垫压迫10分钟。③用可吸收线8字缝扎开放的血窦。④在胎盘剥离面的蜕膜下注射加压素,将加压素5U(1mL)用0.9%氯化钠10mL稀释后,多点注射,每点注射1mL稀释液,有望促使局部血管收缩而止血。⑤保守性手术止血方式:由于子宫下段解剖学特点,子宫下段胎盘剥离面对于宫缩剂的治疗效果并不满意,通常要采用其他一些保守性的手术止血方法:动脉阻断(如子宫动脉上行支结扎、髂内动脉结扎、髂内动脉栓塞等)、子宫外压迫法(主要是指各种子宫压迫缝合术,如B—Lynch缝合术、Cho缝合术、子宫下段环状横行压迫缝合术等)、子宫腔内压迫法(宫腔纱布填塞、球囊压迫)等。⑥切除子宫。采取以上各项措施均无效,胎盘剥离面仍然出血不止,唯有立即施行子宫全切除术,切不可为保留子宫、保留生育能力,犹豫不决而贻误时机。

(2)阴道分娩:在输液、备血条件下,人工破膜。破膜后羊水流出,胎头下降可压迫胎盘前置部分而止血,并子宫收缩而加速产程进展。若人工破膜后,胎头下降不理想,仍有出血;或产程进展不顺利,应立即改行剖宫产术。

产后仔细检查胎盘、胎膜之外,应逐一探查阴道穹隆、子宫颈、子宫下段等处有无裂伤。经阴道分娩而发生产后出血,胎盘剥离面的止血方法参考剖宫产时。

(三)紧急转送

原则上应该就地救治,但如患者阴道大量流血而当地无条件处理,应予以静脉输液、输血,腹部加压包扎,并在外阴消毒后用无菌纱条填塞阴道以暂时压迫止血,联系好上级转诊医院,知情告知后迅速护送转院。

第五章　胎盘早期剥离

胎盘早期剥离是妊娠晚期出血的重要原因,是妊娠晚期的严重并发症,往往起病急、发展快,若处理不及时,可危及母儿生命。

一、定义

胎盘的正常附着位置在子宫体部的后壁、前壁或侧壁。妊娠 20 周后或分娩期,正常附着的胎盘在胎儿娩出前,部分或全部从子宫壁剥离,称为胎盘早期剥离。

二、发生率

国内报道的发生率为 0.46％～2.1％,围产儿病死率为 20％～35％。国外平均发生率为 0.5％,围产儿病死率 25％,胎盘早期剥离是围产儿死亡的重要原因,占 15％。发生率的悬殊可能与各院收治的妊娠期高血压疾病孕妇多少有关,与各院的诊断标准不同有关。不过,关键还在于产后是否仔细检查胎盘。有些轻型胎盘早期剥离孕妇在临产前并无明显临床表现,但于产后检查胎盘时,可发现早期剥离处有凝血块压迹。

三、病因

胎盘早期剥离的发病机制尚未完全阐明,其发病可能与以下因素有关。

(一)高血压与血管病变

重型胎盘早期剥离半数以上与孕妇高血压有关。妊娠并发妊娠期高血压疾病时,全身小动脉痉挛,重症者其子宫底蜕膜螺旋小动脉亦痉挛。原有慢性高血压、慢性肾脏疾病,尤其已有全身血管病变的孕妇,其子宫底蜕膜螺旋小动脉也有硬化。底蜕膜螺旋小动脉痉挛或硬化可引起远端毛细血管缺血坏死以致破裂出血,血液流至底蜕膜层积聚而形成血肿,导致胎盘与子宫壁分离。该类孕妇胎盘早期剥离的危险性增加 5～8 倍。

(二)机械性因素

外伤,主要是腹部直接受撞击或挤压、俯身摔跌腹部触地、性交等。行外倒转术矫正胎位时,操作过急,脐带受牵拉。连接胎儿与胎盘的脐带如果过短,短于 30cm,或因缠绕胎颈、胎体或胎肢而相对过短,则在分娩过程中,当胎儿逐渐下降,尤其宫缩强致胎儿下降速度较快时,由于脐带长度不足,可牵拉胎盘而使胎盘自子宫壁剥离。

(三)羊膜腔穿刺

经腹穿刺羊膜腔抽取羊水作胎儿成熟度测定;慢性羊水过多经腹穿刺羊膜腔减压,均应在B超显像引导下进行。盲目穿刺有可能刺伤前壁胎盘的脐带附着处,引起出血而导致底蜕膜血肿形成,继而使胎盘自子宫壁剥离。

(四)宫腔内压力骤减

胎膜早破(妊娠足月前);羊水过多,于自然或人工破膜时羊水流出过快;双胎妊娠第一胎儿娩出后,使子宫腔内压力骤然降低,子宫突然收缩,可致胎盘与附着处子宫壁发生错位而剥离。

(五)子宫静脉压突然升高

妊娠晚期或临产后,如孕产妇不注意改变体位而长时间仰卧,则巨大的妊娠子宫压迫下腔静脉,可致回心血量减少,血压下降而子宫静脉淤血。子宫静脉压升高,蜕膜静脉床淤血以至破裂,积血可使部分或全部胎盘与子宫壁分离。

(六)吸烟、嗜可卡因

尼古丁及可卡因均致肾上腺素及去甲肾上腺素积聚而使血管收缩。子宫血管发生痉挛,底蜕膜内的螺旋小动脉堵塞,引起远端毛细血管缺血坏死、破裂出血,胎盘早期剥离的危险性增加2倍。

四、病理生理

(一)胎盘后血肿的形成

胎盘早期剥离始自底蜕膜血管破裂出血,血液积聚于底蜕膜层内形成血肿,致使该处胎盘与子宫壁分离。若破裂的底蜕膜血管继续出血,底蜕膜血肿继续增大,胎盘剥离面随之扩大,即形成胎盘后血肿。如出血逐渐增多,血液流至胎盘边缘,冲开胎盘边缘并使胎膜与子宫壁分离,即由胎膜与子宫壁之间经子宫颈管向外流出,即为显性剥离。若胎盘边缘仍然附着于子宫壁,或胎膜未与子宫壁分离,或因胎头已固定于骨盆入口,胎盘后血液不能外流,则为内出血,称隐性剥离。由于血液不能外流,胎盘后积血越积越多。当内出血过多达到一定量时,最终仍然冲开胎盘边缘与胎膜,经子宫颈管外流,形成混合性出血。有时,胎盘后积血穿破羊膜溢入羊膜腔,使羊水染血而形成血性羊水,却不外流。

(二)子宫胎盘卒中

胎盘早期剥离发生内出血时,血液积聚于胎盘与子宫壁之间。随着局部压力的逐渐升高,血液侵入胎盘后子宫壁肌层,并逐渐向周围扩展,引起肌纤维分离、断裂、变性。当血液浸润子宫壁经肌层至浆膜层时,子宫表面即呈现蓝紫色瘀斑,称为子宫胎盘卒中。有时,血液进一步渗入阔韧带结缔组织、输卵管系膜,甚至经输卵管流入腹腔。

五、临床表现及类型

根据临床表现,胎盘早期剥离有两种分类法。

(一)以出血特点分型

胎盘早期剥离可分为显性、隐性及混合性出血3型。

1.显性出血型

约占80%。胎盘剥离面位置大多偏离胎盘中央,故胎盘后出血易于冲开胎盘边缘及胎膜,经子宫颈外流而表现为阴道流血。一般仅部分胎盘早期剥离,且并发症少而轻。

2.隐性出血型

约占20%。胎盘剥离大多起自胎盘中央,出血积聚于胎盘后或宫腔,无阴道流血。胎盘剥离面积往往较大,甚至完全剥离而伴有严重并发症。

3.混合性出血型

既有显性又有隐性出血。一般先有内出血,后因胎盘后积血过多,血液冲开胎盘边缘及胎膜,经子宫颈口外流而有外出血。由于病情发展至如此严重程度方始就诊者很少,故而发生率不高。并发症轻重取决于内出血血量及病因。

(二)从病情轻重分型

根据病情,分为轻、重两型。然而,胎盘早期剥离的症状及体征变异很大。有的外出血汹涌,胎盘剥离面积却并不广泛;有的毫无外出血,亦无腹痛,胎盘已完全剥离而直接导致胎儿死亡。

1.轻型

以显性出血为主,胎盘早期剥离面积通常不超过 1/3,多见于分娩期。主要症状为阴道流血,出血量一般较多,血色暗红,无腹痛或有轻微腹痛。腹部检查时,子宫大小与孕周相符、软、无压痛或有轻微局部压痛(胎盘剥离处),胎位清楚,胎心率正常或表现轻度窘迫。若发生在分娩期,宫缩有间歇,产程进展较快。产后检查胎盘,可见胎盘母体面组织色泽不一,暗褐处有凝血块及压迹。

2.重型

以隐性出血为主,亦有混合性出血,胎盘早期剥离面积超过 1/3,多见于重度妊娠期高血压疾病及已有全身血管病变的慢性高血压孕妇。主要症状为突发持续性腹痛、腰酸、腹背痛,腹痛程度与胎盘剥离面积、胎盘后积血量成正比。严重时,由于疼痛及出血,出现恶心、呕吐、面色苍白、冷汗、四肢冰凉、脉搏细弱、心率加速、血压下降等休克现象。无阴道流血或流血不多。贫血程度与阴道流血量不成比例。腹部检查时,子宫大于孕周,处于紧张状态,硬如板状,压痛明显(胎盘附着于子宫前壁)或不明显(胎盘附着于子宫后壁)。如有宫缩,间歇期子宫不能松弛。胎位扪不清,胎心音听不清。随后病情进展,子宫底升高、压痛加剧。病情之凶险,不仅在于常导致凝血功能障碍,也在于出血量难以正确估计。

六、辅助检查

(一)B超检查

正常胎盘 B 超图像应紧贴子宫体部后壁、前壁或侧壁。胎盘早期剥离的最早征象为底蜕膜区回声带消失。若超声声像图显示胎盘与子宫壁间有界限不甚清楚的液性暗区,并见胎盘增厚,提示胎盘后血肿形成。在暗区内间断不同程度的光点反射,反映积血机化。如见胎盘绒毛向羊膜腔内凸出,乃胎盘后血肿体积较大的表现。若血液渗入羊水中,可见羊水回声增强、增多。当胎盘边缘已与子宫壁分离、血液外流时,不见胎盘后血肿图像,故 B 超检查(-),不能除外胎盘早期剥离。Sholl 提出,仅 25% 的胎盘早期剥离病例经 B 超检查证实,应用 B 超检查主要可除外前置胎盘。重型胎盘早期剥离时,常伴胎心、胎动消失。

(二)实验室检查

主要了解贫血程度及凝血功能。重型患者应做弥散性血管内凝血(DIC)筛选试验,包括血小板计数、凝血因子时间、纤维蛋白原测定;以及纤溶确诊试验,血浆鱼精蛋白副凝试验(3P试验),凝血酶时间,优球蛋白溶解时间等。情况紧急时,可行血小板计数、全血凝块观察及溶解试验,监测凝血功能,以及早诊断凝血功能障碍。

全血凝块观察及溶解试验:抽取 2~5mL 静脉血放入一小试管内,将试管倾斜。若血液在6 分钟内不凝固,或凝固不稳定于 1 小时内又溶化,提示血凝异常。此试验可粗略估计血纤维蛋白原含量。如血液在 6 分钟内凝固,患者的血纤维蛋白原含量在 1.5g/L 以上;血液凝固时间超过 6 分钟,且血凝块不稳定,血纤维蛋白原含量 1~1.5g/L;血液超过 30 分钟仍不凝固,则血纤维蛋白原含量在 1g/L 以下。重型患者应测定肾功能与二氧化碳结合力。

七、诊断与鉴别诊断

诊断主要以病史、症状及体征为依据。轻型胎盘早期剥离的症状与体征不明显时,确诊依赖于临床及 B 超检查除外前置胎盘等其他出血原因。重型胎盘早期剥的症状、体征大多典型,诊断不难,但需判断其严重程度及确定有无凝血功能障碍、肾衰竭等并发症。附着于子宫后壁的胎盘早期剥离,尤其剥离面积较小、出血不多时,易于漏诊。凡孕晚期有原因不明的子宫张力增高,并非羊水过多,亦未临产,特别是伴有妊娠期高血压疾病者,应高度怀疑胎盘早期剥离。

胎盘早期剥离必须与其他可引起妊娠晚期、分娩期阴道流血的产科并发症或妇科疾病鉴别,主要是前置胎盘与子宫破裂。

(一)前置胎盘

前置胎盘患者在临产后发病,除阴道流血外,也可有疼痛而类似胎盘早期剥离,轻型胎盘早期剥离可表现为无痛性阴道流血,尤其胎盘附着于子宫体后壁时,腹部体征常不明显,易与前壁胎盘混淆。做 B 超检查确定胎盘所在位置,其下缘与子宫颈内口的关系,即可得出结论。

(二)子宫破裂

当子宫先兆或不全破裂时,孕妇烦躁不安、呼叫,诉下腹疼痛、拒按,出现胎儿窘迫征象,可有少量阴道流血,其临床表现与重型胎盘早期剥离较难鉴别。然而,子宫破裂大多发生在分娩过程中,多因梗阻性难产引起或有子宫手术史,检查可发现子宫病理缩复环、宫缩强烈。至于胎盘早期剥离,则多见于重度妊娠期高血压疾病孕妇,检查子宫如板样硬。

八、并发症

(一)DIC 与凝血功能障碍

胎盘早期剥离是妊娠期发生凝血功能障碍的最常见原因。重型胎盘早期剥离,尤其是胎死宫内的患者,很可能发生 DIC 与凝血功能障碍。胎盘早期剥离、剥离处的坏死胎盘绒毛和子宫蜕膜组织释出组织凝血活酶进入母体血循环,激活凝血系统,导致 DIC。肺、肾等脏器的毛细血管内均可有微血栓形成,造成脏器损害,血小板及纤维蛋白原等凝血因子大量消耗。病程持续时间长,促凝物质不断进入母体血循环,DIC 继续发展,即激活纤维蛋白溶解系统,产生大量纤维蛋白降解产物(FDP)。每一例致胎儿死亡的胎盘早期剥离,其 PDF 均达病理水平($>100\mu g/mL$)。FDP 具干扰凝血酶/纤维蛋白原反应,纤维蛋白多聚作用,及抑制血小板功能等复杂的抗凝作用。由于凝血因子的大量消耗,开始时发生血纤维蛋白原过少,伴或不伴有血小板减少,最终导致凝血功能障碍。临床表现为皮下、黏膜下或注射部位出血,子宫出血不凝或仅有软血凝块,甚至发生尿血、咯血或呕血。DIC 常在发病后的几个小时内,甚至几分钟内发生,而一般不再恶化,除非输入大量库血及电解质溶液。因此,一旦确诊为胎盘早期剥离,应密切注意 DIC 的发生及凝血功能变化,并予积极处理。

(二)急性肾衰竭

重型胎盘早期剥离由重度妊娠期高血压疾病引起者居多。重度妊娠期高血压疾病时,肾内小动脉痉挛引起组织缺氧,肾小球血管壁内皮细胞肿胀、体积增大,使血流阻滞;内皮细胞下有纤维样物质沉积,使肾小球前小动脉极度狭窄。肾脏缺血,再加上胎盘早期剥离失血过多、休克时间较长及 DIC 等因素严重影响肾血流量,可导致双侧肾皮质或肾小管缺血坏死,出现急性肾衰竭。慢性高血压孕妇发生胎盘早期剥离,由于大量出血引起心排出量下降及肾内血管痉挛,肾脏严重灌注不良,亦可致肾损害而肾功能急性衰竭。

(三)羊水栓塞

胎盘发生早期剥离,剥离面的子宫血管开放。若胎盘后出血穿破羊膜,血液溢入羊水,则羊水亦可反流入开放的子宫血管至母体血循环,形成栓子,而引起羊水栓塞综合征。临床表现肺栓塞及肺动脉高压、呼吸衰竭、循环衰竭、DIC 及继发性纤溶等导致的一系列症状与体征。多在胎儿娩出前发病。患妇突然烦躁不安、呛咳、呼吸困难、发绀、心率快、肺部有湿啰音,并迅速陷入休克状态及昏迷。如能度过休克,随即全身出血、血不凝,产后子宫大量出血不止,继而出现肾衰竭、少尿、无尿及尿毒症。

(四)产后出血

胎盘早期剥离可致子宫肌层发生病理变化而影响收缩,一旦发生 DIC/羊水栓塞,产后出血更不可避免。

九、处理

胎盘早期剥离危及母儿生命,母儿的预后取决于处理是否及时与恰当。

(一)纠正休克出血过多

入院时情况危重、已处于休克状态的患者,应立即予以面罩吸氧、输血。抢救能否成功,关键在于快速补充血容量,主要是输血的速度与量及输入电解质溶液,使血细胞比容达 30% 或稍高,尿量至少 30mL/h,以纠正休克,改善全身状况。应争取输新鲜血,可补充凝血因子。若发生 DIC,应测中心静脉压以指导补液量,迅速输血、予以平衡液,积极控制出血,可预防致命的肾衰竭。

(二)及时终止妊娠

胎盘一旦早期剥离,很可能继续剥离,持续时间越长,病情越严重,出现并发症的危险性也越大。因此,确诊后必须及时终止妊娠,娩出胎儿才能控制子宫出血。至于终止妊娠的方法,根据孕妇的胎产次、病情轻重、胎儿宫内状况及产程进展等决定。

1.经阴道分娩

经产妇一般情况较好,病情较轻以显性出血为主,子宫颈口已扩张,估计短时间内能迅速分娩者,可选择经阴道分娩。应立即行人工破膜,使羊水缓慢流出,而子宫容积得以逐渐缩减,并用腹带紧裹产妇腹部加压,可迫使胎盘不再继续剥离,并可促进子宫收缩。若宫缩不见增强,产程进展不理想,可静脉滴注缩宫素。过程中,密切观察患者的血压、脉搏、子宫底高度,监测胎心变化。待宫口开全后,酌情缩短第二产程。胎儿娩出后,立即人工剥离胎盘,静脉推注缩宫素 10U,无高血压者,可静脉推注麦角新碱 0.2mg。产后按摩子宫,密切观察子宫缩复情况及子宫出血量、有无血凝块。

2.剖宫产

凡重型胎盘早期剥离,尤其初产妇,不可能在短时间内结束分娩者;虽属轻型胎盘早期剥离,但出现胎儿宫窘征象者;破膜及静脉滴注缩宫素后,产程无进展者,均应及时行剖宫产术。死胎时,由于血容量大大下降及严重的消耗性凝血障碍,剖宫产对母体危险性大,宁可选择经阴道分娩。但出血过于活跃、大量输血不奏效或有其他产科并发症阻止阴道分娩者,仍以剖宫产结束妊娠为上策。剖宫取出胎儿后,立即注射宫缩剂入子宫肌壁,人工剥离胎盘,按摩子宫。一般可使子宫收缩良好而控制出血。即使子宫胎盘卒中,经上述处理及热盐水湿敷,大多子宫收缩好转,出血停止。万一子宫不收缩而出血多,可行子宫动脉上行支结扎,或用可吸收线大"8"字缝合卒中部位的浆肌层,多能止血而保留子宫。若属不能控制的出血,或发生 DIC,应快速输入新鲜血,急行子宫切除术。

(三)并发症的处理

如下所述。

1.产后出血

分娩后及时应用宫缩剂,如缩宫素、麦角新碱、米索前列醇等,持续按摩子宫。若子宫出血不能控制,应行子宫切除。如子宫大量出血且血液不凝,按凝血功能障碍处理。

2.DIC 及凝血功能障碍

在迅速终止妊娠、阻断促凝物质继续进入母血循环的基础上采用下列措施。

1.抗凝

在 DIC 的高凝阶段及早应用肝素抗凝至关重要,可阻断 DIC 的发展。已发生凝血障碍而有活动性出血的患者,不用肝素,否则反而加重出血。

2.补充凝血因子

及时、足量输入新鲜血是补充血容量及凝血因子的有效措施。库存血超过 4 小时,血小板功能即受破坏,效果差。为纠正血小板减少,可输新鲜血小板浓缩液。在不能及时获得新鲜血时,可用新鲜冰冻血浆应急。1L 新鲜冰冻血浆含纤维蛋白原 3g,且可提高 V、Ⅶ因子至最低有效水平。若输入新鲜血效果不佳,仍有活动性出血且血不凝、血纤维蛋白原 <2g/L,应输纤维蛋白原。每 4g 纤维蛋白原可提高血纤维蛋白原 1g/L。补充 4～8g 纤维蛋白原不会加剧 DIC,也不会使纤维蛋白存积增加及阻塞重要器官(如肾、肾上腺、垂体及脑)的微循环。一般用量为 3～6g。

3.抗纤溶

若妊娠已终止而 DIC 由高凝阶段转入纤溶亢进阶段,出血不止,可应用抗纤溶药物以抑制纤维蛋白溶酶原的激活因子。纤维蛋白溶酶原不能转变为纤维蛋白溶酶,纤维蛋白即不溶解。常用 6-氨基己酸 4～6g,氨甲环酸 0.25～0.5g 或氨甲苯酸 0.1～0.2g 溶于 5%葡萄糖液 100mL 内静脉滴注。

(三)急性肾衰竭

在处理过程中,应密切注意尿量。若每小时尿量少于 30mL,应及时补充血容量;每小时少于 17mL 或无尿,应考虑有肾衰竭可能。在血容量补足后,予以呋塞米 40～80mg 静脉滴注,必要时重复使用。一般多能于 1～2 日内恢复。经处理后尿量在短期内不见增加,血尿素氮、肌酐、血钾等明显升高而 CO_2 结合力下降,提示肾衰竭严重,已出现尿毒症,应行血液透析以抢救患者生命。

(四)羊水栓塞

最初阶段主要是纠正缺氧、抗过敏、抗休克、解除肺动脉高压、防止心力衰竭。

1. 纠正缺氧

立即正压供氧,昏迷者行气管插管或气管切开,以减轻肺水肿,改善脑缺氧。

2. 抗过敏

静脉推注地塞米松 20mg,继将 20mg 加入 5％葡萄糖液 250mL 中静脉滴注;亦可用氢化可的松,静脉推注 250mg,继而 250mg 加入 5％葡萄糖液中静脉滴注。肾上腺皮质激素可解除过敏反应。

3. 解痉

为减轻肺动脉栓塞及阻断迷走神经反射引起的肺血管及支气管平滑肌痉挛,以缓解肺动脉高压及缺氧,须应用解痉药。常用:①罂粟碱 30～90mg 加入 5％葡萄糖液 250mL 中静脉滴注。能解除平滑肌张力,扩张肺、脑血管及冠状动脉。为解除肺高压的首选药物,与阿托品合用,效果更佳。②阿托品 1～2mg 或山莨菪碱 5～10mg 加入 10％葡萄糖液 10mL 中,每 15～30 分钟静脉注射 1 次,直至患者面色潮红,微循环改善为止。可阻断迷走神经反射引起的肺血管及支气管痉挛;可解除迷走神经对心脏的抑制,故适用于心率慢者。③氨茶碱 250mg 加入 25％葡萄糖液 20mL 中缓慢静脉推注。可解除肺血管痉挛,松弛支气管平滑肌,减低静脉压与右心负担,兴奋心肌,增加心搏出量。

4. 抗休克

除补足血容量外,可考虑应用升压药。常用:①多巴胺 20mg 加入 5％葡萄糖液 250mL 中静脉滴注,自 20 滴/分开始,根据血压调节低速。为体内合成肾上腺素的前体,药理作用与剂量密切相关。小剂量有正性肌力作用,而不影响心率或仅使心率轻度增加;小量至中等量时扩张肾、肠系膜及冠状动脉使血流增多;大剂量（＞每分钟 $10\mu g/kg$）时主要作用于 α_1 受体,引起周围血管收缩,外周阻力增加。临床用于各种类型的休克,对肾功能不全、心排出量降低、周围血管阻力增加而已补足血容量的患者特别有效。②间羟胺（阿拉明）20～40mg 加入 5％葡萄糖液 250mL 中静脉滴注,用量及滴速根据血压调节。主要激动 α 受体,升压效果比去甲肾上腺素稍弱,但作用较持久,有中等程度加强心肌收缩的作用,尚可增加脑及冠状动脉的血流量。与多巴胺合用效果较好。

5. 防止心力衰竭

心率＞120 次/分者,用毛花苷 C0.2～0.4mg 加入 25％葡萄糖液 20mL 中静脉推注,以加强心肌收缩,必要时可重复使用。

6. 纠正酸中毒

缺氧状况下必然有酸中毒,常用 5％碳酸氢钠 250mL 静脉滴注。及早应用可较快纠正休克与代谢失调。

7. 利尿

呋塞米 20～40mg 静脉推注,或依他尼酸 25～50mg 静脉推注,有利于消除肺水肿,并防治急性肾衰竭。

第六章　妊娠特发性疾病

第一节　仰卧位低血压综合征

仰卧位低血压综合征(SHS)也称为主腔静脉压迫综合征,尽管最早可在妊娠16周左右发生该综合征的系列表现,但大多数发生在妊娠晚期,由于妊娠增大的子宫压迫下腔静脉使回心血量减少,继而出现呼吸困难、血压下降、脉搏快而弱、头晕、恶心、呕吐、出汗、胸闷、面色苍白、出冷汗、心跳加快及不同程度血压下降,当转为侧卧位后,上述症状即减轻或消失的一组综合征。也可能无明显的临床表现。严重者可危及母儿的生命。

关于仰卧位低血压综合征的发生率,各家报道不一,低者为1%～2%,高者达30%。范围如此之大,分析其原因主要与统计方法不同有关,低者仅报道重症患者,高者将轻症也统计在内。

一、发病原因

(1)孕周与发病的关系本征多在28孕周后发生,32～36孕周时最明显,接近预产期时,由于胎头衔接入盆,对下腔静脉压迫减轻,故较少发病,程度亦轻。随着胎儿不断增大,仰卧时,增大的子宫压迫下腔静脉,使盆腔和下腔静脉的血液回流受阻,到达心脏的血液骤减,导致心排出量迅速下降,血压随之降低。

(2)仰卧持续时间与发病关系:从仰卧位到出现本综合征所需要的时间称潜伏期,此期短者1分钟,长者10多分钟,大多在7分钟左右发病。潜伏期的长短可能与孕妇的侧支循环情况及心肺代偿功能等因素有关。

(3)增大的子宫还会压迫横膈,引起迷走神经兴奋,使心跳减慢,心脏血管扩张,同样导致血压下降。临床上发现多胎妊娠、羊水过多症等子宫异常增大的患者更易患本征,也提示其发生与下腔静脉受压有关。因此,又有人称其为下腔静脉综合征或体位性休克。

(4)妊娠晚期,子宫本身的用血量约占全身的16.67%,也会使返回心脏的血量减少,继而血压下降。偶见于腹腔巨大卵巢肿瘤患者,一般认为主要与孕妇体位有关。妊娠晚期子宫增大,如取仰卧位,增大的妊娠子宫可压迫下腔静脉,使下腔及盆腔内静脉回流受阻,回心血量减少,右心房压下降,心搏出量随之减少,从而引起血压下降,出现休克的一系列表现。

(5)与精神、神经性因素以及神经丛受刺激有关:人的血压高低,与心脏排出血量、循环血容量、血管外周阻力、血液黏稠度、血管弹性等因素有关,而这些因素又受到神经系统的调节。

(6)临产与否和发病的关系:孕妇已临产,特别是已进入活跃晚期以后,极少发生本征,临产后产妇的交感神经紧张亢进,末梢血管阻力增强。此时胎头多已嵌入盆腔,且宫缩时子宫被前举,对下腔静脉压迫减轻,宫缩时产妇下肢多屈曲,也能改善下肢血液回流,此外产程中产妇呼吸加深加快,胸腔内静脉压可转呈负压,更有利于静脉回流,故产时不易发生本征。

(7)剖宫产手术麻醉方法与发病的关系:硬膜外麻醉下剖宫产术较局部麻醉下施术更易发生本征,其机制除血管扩张因素外,还与麻醉后腹肌松弛有关,由于腹肌松弛,失去了对子宫的支撑作用,妊娠子宫借自身重力,加重了对下腔静脉的压迫。剖宫产时,硬膜外麻醉能阻断交感神经节前纤维,使麻醉平面以内的血管发生扩张,血液淤滞,从而减少回心血量和心排出量,成为发病率增高的原因,也说明神经反射也能影响心脏功能和血压变化。用普鲁卡因浸润麻醉腹腔神经也可制止本征的发生。

二、发病的几种情况

妊娠后半期,上半身静脉压略有下降,下半身的血压上升,较非孕时可高出 3~10mmHg,约有 90%的孕妇于平卧位时,下腔静脉受到程度不等的压迫,致下腔静脉完全受阻,其中 50%的产妇呈现有明显的仰卧位低血压综合征;另有研究表明,导致 SHS 的另一个原因可能是盆腔的侧支循环不充分,因而压迫后使得心排出量的降低更加明显,即表现有程度不同的低血压、心动过速、昏厥。

(一)最常见于手术麻醉后

由于麻醉导致腹肌及子宫附着韧带的松弛,妊娠子宫失去支撑,平卧时下段主动脉也有程度不等的压迫,导致回心血量减少。联合麻醉由于交感神经节前神经纤维被阻滞,伴动脉扩张,周围阻力下降,加之血液淤积于周围血管系统,静脉回流受阻,心排出量减少,这样就会使SHS 的发生率升高或症状加重。仰卧位低血压综合征发生于硬膜外麻醉后,是因为妊娠晚期硬膜外神经丛的体积增大,硬膜外腔间隙减少,由于妊娠子宫的压迫,药液易在蛛网膜下隙的外腔内扩散,致麻醉范围过大,若麻醉平面高达 T。以上则可诱发血压下降。

(二)发生于超声检查时

在仰卧位时行超声检查可突然发生仰卧位低血压综合征。可能系超声检查时探头探查左侧腹部时,将子宫推向右侧,压迫下腔静脉,使回心血量锐减,心排出量减少,血压下降,甚至发生昏厥。

(三)宫腔压力增加时

多胎妊娠、羊水过多等子宫异常增大的孕妇更易患本征。

(四)临产前

仰卧位低血压综合征大多数发生在临产前,而临产后很少出现。

三、对母儿的影响

由于回心血量减少,胎盘血流量也减少,可发生胎儿窘迫、新生儿窒息,不及时处理甚至可导致胎死宫内。对产妇的影响包括胎盘早剥、产妇循环衰竭甚至心搏骤停而死亡等情况。

(一)胎盘早剥

孕妇仰卧位时,巨大子宫压迫下腔静脉,使回心血量及心排出量减少,出现低血压,静脉回流受阻,子宫静脉淤血,静脉压升高,蜕膜层静脉淤血或破裂形成蜕膜层血肿,从而导致胎盘早剥的发生。剖宫产时,产妇进入手术室后若未能立即手术,等待手术时间较长,取仰卧位,加之麻醉的血管扩张、血压下降,从而增加了仰卧位低血压综合征及胎盘早剥的发生,因此必须对此类患者予以重视。

(二)急性左心衰竭

引起急性左心衰竭的重要原因是仰卧位低血压综合征发生后,抢救过程中不做具体分析,没有及时终止妊娠而滥用升压药。基层医生对麻醉时仰卧位低血压综合征认识不足,认为麻醉后血压下降、心率快为麻醉药物过敏或不良反应引起的休克,随即快速、大量补液,使患者血容量和回心血量增加,心脏前负荷急剧增加,加重心脏负担。同时多巴胺、麻黄碱等升压药物使外周血管收缩,血压迅速回升,心脏后负荷加重,从而使心脏不能耐受巨大的负担,而引起急性左心衰竭和肺水肿。

四、临床表现

仰卧位低血压综合征的症状表现为妊娠晚期孕妇取仰卧位数分钟后,部分人即出现休克症状。表现头晕、胸闷、恶心、呕吐,检查可发现患者频频打哈欠、全身出冷汗、脉搏加快、血压下降,收缩压下降4kPa(30mmHg)或下降至10.6kPa(80mmHg)以下,随血压下降胎儿也受影响,表现为胎心率加快,胎动增强,继而胎心率慢,胎动减弱,出现急性胎儿宫内窘迫表现。如长时间仰卧位,下腔静脉受压过久,还能使下腔静脉压升高,绒毛间腔内压力也升高,经动物实验证明,可因此引起胎盘早剥及出血。虽然临床发病极少,但应予以警惕。

五、诊断要点

本征多见于妊娠晚期孕妇,常于产前检查、胎心电子监护或剖宫产手术取仰卧位时发病,表现上述血压下降等休克的症状和体征,如立即改侧卧位或将子宫向左或向右移位,剖宫产术中迅速娩出胎儿,则上述症状迅速改善或完全消失,即可诊断为本病。

六、预防和治疗

(一)妊娠期的防治

对腹部较大的孕妇,做产前检查或胎心监护无应激试验时,应注意将头部稍垫高,或取半坐位,必须平卧检查,时间不宜过长。一旦发病应立即改为左侧卧位,并密切监护血压及胎心情况。通常无须用药,即能自然恢复。

(1)根据本综合征均发生在孕28周之后,特别是32~36周时最易发作,故要把预防重点放在妊娠晚期、放在避免长时间仰卧上。

(2)必须坚持在睡觉时取侧卧位,使腰椎前弯度减小;孕妇仰卧出现不适症状时,常会自觉地变换体位,本能地避免不利体位,即使在睡眠状态下也如此。所以要了解孕妇平时的卧位习惯,以便合理地选择孕妇的体位。

(3)临睡前适当饮用些流质食物,诸如蛋汤、菜汤之类,可有效地减少疾病发作。

(4)睡觉前应避免过多出汗、过食甜食、过于劳累,活动后不宜立即卧床,更不宜仰卧。

(5)对于已发生过仰卧位低血压的孕妇,对有低血压病史的孕妇,要重点保护。

(6)对发作严重且频繁者,可以进行以下治疗:

1)输液治疗:由上肢静脉输注500~1 000mL平衡盐或血浆代用品,可较好地预防仰卧位低血压综合征。因输注的液体可以从上腔静脉直接流入心脏,从而增加回心血量和心排出量。不宜输入葡萄糖液,因短期内快速输入含糖液体后将引起孕妇高血糖,导致新生儿高胰岛素血症及低血糖症。对妊娠期高血压疾病及严重心、肺、肾功能衰竭者,输液速度不宜过快。

2)药物:阿托品对本征有拮抗作用(心动过速时慎用)。升压药物可选用麻黄碱,因其主要是通过增加心排出量来升高血压,而血管收缩作用较弱。但必须牢记,仰卧位低血压综合征所致的低血压决不能单靠扩容和升压药来纠正,以免造成不良后果。在医生的指导下还可服用阿托品预防。

(二)分娩期的防治

临产后较少发病,如发病也多在宫颈扩张的潜伏期或活跃早期,为预防其发生,可指导产妇取侧卧位待产。

(三)剖宫产手术时的防治

对孕期曾有本征发生的患者,手术时应将右臀垫高,向左侧倾斜15°,或将手术台向左倾斜15°,能对本征起预防治疗作用。临床观察发现,择期剖宫产者较急诊剖宫产者易发生本征,硬膜外麻醉者较局部麻醉者易发病。因此,对择期硬膜外麻醉剖宫产更应提高警惕,如无心血管疾病,无严重心、肺、肾等功能不全者,可在娩出胎儿前20~30分钟内,从上肢静脉快速输入10%葡萄糖或糖盐水500mL,所输入液体可直接经上腔静脉入心脏,能有效地增加回心、血量及心排出量,对本征有较好的预防作用。术中一旦发生本征,不可惊慌,除注意改变体位外,应立即加大供氧,加快输液,必要时也可经静脉注射麻黄碱20mg,在综合性抗休克情况下,迅速取出胎儿。

(1)剖宫产术前应常规仔细询问孕期体位喜好及改变体位后有何不适,尤其是胎儿较大、双胎、肥胖产妇、无力型产妇。剖宫产时将孕妇一侧臀部垫高,使骨盆向左倾斜,可减轻子宫对下腔静脉的压迫,预防仰卧位低血压综合征的发生。两腿交叉或屈腿,可使骨盆倾斜及减低腰椎前凸,从而减轻下腔静脉的压力,也有预防仰卧位低血压综合征或减轻其症状的作用。身体侧倾必须达30°或半侧卧位才能完全避免下腔静脉受压。

(2)硬膜外腔用局部麻醉药之前,应经上肢静脉快速输注晶体液1 000mL以扩充血容量,必要时可以肌内注射麻黄碱10mg预防低血压。

(3)局部麻醉药注入后,将手术床转向左侧倾斜20°~30°,减轻子宫对下腔静脉的压迫。

(4)一旦发生SHS,采用下列措施:①面罩吸氧。②加快输液速度,如果系下肢输液者,立即改经上肢静脉输液,以加强上腔静脉回流,因上肢静脉输液不受下腔静脉压迫的影响,液体可直接经上腔静脉回心而增加回心血量及心排出量。刘萍等在硬膜外麻醉下,对60例剖宫产手术进行了对照观察:上肢静脉输液组,血压平稳在90~100mmHg者占89.9%,脉率平均91次/分;下肢静脉输液组,则血压降到80mmHg以下者占46.6%,脉率平均为102次/分。说明剖宫产中上肢静脉快速输液确有预防仰卧位低血压综合征的作用。但是,必须注意,如经上述处理,低血压仍不能得到纠正时,就应考虑是否有造成血压下降的其他原因,并及时处理。③静脉注射麻黄碱,但不宜选用与缩宫素有协同作用的甲氧明或去氧肾上腺素,以避免血压骤升。④争取尽早取出胎儿,以降解子宫对下腔静脉的压迫。⑤做好新生儿窒迫的抢救工作。

第二节　妊娠剧吐

妊娠剧吐是指妊娠期间的顽固性恶心和呕吐,严重者需要住院治疗。妊娠早期呕吐,轻重不一。除头晕、倦息、择食、食欲缺乏之外,出现轻度恶心、呕吐,多发生于清晨空腹时,称为晨吐。一般不影响日常生活与工作,常在妊娠 12 周前后自然消失。妊娠的恶心和呕吐(早晨呕吐)与妊娠剧吐之间没有明确的区分界限,相反,两者似乎有相同程度的轻、中和重度恶心与呕吐。若恶心、呕吐加重,且不限于晨间,但经休息、药物对症治疗及饮食指导后,病情可缓解,属于中度呕吐。少数孕妇恶心、呕吐频繁,不能进食,导致失水、电解质紊乱及代谢性酸中毒,甚至肝肾功能损害等,则为妊娠剧吐,其发生率约 0.3%～1%,绝大多数患者能够治愈,仅个别因延误诊治而丧生。

一、病因学说及相关因素

妊娠早期常见恶心与呕吐,发生率约占 50%～90%。实际上,早期妊娠的晨起不适几乎是最恒定的和常见的。临床上明显的妊娠剧吐者并不多见。其真正的发病率未能证实,可能低于 3‰～1%。已明确的增大妊娠剧吐的危险因素包括体重大、初产妇和双胞胎妊娠。相反,与减轻妊娠剧吐危险相关的其他因素包括母亲年龄增大和吸烟。

妊娠剧吐与婴儿出生体重小是否有关尚有争论。有报告认为妊娠期间无恶心和呕吐与流产率较高之间有相关性,提示妊娠剧吐(或某些不适状态)是防止流产的保护反应。早期妊娠时有恶心、呕吐妇女的流行病学研究表明,妊娠前 20 周流产的危险性明显减少,而妊娠后半期这些妇女流产的危险无显著降低。

妊娠剧吐认为由许多因素引起,从文献记载中按病因学和病理生理学分为如下八种类型并分别讨论,即:心理学因素、甲状腺毒症、妊娠激素、肝功能异常、胃电图的活动、自主神经系统功能异常、脂质和营养缺乏。

(一)心理学因素

最古老的妊娠剧吐发病机制学说认为由心理学和行为因素而引起。1968 年 Fairweather 发表一篇有关妊娠剧吐的综述:"妊娠剧吐一人们已观察到该病在战争期间和缺乏食物供应时极少发生……主要是由于心理学因素"。1988 年发表的改进的该学说指出"因妊娠剧吐住院的 20 例患者进行精神病学评分,半数以上患者未打算怀孕,大多数对怀孕处矛盾心理状态或想放弃胎儿。推荐精神病学评分和劝告是严重妊娠呕吐处理的一部分"。这表明生理学的和激素因素可涉及妊娠的恶心,但早晨症状发作的机制未澄清。也有人提出生物学学说,认为妊娠剧吐在起源上主要是精神病学性的和行为性的。临床观察发现凡对妊娠怀有恐惧或厌烦心理、精神紧张、情绪不稳定、生活不安定、社会地位低、经济条件差的孕妇易发生妊娠剧吐,提示本病与精神、社会因素引起的大脑皮质及皮下中枢功能失调、下丘脑自主神经系统功能紊乱有关。

(二)甲状腺功能亢进与甲状旁腺功能亢进

妊娠剧吐患者发生的甲状腺功能亢进可能是前者对后者的发病起了作用。支持这种学说的资料不多,因为其他情况下甲状腺功能亢进并无顽固性恶心和呕吐症状,例如 Graves 病。甲状腺功能异常依次造成肝功能异常是可能的,肝病是甲状腺功能亢进的罕见并发症。与该学说相反,并不是所有妊娠剧吐患者患有甲状腺功能亢进。两种内分泌腺(甲状腺和甲状旁腺)存在异常,提示在某些妊娠剧吐患者有循环性激素或激素样物质,可以刺激这些腺体,使得它们暂时对垂体的控制不应答。当循环性物质消失时,妊娠剧吐和甲状腺或甲状旁腺的高活动性恢复。

(三)妊娠的激素

早期妊娠与妊娠激素水平的显著改变有关。人绒毛膜促性腺激素 β 亚基($\beta-hCG$)高峰水平在妊娠早期。鉴于晨吐的发展和消失过程恰与孕妇血 hCG 值的升高时间相吻合,且呕吐最严重时,血 hCG 水平最高;葡萄胎、多胎妊娠时,孕妇血 hCG 值显著增高,其剧吐发生率也显著升高;妊娠终止后,症状立即消失,故大多认为妊娠剧吐与血 hCG 增高密切相关。但症状的轻重和血 hCG 值不一定成正比,这一事实难以解释。

雌性激素和黄体酮增高曲线的最高部分发生于妊娠第 10 周。妊娠剧吐的原因与激素水平的异常,特别是 $\beta-hCG$ 的变化有关。妊娠早期的 $\beta-hCG$ 水平增高支持该学说,也有人提出妊娠剧吐由于血浆雌二醇水平迅速升高引起。另一种可能的妊娠剧吐病因学因素是 17-羟孕酮,一种妊娠期间由黄体分泌的类固醇激素。有报告 46 例妊娠患者检查 $\beta-hCG$ 和 17-羟孕酮水平,发现这些激素和恶心与呕吐的严重性或发生率之间无明确的相关性。研究中包括正常妊娠和葡萄胎患者的 $\beta-hCG$ 水平是增高的。也有人提出妊娠剧吐患者表现甲状腺功能亢进是妊娠激素失平衡的结果,认为妊娠剧吐患者甲状腺功能亢进而且伴有 $\beta-hCG$ 异常,并证明和呕吐与 T_4 及 TSH 的关系一样,$\beta-hCG$ 水平和呕吐严重性之间有相关性。

(四)肝功能异常

许多患者出现妊娠剧吐期间观察到肝功能异常并认为是一重要的病因因素。肝功能异常可能经过许多因素与妊娠剧吐有相关性,因为肝脏是类固醇激素主要的代谢灭活场所。当然,心和呕吐是肝病的明显症状,最多见于病毒性肝炎。不同意该论点的是肝功能异常不是见于所有患者,住院妊娠剧吐患者的发生率仅 50%。还有报告甲状腺毒症患者肝功能试验异常,提示妊娠剧吐患者肝脏和肝功能异常可能的机制。

(五)胃电图的活动性

妊娠剧吐患者胃动力学的作用尚不清楚。有人试图证明正常妊娠或妊娠剧吐患者是否固体或液体的胃排空延迟,结果存在争议。有人测定胃电节律,并发现妊娠并发恶心和呕吐者胃电图(EGG)异常,这些改变可能与妊娠期间自主神经功能的变化有一定关系。

(六)自主神经系统功能

也有人提出妊娠自主神经系统紊乱可能会促发妊娠剧吐。妊娠期间与生理学变化有关的自主功能变化包括血容量、体温、心率和血管阻力的改变。患者所测自主功能试验变迟钝,有些患者测得胃电节律紊乱,当发生 EGG 异常时,与交感神经肾上腺素功能异常之间存在相关性。

(七)脂质

呕吐与非呕吐患者之间血清脂质和脂蛋白是有差异的,雌性激素在肝脏代谢上的改变出现差异可以说明妊娠期间肝脏对激素负荷增加的缓慢适应性可能导致妊娠剧吐的状态。

(八)营养性缺陷

妊娠剧吐的另一学说是营养缺乏,如微量元素异常,可能与妊娠剧吐有关。虽然该学说有一定吸引力,有一项 40 例孕妇的研究发现,妊娠剧吐患者和正常孕妇的血清铜或锌并无差异,血浆锌浓度和甲状腺素水平之间有一定相互关系。

Borgreat 等研究妊娠剧吐是否与癌症化疗引起的呕吐相似,与 5-羟色胺的释放增加有关,结果证实两者无关,且妊娠剧吐不直接影响 5-羟色胺系统。Frigo 等测定 105 例妊娠剧吐患者的血清幽门螺杆菌免疫球蛋白 IgG,与同孕周无症状孕妇对照,发现研究组的阳性率是对照组的 2 倍,分别为 90.5％、46.5％(P＜0.001),提出亚临床幽门螺杆菌感染可导致剧吐。Flaxman 及 Sherman 认为早孕呕吐可使孕妇避免致畸危险失误而保护发育中的胎儿,但无科学依据。

病因学说的评价:前述学说代表了多种多样的妊娠剧吐可能的病因与发病机制。所有这些学说至少可能存在一种或多种不足之处。首先:心理学学说受到缺乏资料样本和缺乏病例对照组的限制。第二:甲状腺毒症是更实际的,但甲状腺功能异常只是短暂的,尚不知道它们在妊娠剧吐时起了什么作用。第三:妊娠期激素异常学说仍有争论,作为妊娠剧吐的病因尚缺乏证据。许多病例发现有肝功能异常。此外,肝功能和其他因素如甲状腺疾病等之间可能有联系。其他学说均存在这样或那样的不足之处,不再赘述。

二、病理生理

频繁呕吐导致失水而血容量不足、血液浓缩、细胞外液减少,钾、钠、氯等离子丢失而电解质紊乱。由于不能进食,几乎无营养摄入,发生负氮平衡,以致血浆尿素氮及尿酸升高;由于机体动用脂肪组织供给热量,但脂肪氧化不全,导致中间产物—丙酮、乙酰乙酸及 β-羟丁酸积聚,发生代谢性酸中毒。肝脏受累,血转氨酶值升高,严重时血胆红素升高,发生黄疸。机体严重脱水使血液浓缩及血管通透性增加,加上钠盐丢失,不仅尿量减少,尿中出现蛋白及管型。肾脏发生继发性损害,肾小管有退行性变,部分细胞坏死,肾小管的正常排泄功能减退,导致血浆中非蛋白氮、肌酐、尿酸的浓度迅速增加。肾功能受损和酸中毒使细胞内钾离子较多转移至细胞外,出现高血钾,严重时心脏骤停。病程长达数周者,由于维生素 C 缺乏,血管脆性增加,可导致视网膜出血。

三、相关疾病

(一)甲状腺功能亢进

若干病例报告已经证实妊娠剧吐妇女会发生甲状腺功能亢进,这些病例的临床甲状腺功能亢进症状与甲状腺功能试验相一致。有些再次妊娠病例证实了这种相关性,甲状腺功能异常是短暂的,与妊娠剧吐同时发生。大多数病例的症状随妊娠进展而自发缓解,个别病例呕吐症状与甲状腺功能亢进持续到妊娠结束。有报告这类病例对抗甲状腺药治疗改善甲状腺功能和恶心与呕吐有反应。剧吐并甲状腺功能亢进患者的妊娠结局不受影响,并发现甲状腺素浓度与新生儿出生体重无关。

有报告妊娠剧吐受累病例多有甲状腺功能异常,FT_4 指数平均 73％,恶心、呕吐的严重性与 T_4 升高和 TSH 变化之间有显著的统计学相关性。但也有争议。

(二)甲状旁腺功能亢进

文献报告有 2 例妊娠剧吐并高钙血症和甲状旁腺功能亢进,2 例颈部探查发现甲状旁腺腺瘤,1 例腺瘤切除后呕吐持续 3 周后消失。

(三)肝功能异常

虽然早期有报告认为妊娠剧吐与黄疸死亡有相关性,但该症与肝病有关的文献资料较少。1960 年报告妊娠剧吐患者肝功能试验异常包括血清胆红素和 45 分钟磺溴酞钠(BSP)试验升高。最近的研究报告 62 例妊娠早期恶心的妇女肝功能试验均在正常范围,血清总胆红素和 GGT 水平较低,仅在晚期妊娠期间血清总胆汁酸水平增高。有 1 例妊娠剧吐伴黄疸病例自发消失,其血清 ALT 水平为正常上限的 7～22 倍,肝活检示中心小叶胆汁淤积和散在肝细胞坏死。

有报告 12 例妊娠剧吐预期研究证明 50% 的患者转氨酶升高,有的病例转氨酶水平相当高(>800U/L)。2 例严重病例肝活检示中心带空泡变性和细胞脱落,很少胆汁淤积。

(四)脂质改变

有研究者注意到妊娠剧吐妇女血清脂质和脂蛋白有改变,恶心呕吐妇女游离和总胆固醇水平及磷脂水平升高,妊娠后期时有呕吐病史者高密度脂蛋白较高。其他已报告的妊娠剧吐相关并发症还包括 Wernicke 脑病、胰腺炎和肾功能损害。

四、临床表现

妊娠剧吐是早期妊娠期间的疾病,发作于妊娠第 4 至第 10 周,大多数孕妇于妊娠 20 周后恶心和呕吐消失,仅少数病例这些症状持续存在至中期妊娠。患者常表现严重恶心和顽固性呕吐,有脱水、酮症和电解质水平改变。许多患者述有体重减轻超过原体重 5%,由于该病体重过大的人发病多,查体时体重变化常不易发现。常发生多涎(唾液过多)。床旁需要放置一盘子供干呕需要,除肥胖和脱水外,查体对诊断无帮助。

妊娠剧吐的实验室检查所见包括尿酮体增高和比重增加,血尿素氮(BUN)增高,血细胞比容增高,表明血浆液体量有浓缩,也可以有相应血钠、钾和氯减少,有时血清谷草转氨酶(AST)和谷丙转氨酶(ALT)或胆红素升高。

五、诊断及鉴别诊断

根据病史、临床表现及妇科检查,诊断并不困难。但必须进行 B 超检查以排除葡萄胎而确诊正常妊娠。此外,尚需与引起呕吐的消化系统疾病(如急性病毒性肝炎、胃肠炎、消化性溃疡、胃癌、胰腺炎、胆囊炎等)或神经系统疾病(如脑膜炎、脑瘤等)鉴别。

妊娠早期顽固性呕吐的鉴别诊断可能有困难。患有糖尿病的患者应考虑胃轻瘫。妊娠剧吐没有典型的严重腹痛,如果存在,应行上胃肠道内镜检查是否患消化性溃疡,这在妊娠期间是少见的。如有肝功能试验异常,应鉴别是病毒性或药物性或其他原因致病。反复呕吐可能与严重肾功能异常有关。同样,恶心和呕吐可能与高钙血症有关,妊娠期间可以有短暂甲状旁腺功能亢进,应予排除。过去的医疗史对得出正确诊断也有帮助。妊娠剧吐的诊断是临床诊断,主要依据典型表现和排除其他疾病。

确诊为妊娠剧吐后,除从临床表现外,为鉴别疾病轻重,需进行以下检查:

（一）血液检查

测定红细胞计数、血红蛋白、血细胞比容、全血及血浆黏度，以了解有无血液浓缩及其程度。测定二氧化碳结合力，或作血气分析，以了解血液 PH、碱储备及酸碱平衡情况。测定血钾、钠、氯，以及有无电解质紊乱。此外尚需测定血胆红素、肝肾功能。

（二）尿液检查

计算每日量，测定尿比重、酮体、做尿三胆试验。

（三）心电图检查

以及时了解有无高血钾或低血钾情况，并了解心肌情况。

（四）眼底检查

以了解有无视网膜出血。

六、治疗

妊娠剧吐患者需要经非胃肠道补充液体，一般在门诊静脉输液即可。如果经数小时静脉输液后患者感到已恢复或好转，可以回家休息。如果门诊治疗无效或如果呕吐和脱水发作，应住院治疗。大多数妊娠剧吐症状于妊娠 20 周后缓解，但部分患者症状持续时间较长或整个妊娠期，反复呕吐常需多次住院和静脉补液与电解质治疗。有些情况下，为了母亲和婴儿维持适当的营养素，可以给予非胃肠道高营养治疗。

妊娠剧吐患者特别需要注意电解质平衡和及时补液，第一线治疗给患者经静脉补液，停止口服饮食，让胃肠道得到休息，治疗后大多数患者会停止呕吐，其后可以缓慢给饮食，从限制脂肪饮食开始。适当的营养支持疗法是必要的，需要根据妊娠的特殊饮食要求摄取足够的热卡。营养失调不严重的患者主要给液体营养补助品。严重水电解质失平衡的患者不能耐受口服饮食时，可以给全肠外营养。尤其在严重妊娠剧吐患者早期妊娠期间是安全有效的。心理学治疗包括简要的心理疗法，此外，行为治疗对该症患者也是有效的。

妊娠恶心和呕吐最常用的药物治疗是琥珀酸多西拉敏，因为多西拉敏（和其他药物）与先天异常之间可能有相关性，故不能长期应用。最近有报告早期妊娠使用该药与先天性心脏病的相关性明显低于阿司匹林。虽然多西拉敏作用机制不清楚，许多轻中度恶心和呕吐是有效的。

（一）轻度呕吐

了解患者的思想情绪，解除其顾虑，并注意患者的精神状态，多鼓励。指导饮食安排，宜进清淡易消化的食物，避油腻、甜品及刺激性食物，少食多餐。给予维生素 B_1、维生素 B_6 及维生素 C 口服。

（二）中、重度呕吐

必须住院治疗。入院后先禁食 2～3 日。每日静脉滴注葡萄糖液及林格液，总量 3 000mL，使每日尿量在 1 000mL 以上。输液中加维生素 B_1 及维生素 C，肌内注射维生素 B_6 每日 100mg。根据血钾、血钠情况，决定补充剂量。根据二氧化碳结合力值或血气分析结果，予以静脉滴注碳酸氢钠溶液。营养不良者，可静脉滴注必需氨基酸、脂肪乳剂等营养液。一般经上述治疗 2～3 日后，病情大多迅速好转，症状缓解。针灸足三里、内关穴有帮助。待呕吐停止后，即可试进少量流质饮食，以后逐渐增加进食量，调整静脉输液量。若治疗数日后，效果不显著,加用肾上腺皮质激素,如氢化可的松 200～300mg 加入 5% 葡萄糖内静脉滴注,可能受益。

国外研究较多的辅助治疗方法有指压内关穴、生姜汁、按摩、音乐治疗、色疗等。

经上述积极治疗后,若病情不见好转,反而出现以下情况,应从速终止妊娠:①持续黄疸;②持续蛋白尿;③体温升高,持续 38℃ 以上;④心率＞120 次/分;⑤多发性神经炎及神经性体征;⑥Wernicke－Korsakoff 综合征。

八、并发症

虽然在当前的医疗保障条件下,妊娠剧吐患者大多能获得及时治疗,故而出现严重并发症者并不多见。但个别重症患者仍有可能发生下列情况。

(一)低钾或高血钾

如未及时发现、及时治疗,可引起心脏停搏,危及生命。

(二)Mallory－Weiss 综合征

胃－食管连接处的纵向黏膜撕裂出血,引起呕血和黑便。严重时,甚至可使食管穿孔,表现为胸痛、剧吐、呕血,需急症手术治疗。

(三)Wernicke－Korsakoff 综合征

是由于维生素 B_1 缺乏引起的中枢神经系统疾病,包括 Wernicke 脑病和 Korsaoff 精神病。两者的临床表现不同而发病机制与病理变化相同,是同一病程中的先后两个阶段。

维生素 B_1 缺乏,焦磷酸硫胺素减少,致需要维生素 B_1 的丙酮酸脱羧酶和转酮醇酶的活性下降。丙酮酸脱羧酶活性下降,丙酮酸不能进入三羧酸循环氧化供给,血中丙酮酸堆积;转酮醇酶活性下降,糖代谢的磷酸戊糖通路发生障碍,影响组织供能,影响磷脂合成,引起神经组织功能和结构上的改变。此外,间接引起中枢神经系统各种递质,如 5－羟色胺、谷氨酸或天冬氨酸的代谢改变而影响脑功能。

病理变化主要发生在丘脑、下丘脑的脑室旁区域、中脑导水管的周围区灰质、乳头体、第四脑室底部,迷走神经运动背核和前庭神经核群区、小脑的前上叶及上蚓部等处。基本病理变化为不同程度的神经细胞和神经纤维轴索或髓鞘的丧失,伴有星形细胞和小胶质细胞的增生。毛细血管扩张,血管的外膜和内皮细胞明显增生,有散在小出血灶。

Wernicke 脑病以眼部症状(眼球震颤、眼肌麻痹表现为眼球活动、凝视、会聚障碍,瞳孔异常,视力减退和视野改变,视网膜出血等)躯干性共济失调(站立和步态不稳)及精神障碍(震颤性谵妄、完全性意识模糊、淡漠状态)为特征。三征可同时出现,但大多数患者精神症状迟发。Korsakoff 精神病表现为严重的近事记忆障碍,对远期的记忆相对保留。患者意识清楚,其他认知功能尚好,常伴有表情呆滞、缺乏主动性,产生虚构与错构(颠倒往事的发生时间)。部分患者有周围神经损害而出现多发性神经病,表现为四肢无力、感觉异常、烧灼感、肌肉疼痛,四肢远端呈手套袜套型深浅感觉障碍,腱反射减退或消失等。心血管功能障碍如心动过速、直立性低血压、劳动时呼吸困难以及轻度心电图改变常见。

妊娠剧吐患者如出现脑症状,即应考虑本病。脑电图检查时,约半数患者呈轻度至中度弥散性节律变慢,有 θ 波暴发。脑 CT 扫描时,可有脑室扩大或皮质萎缩。

该综合征为一紧急情况,如不紧急治疗,病死率高达 50%,即使积极处理,病死率约 17%。

凡疑似病例,应立即终止妊娠并予以大剂量维生素 B_1,400～600mg 分次肌内注射,以后每日 100mg 肌内注射直至能正常进食为止,而后改为口服,并予多种维生素。为改善脑细胞代谢,可选用桂利嗪、吡拉西坦、甲磺酸都可喜萝巴新等。有显著神经症状者,可给地西泮、奋乃静等。眼球震颤、眼肌麻痹和共济失调经维生素 B_1 治疗后皆可逆转,提示这些症状由生化异常引起。早期出现的淡漠、嗜睡、注意力不集中等精神症状应用维生素 B_1 亦可迅速消除,但记忆障碍、虚构等的疗效不佳,提示由结构损害引起。

九、预后

绝大多数妊娠剧吐患者预后良好,仅极个别病例因病重而需终止妊娠。曾有报道妊娠剧吐发生酮尿症者,所生后代的智商较低。

第三节　胎死宫内

胎死宫内(IUFD)是妊娠期由各种高危因素导致的胚胎或胎儿死亡,并滞留宫内超过 4 周,出现以凝血功能障碍为特征的综合征。1949 年 Moloney 首次报道了死胎并发凝血障碍的病例,并称之为胎死宫内。1950 年 Wenier 提出 IUFD 与 Rh 血型不合的同种免疫有关的论点,1955 年 Pritechard 证实了引起产科血凝障碍的原因是死胎而非免疫。1958 年国内马炎辉报道了死胎并发纤维蛋白原减少症。

IUFD 在所有已诊断的妊娠胎儿病死率中占 15％～20％,而孕龄大于 20 孕周死胎约占全部妊娠的 1％。鉴于胎死宫内在围生期死亡中占有相当比例,对孕产妇危害极大,故探讨 IUFD 发生原因,正确诊断 IUFD,不失时机地结束妊娠是降低围生期孕产妇病死率的关键。

一、IUFD 的病因与危害

文献报道 IUFD 的发病率为 1％～2％,但如死胎滞留宫内超过 4 周,则发病率上升至 25％,IUFD 的原因包括母体疾病、产科并发症、母体或胎儿血流情况、胎儿结构、染色体畸形、胎盘和(或)胎儿感染。在妊娠不同时期各种有害因素可致胚胎发育障碍、畸形、胎儿宫内缺氧而发生胚胎和胎儿死亡。早孕期由于母体免疫缺陷,遗传基因的突变,TORCH 病毒感染等使胚胎发育受到严重影响,发生流产或发育停止。中晚孕期高危妊娠和妊娠期高血压疾病、妊娠并发心脏病、糖尿病、血液病、肾病、妊娠肝内胆汁淤积症、过期妊娠及胎盘脐带病变等均可导致胎死宫内。文献报道,年龄大于 35 岁孕妇发生 IUFD 风险增大,孕妇吸烟、吸食毒品、饮酒、接触农药、放射线等,可增加 IUFD 发生率。近年发现 IUFD 主要病理改变为弥散性血管内凝血(DIC)。DIC 是许多疾病发展过程中的一种病理状,是以广泛的血管内凝血和出血为特征的一组综合征。由于妊娠期孕妇机体特殊的病理变化决定了死胎成为激发 DIC 的原因之一,病因一旦解除,DIC 病情可得以减轻。故产科因素诱发 DIC 的病死率(25％)较其他病因所致 DIC 的病死率(70％～80％)为低。病理产科诱发 DIC 为 79％,其中胎盘早剥占 47％,产后出血占 4％,重症感染占 10％,羊水栓塞、死胎滞留、子痫及出血性休克各占 4％,流产大出血占 2％。

二、IUFD 的发病机制

在正常妊娠进程中,孕妇体内多种凝血因子增加,如纤维蛋白原增加约 1 倍,凝血因子Ⅷ、Ⅱ、Ⅳ、Ⅸ、Ⅹ均有不同程度增加。相反纤溶系统功能下降,如优球蛋白溶解时间延长,血小板释放功能增强,血液黏度增高。妊娠期还具有多种促血小板聚集物质如凝血酶、5—羟色胺、血小板活化因子等使妊娠期血液呈高凝状态。研究证明死胎引起的凝血障碍进展较缓慢,诱发 DIC 主要机制是滞留在宫内的胚胎和胎儿死亡后变性自溶,缓慢释放出组织凝血活酶,并激活了外源性凝血系统,逐渐消耗了纤维蛋白原和凝血物质,机体代偿性产生促凝物质参与凝血过程,这种状态又激发了纤溶系统功能亢进。但当凝血物质消耗超过机体代偿极限时,纤维蛋白原则大幅度下降至正常的 50%,DIC 则从亚急性发作转向急性期,临床出现全身难以控制的大出血。有认为死胎滞留宫内 3~4 周约 1/3 病例出现凝血障碍。

三、临床特征与实验室检查

孕早期患者可自觉妊娠反应消失,有时出现不规则阴道流血,子宫明显小于停经月份,孕中晚期患者主诉胎动减少或消失,乳房肿胀色素沉着逐渐消退,宫高腹围无增长,B 超显示空囊妊娠,未见心管搏动。如胎死宫内较久,可显示颅骨变形重叠,胎盘水肿,无胎心搏动等特殊图像。在 DIC 亚急性发作期主要临床症状为孕妇出现轻度皮肤或黏膜下出血,紫癜或消化道、泌尿道出血。而在胚胎清除或死胎排出后,突然出现阴道大量流血,血液不凝固,迅速进入全身广泛出血的危重阶段,故死胎孕妇如出现多发性出血倾向,不易以原发病解释的末梢循环衰竭或多发性血管栓塞症状。应结合病史、体征和实验室检查明确诊断。

DIC 筛选试验:慢性 DIC 血小板可无明显变化,当机体失代偿时血小板计数明显下降,约 90% 患者血小板 $<100\times10^9/L$,凝血因子时间 >15 秒,纤维蛋白原 $\leqslant1.5g/L$。

纤溶确诊试验:FDP $>10mg/L$ 提示纤溶亢进,优球蛋白溶解时间 $\leqslant120$ 分钟,筛选试验两项异常加纤溶试验一项异常,即可诊断 DIC。在受条件限制的紧急情况下,可通过出凝血时间及凝血块观察试验,间接估计患者凝血功能障碍程度。抽静脉血 4mL 注入试管内,正常 6 分钟内血液凝固,血块占全血的 30%~40%,凝固半小时后振动试管无变化。如 10 分钟后血不凝固或凝固 1 小时内血块溶解,血凝块体积小于 50%,均提示凝血功能异常。凝血时间 <6 分钟,估计纤维蛋白原 $>1.6g/L$,如凝血时间 >6 分钟,纤维蛋白原约在 $1.0\sim1.5g/L$ 间,如 30 分钟后血不凝固纤维蛋白原 $<1.0g/L$。

四、IUFD 监测与处理

胎死宫内 3 周以上会引起凝血功能障碍,造成不易控制的产后出血,危及产妇生命。故胚胎或胎儿宫内死亡一旦确诊应尽快清除胚胎,引产死胎。尽早、尽可能彻底清除宫内死胎及附属物,是防止 DIC 的关键,也是 DIC 能及时得到控制的关键。如患者感觉胎动消失时间大于 3 周,如患者宫缩尚未开始,可不急于引产,在引产前可预防性使用小剂量肝素治疗 24~48 小时,以达到抑制血小板聚集,结并发灭活血管紧张素和血管活性物质,增强抗凝血酶活性,降低 DIC 发生的作用,待纤维蛋白原和血小板恢复到有效止血水平时再引产。如患者入院时已有规律宫缩,宫口已开,失去运用肝素时机,只能在产程监测及分娩过程时做好抢救准备,一旦出现 DIC,应及时处理,否则可能造成难以控制的出血及多器官损伤,应备血(足量新鲜血及血小板或纤维蛋白原),以补充血容量及凝血因子。引产方法:肝素 25mg 加入 5% 葡萄糖液

500mL 中静脉滴注,每日 1 次,共用 3 天。根据不同孕周选择不同的引产方法。①早期妊娠:胚胎发育停止易发生死亡胚胎组织的粘连机化,应在 B 超监测下进行清宫或钳刮术;②中晚期妊娠死胎,可经不同途径应用前列腺素制剂引产。方法:前列腺素 PGE_2 阴道栓 $200\mu g$,置入阴道后穹,引产成功率可达 90%,PGE_2 40mg 经羊膜腔注射,平均死胎排出时间为 5.3 小时,PGE_2 $0.5\sim2.5\mu g/min$ 静脉滴注,平均引产时间为 12 小时。另外有关米非司酮、米索司酮用于晚期妊娠引产的临床报道逐日增多,证实了临床应用的安全性与有效性。方法:米索前列醇 50mg/d,空腹服用 3 日,第 4 日口服米索前列醇 $100\mu g$,根据宫缩发动情况,如无有效宫缩 2～6 小时追加 $100\mu g$,总量不超过 $600\mu g$。或单用米索前列醇 $50\mu g$ 放入阴道后穹,每 3 小时重复用药一次,总量不超过 $150\mu g$,引产成功率达 80% 以上。

第四节　多器官功能衰竭

多器官功能衰竭(MOF)是在严重感染、创伤、大手术、病理产科等后,同时或序贯地发生两个或两个以上器官功能衰竭的临床综合征。发生急,进展快,病死率高,此征极为凶险,一旦发生,预后极为不良。患者在发生多器官功能衰竭之前,大多器官功能良好,发生之后,一旦治愈,一般说不留器官的永久性损伤,也不转为慢性。有报道单一器官功能衰竭持续>1 天病死率为 40%;两个器官功能衰竭上升为 60%;如有三个或以上的器官功能衰竭,病死率可达 98%,故只有采取预防措施、早期诊断、及时积极治疗才是上策。

一、病因和发病机制

多器官功能衰竭在妇产科并不少见,和外科类似,主要发生于下列情况:各种大出血、低血压、休克及大手术;严重分娩创伤、羊水栓塞、子宫破裂、宫外孕、前置胎盘等有效循环血量减少,严重影响各重要器官的供血,组织灌注压降低,致末梢循环衰竭而引起诸器官功能衰竭。严重妇产科感染和流产后、产褥感染或盆腔脓肿未及时处理引起的败血症等,可出现肺毛细血管内皮细胞膜损伤,致管内压力上升和通透性增加,引起肺间质水肿和气体交换障碍,逐渐发展为急性呼吸窘迫综合征(ARDS),随后继发循环系统衰竭和肾功能衰竭等。妇产科患者大量输血、补液,输血量每 6 小时≥1 800mL,或补给晶体液每 6 小时>6 000mL,将使循环系统超负荷,导致主要器官的损害。其他如 DIC、严重先兆子痫、子痫、围生期心脏病发作亦可促发多器官功能衰竭。至于慢性疾病、营养不良、器官储备功能低下等以致机体免疫功能降低,亦是诱发因素。

二、多器官功能衰竭的征兆

多器官功能衰竭大多先是肺衰竭,然后是心力衰竭或肝衰竭、中枢神经系统衰竭、凝血功能障碍等,但亦可有不同的顺序,如先有心力衰竭或肾功能衰竭。下列是一些器官衰竭的征象。在感染或大手术后出现进行性呼吸困难及低氧血症,呼吸频率>35 次/分,氧饱和度<90% 或 PaO_2<6.7kPa(50mmHg),即为肺衰竭的先兆。临床上出现心源性或感染性休克,心动过速或过缓等严重心律失常,一过性心搏骤停,中心静脉压(CVP)>1.96kPa(20cm H_2O),

可考虑为心力衰竭。大手术、低血容量休克或严重感染等如出现少尿或无尿(连续 6 小时尿量少于 20mL/h),并有血尿素氮和肌酐增高(血肌酐在 176.8mmol/L 以上),提示为肾功能衰竭,临床过程出现明显黄疸,血胆红素明显增高($>34\mu mol/L$),血清转氨酶超过正常值 2 倍以上,即为肝衰竭。尚有腹胀、腹泻,且有呕血或黑便,应疑有消化道出血及应激性溃疡。患者皮肤有瘀斑,血常规示血小板减少,常低于 $50\times10^9/L$,凝血因子时间延长,疑为凝血功能障碍。患者如出现定向障碍、嗜睡、反应迟钝则为中枢神经系统衰竭。凡符合上述两项以上者,即可诊断为多器官功能衰竭。

三、多器官功能衰竭的治疗

引起多器官功能衰竭的病因较多,发病机制较复杂,应以清除病因,控制感染,止住触发因子,有效地抗休克,改善微循环,加强营养管理,维持内环境平衡,防止并发症的发生,实行综合救治。多器官功能衰竭总病死率为 70%,治疗极为棘手,重在预防。为此,对严重创伤或大手术者,应严格执行无菌技术,预防性应用广谱抗生素,疑有盆、腹腔脓肿形成者,应及早给以定位,通过经皮穿刺或手术彻底引流或清创控制感染。同时重视原发病的治疗,如对感染、休克等进行相应积极有效的处理。

多器官功能衰竭的治疗,目前采取的方针是支持疗法。当临床表现一个器官有可能发生衰竭时,应同时检测各器官的功能状态,尽早对全身各系统进行支持治疗,注意严防增加其他器官的代谢负荷,进而导致多器官功能衰竭。

(一)呼吸系统支持疗法

主要注意以下内容:①改善换气的方法:有自主呼吸者可通过密封面罩给以连续正压呼吸,增加功能残气量,改进肺的顺应性,提高气体交换率,以达适当的血液氧化。若血氧不足则需气管插管或气管切开,改行机械通气,作间歇性正压通气,维持氧分压在 7.3kPa(55mmHg)以上。②注意体液平衡:可通过限制输液,利尿措施,甚至用超滤法以减少通过受损的肺泡毛细血管膜的液体滤过量,维持体液的负平衡,降低肺毛细血管楔压。一般可根据中心静脉压尿量、胸片与血气分析决定输液量和性质。至于清蛋白或其他胶体的应用尚有争议。此外,肾上腺皮质激素如地塞米松 20~40mg/d 或氢化可的松 200~300mg 的应用,目前仍有不同的意见。

(二)循环系统的支持疗法

恢复和维持合适的组织灌注,充分保证氧供应,以支持和维持正常的循环功能,是使所有衰竭器官恢复功能的基础。即:①通过监护仪连续测定血压、脉搏、CVP 和尿量,力求维持满意的血容量和心排出量。首先利用药物控制心率和心律,防止严重心律失常。②在 CVP 监测下输血补液,补足血容量。有条件可插置漂浮导管,监测肺毛细血管楔压(PCWP),以维持 CVP0.78~0.98kPa(8~10cm H_2O)和 PCWP1.33~1.56kPa(10~12mmHg)为准。③血容量纠正后,循环尚不稳定,需滴注正性药物,如多巴胺或多巴酚丁胺。

(三)肾功能的支持疗法

①对危重的患者需维持适当的血氧浓度、血容量和尿量(25~40mL/h)。②注意控制酸碱和电解质平衡。出现高血钾(血钾$>7mmol/L$)时必须紧急处理,立即静脉注射 10%氯化钙 10mL,碳酸氢钠,以及 10%~25%葡萄糖(含 1:3~1:5 胰岛素)。③如为少尿性肾功能衰

竭,应严格控制进水量,每日 700～800mL,加上呕吐等额外损失。④大剂量使用利尿剂,如无效应及早作腹膜或血液透析。

(四)肝功能和消化道出血的支持疗法

①补充多种维生素,如维生素 B_1、维生素 B_6、维生素 C。②使用能量合剂以保证热量,减少组织蛋白分解,防止血氨增高。每日静脉滴注高渗葡萄糖,加 ATP40mg,辅酶 A100U,细胞色素 C100mg,胰岛素 8～12U,氯化钾 3～4g。③补充血浆、清蛋白、新鲜全血,以及水解蛋白,特别是支链氨基酸,还可用激素促进食欲。

(五)凝血功能不全的支持疗法

①凝血因子欠缺患者可输新鲜全血。当血小板大幅度下降时,应输浓缩血小板 4～10U。当纤维蛋白原≤1g/L 时,应补充纤维蛋白原 2～4g。②高度怀疑此病的患者则静脉滴注低分子右旋糖酐 750mL/d 或每日 3 次肌内注射莨菪碱各 20mg。有时需考虑使用肝素,用量为 0.5～1mg/kg,每 4～6 小时静脉注射或 30～50mg/d 静脉滴注,维持试管法凝血时间在 20～25 分钟之间。

(六)营养支持疗法

是多器官功能衰竭综合治疗中的一个重要方面。严重感染后患者处于高代谢状态,热能需要极度增加,体内儿茶酚胺、肾上腺皮质激素、胰高血糖素分泌亢进,导致难治性高血糖症和内源性脂肪利用障碍,造成支链氨基酸代替脂肪作为热能源而被消耗,故在热量中增加氨基酸的比例尤为必要,以维持正氮平衡。应保证供应每日热量(104.7～146.5)kj/kg,其中蛋白质 1.5～2g/(kg·d),糖类每日至少 300g,以减少蛋白质分解代谢。脂肪 2g/(kg·d)以补充不足的热量,尽量减少负氮平衡,不能进食者应经静脉或胃管保证营养,以后者为优。肝性脑病先兆者,应严格限制蛋白质用量,每日 18～20g。如出现少尿、水肿、腹腔积液时应限制钠盐的摄入。

(七)免疫调整疗法

由于感染后常发生全身免疫功能低下,近年来试用各种免疫调整剂或增强剂,包括新鲜冻血浆、冷沉淀及针对产生内毒素(脂多糖)的革兰阴性菌各种特异性免疫血清,以改善器官功能,提高多器官功能衰竭患者的生存率。

(八)抑制和减少炎症介质的产生和释放

严重的创伤或感染后,多形核白细胞释放组织损伤物质,补体激活物和黏附分子。这些介质能引起组织缺氧后的再灌注损伤。非甾体抗感染药如布洛芬能改进动物模型的感染性休克和 ARDS。重组改构人肿瘤坏死因子低剂量单独应用或与 IL-1 合用,能降低实验动物败血症的病死率。此外,多种氧化酶抑制剂如黄嘌呤氧化酶抑制剂、超氧化物酶等能减轻组织缺氧后的再灌注损伤。

第五节 产后溶血性尿毒症综合征

产后溶血性尿毒症综合征(PHUS)是指发病在产后(个别可发生在孕末期临产前),以急性微血管病性溶血性贫血、血小板减少及急性肾功能衰竭三大特征为主的综合征。本病虽少见,但发病急,进展快,由于病因不明及对本病认识不足、缺乏特异性治疗致使病死率至今仍很高。我国至1985年13例PHUS的病死率为53.84%。1994年报道降为33.3%。近年由于对该病认识的提高和治疗手段的进步,病死率进一步下降。1998年,陆军等报道5例患者均治愈。2007年崔先泉等报道6例患者均治愈。

一、PHUS的病因

(一)妊娠期凝血功能异常

妊娠期血液纤维蛋白原,第Ⅱ、Ⅴ、Ⅶ、Ⅷ、Ⅸ、Ⅹ凝血因子均增加,血液处于高凝状态,而纤溶能力降低,当出现产科并发症,如感染、先兆子痫、子痫、妊娠肝内胆汁淤积症、HELLP综合征、羊水栓塞、胎盘早剥及血容量减少等时,凝血功能易发生异常,可引起PHUS。当出现产科大出血时,如血容量不能及时补充或应用了利尿剂,使血容量进一步减少导致肾小管缺血性坏死,严重者发生肾皮质坏死。妊娠高血压综合征患者由于肾小动脉痉挛,血管内皮肿胀和受损,肾内血管阻力增加,肾小球滤过率下降,更易发生肾功能衰竭。

(二)分娩中使用缩宫素和麦角生物碱

有研究认为,生产过程中过量使用宫缩剂可造成肾小动脉痉挛与血栓形成,诱发肾皮质坏死或纤维蛋白沉积于肾小球,尤其是沉积于肾小动脉内,引起肾脏缺血,导致肾功能衰竭。曹书华等报道21例PHUS有11例用了缩宫素。但是,缩宫素诱发PHUS缺乏实验证据,有待于继续观察和进一步证实。

(三)遗传因素

研究表明,PHUS与遗传因素有关,成人为常染色体显性遗传,家族性PHUS常伴发有恶性高血压,其预后更差。妊娠晚期ADAMTS13(vWF裂解蛋白酶)浓度减少或活性降低均可增加血栓性血小板减少性紫癜溶血性尿毒症风险。近年研究发现,一些病例中存在哈格曼因子1基因缺乏和MCP基因突变。

(四)免疫因素

妊娠期孕妇免疫系统也发生相应变化。当分娩时尤其受产后出血性休克的刺激,免疫系统发生紊乱,使原无抗原性的红细胞获得抗原性,致使身体产生新的抗体,进而形成抗原抗体复合物,激活体内的补体,使自身红细胞溶解,促进血小板凝集,也可使输入的同型红细胞溶解,而发生难以恢复的溶血性贫血。

(五)感染因素

感染后细菌毒素可引起肾脏的血管内凝血。尤其对原有生殖道感染的患者,更易使肾脏受损,从而诱发PHUS。

（六）其他

近年有报道，内皮细胞—氧化氮轴紊乱、脂质过氧化也参与发病。另外，可能与口服一些药物，如避孕药或其他含雌激素的药物、抗凝药物、细胞毒药物等因素相关。

二、PHUS的临床表现

（一）微血管病性溶血性贫血

产后当天至产后10周，甚至数月内突然发生进行性血管病性溶血所造成的贫血。产后当天至48小时发病者，病势急剧，进展迅速。在正常妊娠分娩后或原有妊娠或分娩的不良病情的基础上突然出现与原病情不一致的贫血。苍白容貌、巩膜黄染（若不注意易忽视），或抽静脉血化验时可发现针管内有溶血现象。此时若导尿可发现尿少，且为酱油色血红蛋白尿（常为一过性），以后则为肉眼血尿或镜下血尿。因血管内溶血继续进行，故患者出现进行性贫血及全身黄疸。化验末梢血时发现血红蛋白继续下降，可降至60g/L，甚至更低；末梢血片可见红细胞大小不等、形态异常，出现裂细胞、锯齿形细胞、头盔性及细胞碎片；网织红细胞增多>0.015；血小板进行性下降，可降至≤$100×10^9$/L。血清胆红素增高>$20.5\mu mol$/L，以未结合胆红素升高为主。Coombs试验为阴性。

（二）急性肾功能衰竭

发病后很快就出现急性肾功能衰竭症状。首先是尿少，血红蛋白尿或血尿或镜下血尿，逐渐进展至无尿，随即血压逐渐升高，轻度或全身水肿（包括腹腔积液）；若未及时抢救，患者可很快昏迷，或由恶性高血压导致左心衰竭、肺水肿等多器官功能衰竭。化验：蛋白尿及多种管型；血尿素氮及肌酐增多，分别为>10mmol/L及178.8μmol/L；血钾可增高，若>6.5mmol/L时发生心搏骤停的可能。

（三）血小板计数下降

血小板计数逐日下降，一般为≤$100×10^9$/L，即表示有DIC。DIC的其他检验指标：静脉抽血时不等针头拔出血液就在针管内凝集是血液处于严重高凝状态时最易发现的典型表现，或作试管凝集试验，凝血时间缩短<4分钟；血浆纤维蛋白原下降<2g/L因正常妊娠或妊娠高血压综合征时可升高至<4～8g/L；凝血因子及部分促凝血因子激酶时间正常或延长；3P试验阳性。

（四）其他体征及实验室检查

PHUS所造成的DIC也累及其他器官。如出现黄疸加重的同时就可发现肝脾亦肿大。此乃由于肝脏在肝窦内也有纤维素微血栓形成，使肝细胞缺氧所发生的灶性坏死所致。坏死灶越多，化验血中谷丙转氨酶及谷草转氨酶越明显，但只要病情好转，转氨酶可很快恢复正常，在以非结合胆红素增高为主的同时，结合胆红素也有所增高。

三、诊断

因为PHUS的病因不明，只有根据上述临床表现归纳为以下三个方面进行PHUS诊断：①产后立即或10天内出现无原因的血管内溶血所造成的急剧性贫血且进行性加重的一些主要症状，如贫血、黄疸、血红蛋白尿或血尿及相应的血管内溶血的各项化验结果；②发病后病情急剧恶化，短期内即出现急性肾功能衰竭症状，如血红蛋白尿、少尿至无尿，轻度或全身水肿，血压升高及相应的肾功能衰竭的各项血及尿的化验改变；③在发病的同时检查血小板计数，发现血小板计数逐渐减少,说明有 DIC 存在,再测其他各项血管内凝血检查均为阳性。血浆抗凝血酶－Ⅲ(AT－Ⅲ)降低或血前列环素(PGI$_2$)降低则有助于诊断。

遇到难确诊的病例或为了进一步确诊可做肾脏穿刺进行活体组织病理学检查。镜下见肾小球丛毛细血管及小动脉有广泛纤维蛋白微血栓;肾小球动脉内皮细胞增生致使管腔狭窄;远端肾小管上皮细胞坏死;管腔内有色素管型或红细胞碎片管型。

四、治疗

对 PHUS 治疗的关键在于早期诊断,早期治疗。轻症初起时可在一般支持疗法基础上,每天静脉输入低分子右旋糖酐扩容,改善微循环。低分子右旋糖酐系胶体液,覆盖于血管内皮细胞,可使血管内皮光滑,减少血小板聚积机会,因此有轻度抗血小板聚积作用。同时给予抗血栓性药物以解除血小板的聚积,如双嘧达莫 100mg 口服,每日 1 次,最好与小剂量阿司匹林合用,每天 50～80mg。贫血严重者可适当输血或给鲜冻血浆,以补充抗血小板聚集因子如AT－Ⅲ、PGI$_2$,当血管内皮受损后,由血管内皮细胞合成的 PGI$_2$ 减少,因 PGI$_2$ 为一种抗血小板聚集物质,其减少后血小板易于黏附及聚集在微血管内皮损伤处,使血小板数上升,同时也恢复血容量。尿少、血压高者给降压药及较大剂量的呋塞米。溶血重者可给少量免疫抑制剂如泼尼松 60mg/d,可减少机体对内毒素的反应,并可扩张微血管,改善微循环,但不可多用、久用。

重症者除上述疗法外,在高凝状态期应及早用抗凝药－肝素,以阻止微血栓形成。肝素具有强大的抗凝作用,可做用于凝血过程的多个环节,用于高凝期最奏效,但用量要足。低分子右旋糖酐可增强和促进肝素的作用,纠正酸中毒,AT－Ⅰ亦可促进肝素的作用,每日可用500～1 000U,阻止凝血酶因子的活化,阻止凝血酶的生成。肝素剂量及用法可视病情而定,首次肝素 6 000U(50mg)加入 5％葡萄糖 100～200mL 中静脉注射半小时至 1 小时,以后每4～6 小时静脉滴注 4 000～6 000U,但要根据病情调整滴速及用量。每次应用前必须检查试管内凝血时间,要求维持在 15～25 分钟,过量会引起血不凝集性出血,一旦发现有这种倾向应立即停药,必要时用鱼精蛋白解救(鱼精蛋白 1mg 可中和肝素 100U),病情已晚则不宜用肝素。若尿量仍少应尽早作血液透析,使患者顺利度过急性肾功能衰竭少尿期,不要等到无尿期或血钾已升高再用。PHUS 自早期应用血液透析进行抢救肾功能衰竭以来,病死率已明显下降,故有的医院把血液透析作为常规抢救 PHUS 患者的手段。

第六节　剖宫产儿综合征

分娩是人类繁衍生息必然的生理过程,产妇和胎儿都具有潜力能主动参与并完成分娩过程,而且绝大多数都以自然分娩而告终。但近 20 年来我国剖宫产率一直呈上升趋势,目前部分地区已达 50％以上,其原因很复杂,有社会、个人及医方多层面的因素。剖宫产有其优点,如不必经历分娩阵痛、不会有产道裂伤、没有难产的忧虑、几乎可以定点定时操作。然而不容忽视的是,剖宫产与自然分娩相比,仍然有较高的严重并发症的发生率及病死率。同时剖宫产对新生儿来说,虽然部分早产儿及难产儿的生存率有所改善,但是仍有相当部分的新生儿由于剖宫产而出现较多并发症而影响生存质量。

一、剖宫产儿综合征的概念

剖宫产儿综合征是指剖宫产儿呼吸系统并发症多,如窒息、湿肺、羊水吸入、肺不张及肺透明膜病等。

自然分娩时母亲通过血流动力学、血液流变学以及神经体液内分泌等调节来适应分娩。

同样,胎儿也通过神经体液内分泌来适应分娩中由于子宫收缩及产道挤压所产生的血流动力学及血液生化的变化,使其能平安出生。在分娩过程中胎儿不是一个被动的排出物,而是一个适应的个体。由于产道挤压及儿茶酚胺调节使胎儿气道液体的 $1/3\sim2/3$ 被挤出,为出生后气体顺利进入气道,减少气道的阻力作充分准备,也有助于生后剩余肺液的清除和吸收。在剖宫产时就缺乏这种过程,气道内液体潴留增加了气道的阻力,并减少了肺泡内气体的容量,影响了通气和换气,可导致窒息、缺氧。严重时肺血管阻力增加造成胎儿持续性缺氧。有学者提出,剖宫产儿湿肺的发生率为8%,经阴道分娩儿湿肺的发生率为1%就是个例证。

二、与剖宫产相关的常见疾病

(一)新生儿呼吸窘迫综合征

剖宫产儿比自然分娩儿的新生儿呼吸窘迫综合征(NRDS)发病率明显偏高。可能与以下原因有关:自然分娩临产时,子宫规律收缩,促使肾上腺皮质激素分泌增加,胎儿胸廓也会随之有节奏地收缩,会使胎儿的肺泡产生较多肺表面活性物质,促进肺成熟,同时由于产道的挤压,肺内多余的液体被排出,便于肺的扩张及减少肺表面活性物质的消耗。采取剖宫产手术方式出生的新生儿,由于缺乏这种刺激,肺表面活性物质产生延迟、减少及消耗增加,有可能导致NRDS。相关资料显示剖宫产儿、自然分娩的早产儿,NRDS发生率分别为38%、27.6%,提示剖宫产NRDS的发病率较自然分娩早产儿明显升高;而Gerten等证实剖宫产是NRDS的独立高危因素。开始进入产程的剖宫产比未进入产程的择期剖宫产的NRDS发病率会有所降低。近年的研究表明NRDS不仅限于早产儿,有可能发生于足月新生儿,并与胎龄有明显相关。Donaldsson等的研究提示,小于38周胎龄剖宫产新生儿NRDS的发病率仍较高,而39周以后剖宫产NRDS发病率则明显下降,故择期剖宫产最好推迟至39周以后。综上所述,剖宫产新生儿NRDS的发病率明显偏高。为减少NRDS发生,胎儿应尽量推迟至39周以后,或进入产程后再行手术。

(二)新生儿湿肺

新生儿湿肺又称新生儿短暂性呼吸窘迫。病因:胎儿出生前肺泡内有约30mL/kg的液体,胎儿通过产道时胸部受到约 $9.31kPa(95cm\ H_2O)$ 的压力,大概有 $20\sim40mL$ 肺泡液经气管排出,剩余的液体由肺间质吸收。肺液的吸收与血儿茶酚胺含量呈正相关。未进入产程的剖宫产,一方面没有产道的挤压,呼吸道里的黏液和水分不易被挤压出来,另一方面胎儿血中儿茶酚胺低,肺液吸收延迟,故易发生本病。国外学者多项统计结果显示剖宫产新生儿较自然分娩的新生儿短暂性呼吸窘迫发生率明显升高。根据理论分析,进入产程后,由于出现阵痛,产妇血儿茶酚胺高,新生儿肺液吸收增加,其新生儿短暂性呼吸窘迫的发病率应随着下降,但该观点目前尚有分歧。一方面Silasi等研究表明剖宫产是新生儿短暂性呼吸窘迫的独立危险因素,并未受产程影响;Derbent 等也证实上述结果,并提出不小于 38 周剖宫产儿的新生儿短暂性呼吸窘迫发病率有所下降,提示新生儿短暂性呼吸窘迫与低胎龄有关。另一方面,Tutdibi 等却认为进入产程的剖宫产,新生儿短暂性呼吸窘迫发病率有所下降,且患儿氧依赖时间相对较短,病情相对较轻。

(三)新生儿吸入综合征

这种情况在剖宫产儿中常见。原因可能是由于在术中反复的操作挤压产妇的腹部,导致胎儿宫内呼吸,而吸入羊水、黏液等,胎儿娩出后可出现呼吸困难、口吐白沫、肺部闻及大量湿性啰音等临床表现,如羊水已经粪染,胎儿宫内呼吸将导致胎儿肺部吸入胎粪,发生胎粪吸入综合征的概率可随之明显增高,严重者可发生新生儿持续肺动脉高压、窒息、缺氧缺血性脑病等,影响胎儿大脑的发育,甚至导致患儿死亡

(四)新生儿窒息

目前临床上剖宫产大多选择硬膜外麻醉,产妇的硬膜外血管丰富,麻醉药较易吸收,容易导致血压下降;准备时,由于仰卧位时子宫压迫下腔静脉,影响回心血量,心搏出量受影响后可能发生血压下降;麻醉时如果麻醉平面过高,有可能阻断心交感神经,从而导致血压下降。如母亲血压下降至一定程度(收缩压下降 30mmHg 或降至 75mmHg 以下),胎盘供血锐减,胎儿供氧受到影响,从而导致胎儿窒息,杨斌等对发生新生儿窒息的病例回顾性分析时发现,剖宫产后新生儿窒息的发生率约为 32.7%,其中术前胎儿无窒迫的占大部分,提示剖宫产为新生儿窒息的高危因素之一。另有小部分产妇由于各种原因行全身麻醉,麻醉药物能透过胎盘屏障,影响胎儿呼吸及血压,导致胎儿出生出现呼吸缓慢,甚至没有呼吸的情况,部分可能影响患儿血压,从而影响患儿生命体征;如在缺乏新生儿现代抢救设备的基层医院剖宫产儿将可能发生严重并发症,如缺氧窒息后的脑瘫等,严重者尚可危及生命。

(五)对精神神经发育的影响

剖宫产儿不像阴道产儿在限定时间内能顺势通过产道各个平面连续完成衔接、下降、俯屈、内旋转、仰伸等。胎儿娩出产道的各个动作即为"感觉统合",也就是说,经阴道分娩的过程中在神经体液调节下,胎儿受到宫缩、产道适度的物理张力改变,身体、胸腹、胎头有节奏地被挤压,这种刺激信息被外周神经传递到中枢神经系统,形成有效的组合和反馈处理,使胎儿能以最佳的姿势、最小的径线、最小的阻力顺应产轴曲线而下,最终娩出。而剖宫产却属于一种干预性分娩,绝没有胎儿的主动参与,完全是被动地在短时间被迅速娩出,使得产道分娩过程带来的神经接触失去,使感觉刺激信息不能在中枢神经系统进行有效率的组合,则整个身体不能和谐有效地运作就称为"感觉统合失调",这可能会导致以后婴儿出现多动症、运动不协调、精神不集中、定位差、较易烦躁等诸多感觉统合失调方面的问题。

相关研究显示,在行为问题儿童中,有 76.1% 伴有感觉统合失调,原因与多因素有关,其中与围生期不良因素(妊娠、产程、分娩方式、窒息、低体重儿、黄疸等)相关。

(六)新生儿贫血及红细胞增多症

目前剖宫产术常规在胎儿娩出后数秒内断脐,这将导致胎儿损失血液约 50~70mL,国内学者贝原学报道剖宫产儿与经阴道分娩儿相比,贫血状态居多,多因剖宫产时断脐早,损失血液 50~70mL。而早在 1877 年 Hayem 就提出晚断脐的经阴道分娩儿由于子宫收缩、重力效

应等因素,存在胎盘向胎儿输血,从而导致其血容量较早断脐胎儿高;近年 Aladangady 等证实晚断脐 30～45 秒,早产儿血容量将增加 8％～24％,从而能够减少输血频次,减少贫血,减少相关并发症。Ogata 等则发现剖宫产儿由于早断脐,没有类似效应,而且由于剖宫产后,胎儿高于胎盘,还可能存在胎儿向胎盘逆灌注的情况,故容易导致此类患儿贫血。所以,为减少患儿贫血发生率,应多提倡自然分娩,减少剖宫产;由于不可避免原因行剖宫产时,可先尽可能靠近胎盘端夹闭脐带,并将脐带中的血液挤进新生儿体内,以减少患儿贫血发生率。但同时,如胎儿位置低于胎盘位置,则有可能发生胎盘血逆流向胎儿过多,引起新生儿红细胞增多症。

(七)骨折及软组织损伤

剖宫产时发生骨折较自然分娩低,但非罕见。剖宫产时常见的骨折部位包括锁骨、股骨、肱骨、颅骨等,原因多由于取胎头困难时强行取头,或牵拉胎儿时着力点不对。如颅骨发生骨折,有可能会导致颅内出血,可能影响患儿精神运动发育,严重者可能危及生命;其他部位骨折时,有可能损伤周围神经及软组织,严重者可能遗留后遗症;而股骨、肱骨等部位骨折时,由于新生儿不能合作,骨折部位不易固定,有可能增加手术概率。剖宫产时还可由于胎膜过薄或术者用力过猛,导致器械划伤胎儿的先露部位,轻者可能遗留瘢痕,如损伤重要器官,如眼球等,尚有可能导致新生儿失明等严重后果。

(八)对新生儿免疫功能的影响

剖宫产有可能影响新生儿免疫功能。主要原因可能与剖宫产时胎儿未经历过产道挤压及接触产道细菌,直接接触外界,天然免疫力相对较差。有报道称剖宫产儿体内免疫因子(IgG、IgA、IgM、C_3、C_4 等)的含量明显低于经阴道分娩者。另外,剖宫产尤其是择期剖宫产,由于缺乏宫缩痛,催乳素分泌水平偏低,导致母乳喂养率明显偏低,有报道显示国内剖宫产母乳喂养率低于 50％,明显低于自然分娩儿,而母乳喂养率偏低,必然导致新生儿对感染抵抗力较差,从而易患感染性疾病,增大剖宫产儿病死率。

(九)新生儿低血糖

剖宫产儿发生低血糖的概率较自然分娩儿高。由于剖宫产前需禁食,有可能给孕母输注了高渗糖,将可导致胎儿发生高胰岛素血症。如果短时间内剖宫产娩出的新生儿,因来源于母体的血糖突然中断,可引起出生后撤退性低血糖。

三、剖宫产儿综合征的防治

综上所述,对围生儿来说,剖宫产并不是绝对安全的分娩方式,虽然剖宫产有解决难产、胎儿窘迫以及快速终止高危妊娠的有效办法的一面,但剖宫产儿的并发症,特别是呼吸系统并发症较自然分娩多。剖宫产本身就是高危因素之一;有鉴于此,新生儿科专家提倡加强对剖宫产儿的关注,建议做到以下几点:①严格掌握剖宫产指征,杜绝社会因素的剖宫产;②把握手术时机,提高手术产的质量;③选择性剖宫产,有宫缩时施行为好,用小剂量缩宫素有利于刺激胎儿的适应调节;④对医源性早产者应提前促胎肺成熟;⑤注意产妇手术时体位,以左侧 15°卧位为好;⑥充分估计胎儿大小、入盆情况,选择适宜手术切口;⑦娩出胎儿时要顺势利导,不要强行牵引以免造成产伤;⑧特别注意清理新生儿呼吸道;⑨增强对剖宫产儿风险的认识,严密观察新生儿的呼吸、意识、血糖等的变化,特别是在新生儿娩出 48 小时内,因为在出生后 1 周内死亡的剖宫产儿,其生后 48 小时内病死率较高。

第七节　妊娠期的血栓预防

静脉血栓形成和栓塞(VTE)是妊娠期最常见也是最严重的并发症之一,现在已飙升为发达国家孕妇发病率和病死率的首要因素。近 20 年来,人们普遍认为 VTE 与获得性及遗传因素有关,而对如何预防血栓栓塞需要做出艰难决定。本节主要论述哪些患者是临床患 VTE 高风险者,对这些易于发生血栓者进行筛查,从而保证预防血栓发生,并对一些特定人群也给出了指导性建议。

一、流行病学

妊娠期和分娩后是 VTE 高发期,发生率为 0.61‰～1.72‰,大约是非妊娠妇女发生 VTE 的 4～5 倍。这与临床发生于分娩前后与妊娠有关的 VTE 诊断符合率大致相同。分娩前发生 VTE 的风险平均分布于整个妊娠期。

一般来讲,妊娠期深静脉血栓形成(DVT)较肺栓塞(PE)更容易诊断。妊娠期 DVT 更易发生于左侧静脉的下游或末端,其主要原因是日益增大的妊娠子宫压迫左髂静脉所致。非妊娠妇女发生 DVT 时,很少发生盆腔静脉血栓形成,这在美国预期登记的 DVT 记录中得到证实,总共不到 1%。产科专家应该认识到盆腔静脉血栓形成在妊娠期更普遍,占静脉血栓形成病例的 11%～13%。

重要的是肺栓塞更易发生在产后,在这时期并发有 VTE 的高风险。因此在产后这段时期必须给予相应的重视,预防血栓发生。

二、病理生理学和风险因素

(一)病理生理学

Virchow 等提出了发生血栓形成的 3 个危险因素:血液停滞、血管损伤、高凝血状态。这些因素在妊娠期和分娩后一段时间都一直存在着。妊娠期静脉末端血液处于停滞状态,静脉血流的速度随着妊娠的进展进一步减慢,而且左侧较右侧下降明显。另外,静脉膨胀可导致血管内皮的损伤和前凝血因子的改变。盆腔静脉除了受机械压迫外,妊娠期雌激素水平的增高及一些代谢产物的堆积增加了静脉的血容量。Macklon 和 Greer 学者发现产后 4～42 天静脉末端的血流速度加快、膨胀的静脉开始回缩,并逐渐恢复到早孕 42 天时检测水平。

血管内皮损伤的原因或是妊娠期静脉膨胀,或是子痫先兆导致血管内皮激活。自然分娩时,可发生血管压迫。手术和辅助分娩时可导致血管损伤,也有可能增加产后血栓栓塞的风险,这在剖宫产病例中确实存在。

正常妊娠时伴随着出凝血系统的改变,高凝血状态可抑制分娩时出血过多。总之,妊娠期出现斑块的危险因素增加了:一些抗凝血因子减少,分解纤维蛋白的活性减低,一些特定因子,如因Ⅱ、Ⅶ、Ⅷ、Ⅸ、Ⅻ、von Willebrand 因子增加。纤维蛋白原增加至非妊娠期水平的近 2 倍。抑制凝血的变化过程包括在早孕期减少游离和总蛋白 S 抗原水平,以减少其活性。虽然蛋白 C 水平保持不变,但是蛋白 C 整体活性抑制是增加的。活性抑制的程度依赖以下改变,包括因子 VLeiden 突变(FVLM)、纤维蛋白酶衍生物以及是否存在抗磷脂抗体等。纤维蛋白分解减少,主要取决于缩小组织中纤维蛋白溶酶原催化剂的活性。已有证据表明纤维蛋白溶酶原催化剂抑制剂-1和-2以及纤维蛋白分解抑制剂是增加的。高血凝状态的其他一些指标包括凝血酶-抗凝血酶复合物增加、凝血因子碎片1和2、纤维蛋白酶衍生物峰值、D-二聚体水平的增加。

（二）临床风险因素

一些特定因素可能对VTE产生影响,这些因素与Virchow提出的3个危险因素不谋而合。它们是卧床休息(等同于血液停滞),手术分娩(等同于血管损伤),可遗传的血栓形成倾向(等同于高血凝状态)。孕妇年龄≥35岁以及剖宫产被认为是重要的高风险因素。妊娠期和分娩期增加患VTE的因素有严重疾病、输血、产褥感染。

（三）可获得和可遗传的血栓形成倾向

有关VTE的引起血栓形成倾向风险因素在2005年Robertson等已做了系统文献回顾。以上不等同比率的增加使FVLM(纯合的、杂合的)、凝血因子基因突变(PGM)(纯合的、杂合的)、抗凝血酶缺乏、蛋白C缺乏或蛋白S缺乏以及抗磷脂抗体等发生改变。FVLM杂合体和PGM杂合体是最常见的易引起血栓形成的2种因素,有学者对它们进行过前瞻性研究,发现对于无血栓史的健康孕妇并没有太大的临床意义。目前还没有对抗凝血酶、蛋白C或蛋白S以及抗磷脂抗体缺乏进行过类似研究,主要原因是它们极其罕见。

三、血栓形成倾向的测试意义

虽然血栓形成倾向与VTE之间的关系是显而易见的,但是对孕妇进行这些不正常因素的筛查缺乏实用性和有效性。多数专家认为对无症状孕妇进行通盘筛查收效甚微,考虑到血栓形成倾向的筛查,产科医生应当对以下4类患者作为筛查对象:①伴有急性VTE;②VTE复发(2次或更多次);③先前本人有单一VTE病史;④有VTE家族史,但本人无VTE病史。

急性VTE虽然不是本节讨论的主题,临床医生应当认识到把可遗传的血栓形成倾向的筛查放在首位还是有争议的。主要是因为筛查结果不大可能改变处理意见,当然更改变不了通常用肝素作为急症处理,随后转为华法林维持治疗(非孕期)的方案。而且,有血栓形成倾向时主要表现为FVLM杂合体或PCM杂合体,这不是长期抗凝血的指征。通过检测狼疮抗凝血、抗心磷脂、抗β_2-糖蛋白Ⅰ指标进行的抗磷脂综合征测试通常是临床上VTE筛查的首要检查,因为抗磷脂综合征需要长期抗凝治疗。

近期VTE复发的孕妇已经进行过血栓形成倾向的检查,因此将不会引起太多关注。然而人们没有想到的是,正是这些孕妇需要在孕期长期抗凝治疗而不是单纯的血栓预防。孕妇本人先前只有过单一VTE史而没有长期抗凝治疗者将接受内科医生而不是产科医生的血栓形成倾向筛查。当前美国大学妇产科医生协会推行这样一条原则,即患者应当乐意参与筛查,特别是筛查结果可能影响处置方案时。如果筛查结果阳性,只要遵循文章后面列出的指导方针就可以;如果未参与筛查,着实让医生们焦头烂额。

鉴于血栓形成倾向测试可能改变妊娠处置,那么是否有哪些患者虽然先前只有过单一VTE史而不需要产前预防血栓?Brill-Edwards和他的同事们做了仅有的一项可信度较高的这类研究。他们以125名先前有过单一VTE史但没有在孕期使用肝素进行血栓预防的孕妇作为研究对象(值得注意的是所有病例均在产后抗凝治疗达6周)。所有病例均检测了FV-

LM、PGI、蛋白 C 缺乏、蛋白 S 缺乏、抗凝血酶缺乏和抗磷脂抗体（游离蛋白 S 占总蛋白 S 不足 24%即为蛋白 S 缺乏）。总之,病例中的 2.5%诊断为产前血栓形成。然而 44 例病例虽然先前血栓形成是与短暂高危因素有关,包括妊娠或口服避孕药,结合本次筛查为阴性,他们中无一例在产前复发 VTE。虽然并不是所有专家都认同产前可以有一部分孕妇不必接受血栓预防,但一定要清醒地认识到这类人群所占比例太少,不足以证明他们就不存在发生 VTE 的风险。因此考虑到上述人群是处于孕期或早孕期,可试行以下方法:

制定出抗磷脂综合征标准,因为这个诊断将会改变妊娠结局,同样也是孕期使用肝素预防血栓的指征。

有罕见的抗凝血酶缺乏家族史,因为这是孕期需要抗凝治疗的指征。

一般来讲,如果孕妇先前 VTE 确定是自发的,也就是说,与一些高危因素无关（如妊娠、口服避孕药等）,就没必要做血栓形成倾向的筛查,因为不管筛查结果如何,都建议患者血栓预防。

就妊娠期高风险因素审阅后,发现患者只短暂接触过高危因素,只要筛查结果是阴性,患者可以在孕期不使用肝素预防血栓。反过来,如果患者愿意接受肝素预防血栓,血栓形成倾向筛查也就没必要了。

第 4 类患者中有 VTE 家族史但无个人史,处理起来着实困难。美国大学妇产科医师协会也承认这一点。抗凝血酶缺乏家族中的一级亲属都应该进行筛查测试,在 FVLM 和 PGM 变异中表现为纯合体或复杂杂合体的一级亲属也应进行筛查。

如果一定要做血栓形成倾向筛查,建议查以下项目:狼疮抗凝和抗心磷脂抗体（只适合本人有 VTE 史）、FVLM、G20210A 凝血因子突变、抗凝血酶活性水平、蛋白 C 活性水平、蛋白 S 活性水平。决定做哪项筛查取决于患者自身临床情况和血栓预防中潜在不良反应孰轻孰重。由于正常妊娠期出凝血系统发生生理改变,可能影响、蛋白 C、蛋白 S 的检测结果,内科医生应当认识到在处置明显凝血块抗凝治疗过程中,检测结果比实际要低。

四、血栓预防

肝素是妊娠期可选择的抗凝药物,因为不能穿过胎盘屏障,被公认对胚胎或胎儿是安全的。肝素有两种存在形式:低分子量肝素（LMWH）和未分离肝素（UFH）。两者的基本作用是抗凝血酶与催化分子结合,抑制凝血酶的活性。UFH 增强抗凝血酶活性,而 LMWH 主要作用是调节抗凝血酶与抗因子 Xa 的活性。

UFH 复杂的药物动力学最终导致在某种程度上不可预测抗凝应答。皮下（SC）注射较静脉输液 UFH 的生物效率是减低的。所谓生物效率,是指药物或其他物质经口服后,到达靶组织的程度。相反,LIWH 不需要与多种特定的循环蛋白或细胞表面相连接,因此皮下注射有较高的药物动力学和生物效率。而且,LMWH 较 UFH 不易引起肝素导致的血小板减少症（HIT）和骨质疏松,后者在临床上比较少见。最重要的,LMWH 较长的半衰期是它的优势,可以一日 1 次或 2 次使用。

虽然 LMWH 也可以,但大多数专家更喜欢使用华法林预防产后血栓。像肝素复合物一样,华法林也是哺乳期安全使用药物。

五、风险患者的一般分类

为了给产科医生提供一个简便的临床可接收到处置患者的方法,建议需要血栓预防的患者分为以下几类:

(一)受孕近几个月或妊娠期患急性 VTE

一些专家建议正在服用华法林的妇女受孕前 6 周应停止使用华法林,换用 UFH 或 LM-WH。这类患者应该从确诊 VTE 开始全程使用 UFH 或 LMWH 修正剂量抗凝治疗至少 6 个月。如果患者妊娠期连续抗凝治疗达 6 个月,减少药物的预防剂量是可行的,尤其是准备要硬膜外麻醉时。分娩后再次使用 UFH 或 LMWH 预防剂量或过渡到华法林。

(二)复发 VTE(两次或更多次)

这类患者应该在妊娠期全程使用 UFH 或 LMWH 修正剂量抗凝治疗。分娩后再次开始使用 UFH 或 LIWH 或过渡到华法林。

(三)单一 VTE

史而且没有长期抗凝治疗患者先前 VTE 时没有外界刺激自行发生,在妊娠期既可以使用 UFH 或 LMWH 预防剂量,也可以使用中间剂量;如果先前 VTE 与短暂的风险因素接触有关而没有血栓形成倾向,可以在孕期不接受治疗,但内科医生一定要密切关注有可能发生 VTE 的症状和体征,例如肥胖或卧床休息等,从而采取措施减低风险。这类患者通常产后都需血栓预防。

(四)不伴有 VTE 的抗磷脂综合征

这类患者在妊娠期既可以使用 UFH 或 LMWH 预防剂量,也可以使用中间剂量;患者一旦明确诊断,专家建议 UFH 预防剂量皮下注射 7500～10000U,每 12 小时 1 次,同时 LMWH 也是每 12 小时 1 次。分娩后,华法林或 LMWH 预防产后血栓。

(五)高风险血栓形成倾向

虽然不很常见,抗凝血酶缺乏、FVLM(纯合体、杂合体)、PGM(纯合体、杂合体)及持续抗磷脂抗体阳性被专家认为是妊娠期血栓形成高危因素,即使患者在先前无 VTE 史。妊娠期 UFH 或 LMWH 的预防剂量可使用产后血栓预防剂量。有学者怀疑 UFH 或 LMWH 预防剂量的有效性,认为中间剂量或修正剂量更有效。伴有抗凝血酶缺乏的孕妇需要在孕期或产后使用抗凝血酶浓缩剂。

(六)不伴有先前 VTE 史的低风险血栓形成倾向

不伴有先前 VTE 史但伴有 FVLM 或 PGM 杂合体、蛋白 C 缺乏,或蛋白 S 缺乏等可以在产前不做血栓预防。产后是否做血栓预防也因人而异。根据 ACOG(美国大学妇产协会)的提议,对于无症状患者可以不做特定处理。

(七)剖宫产

剖宫产被认为是导致 VTE 的风险因素。Bates 等建议剖宫产孕妇产后需要血栓预防。妊娠期每增加一项风险因素或选择剖宫产,就需要 UFH 或 LMWH 预防剂量预防血栓发生,或住院期间使用肢体末端压力设备机械预防。如果多风险因素并存,就需要同时使用药物预防与机械预防。剖宫产后患者伴有持续 VTE 风险因素,药物预防应持续 4～6 周。

六、分娩前后的肝素应用

分娩前后如何使用肝素是非常重要的,因为在抗凝治疗的同时可能加重产后出血。妊娠期使用 LMWH 的低至中风险患者在孕 36～37 周时换用 UFH,以免发生早产时硬膜外麻醉的效果不受影响。建议患者如果不能自然分娩,应停用肝素。如引产或计划分娩前 24 小时,应停用修正剂量的肝素和中间剂量的 LIWH,预防剂量的肝素至少在 12 小时前停用。对于高风险患者,例如近期患过 VTE 者,合理的做法包括减少肝素剂量至 5 000U,皮下注射,一日两次,或者分娩期间连续静脉输液肝素,当预计 12 小时内临产时停用。

大部分患者不管是经阴道分娩还是剖宫产,一般产后 6～8 小时后重新开始肝素治疗。就高风险患者来说,产后出血风险时间一过(大约是产后 2～4 小时)就开始持续静脉输液肝素。

美国局部麻醉协会(ASRA)就抗凝和局部麻醉之间提出了一些建议。局部麻醉禁忌证之一就是一日两次皮下注射 LMWH 最后时间距离麻醉少于 24 小时。对于 LMWH 预防剂量,局部麻醉时间放宽到 10～12 小时。麻醉失效导尿管拔除 2 小时后才可以产后首次使用肝素。神经脊髓轴麻醉 1 小时后可以开始静脉肝素输液,一直到拔除导尿管前 2～4 小时。

七、总结

很明显,妇产科医生在预防产妇 VTE 方面具有独到的思想。必须有能力分辨出哪些患者有 VTE 风险,哪些患者要做血栓形成倾向筛查,哪些需要血栓预防。掌握各种血栓预防策略及分娩前后抗凝治疗是非常重要的。

第七章 妊娠相关的感染性疾病

第一节 宫内感染与脑损伤

随着高危产妇和新生儿重症监护技术的飞速发展,新生儿成活率越来越高。随着人们生活质量的提高,对新生儿脑损伤的预后也越来越重视。但只有不到 10％脑瘫和 15％精神发育迟滞与窒息或产伤相关。近来研究认为宫内感染与缺氧在导致新生儿脑损伤方面有协同作用或因果关系。国外 Petit 等在 1996 年报道:50％新生儿听力损伤由遗传因素引起,40％～60％是由其他因素引起,而这之中 30％～65％与宫内感染有关。所以宫内感染成为产科以及新生儿科的一个重要课题。

一、概念

宫内感染是指孕妇受病原体感染后所引起的胎儿感染。妊娠期由于母亲对外源性组织抗原一半同种胎儿"移植物"耐受,致血液中免疫球蛋白水平改变,多形核白细胞的趋化性和黏附性自妊娠中期被抑制,同时可能还有细胞免疫的改变,造成孕妇和胎儿易受多种感染和感染性疾病的侵袭,形成宫内感染。

二、宫内感染的类型

(一)按照感染部位分类

宫内感染按照感染部位可分为羊膜腔感染、胎盘炎症、绒毛膜羊膜炎、其他。

(二)按照临床表现分类

宫内感染按临床表现分为:①临床型:有感染中毒表现,发生率 10％～20％;②组织学型:缺乏临床表现,发生率 80％～90％(其中早产儿占 60％)。流行病学资料研究证实,孕母体温＞38.0℃或临床诊断有绒毛膜羊膜炎可使出生新生儿脑损伤的风险性增加 3.6 倍。国外相关资料显示羊水 Ⅲ°污染的早产儿患脑损伤的风险比无羊水污染的新生儿高 9.4 倍(75％:8％)。同济医院 2004 年报道:在出生 3 天内患脑损伤的早产儿中,一半以上并发有绒毛膜羊膜炎。国外对 1 367 个极低体重儿的研究发现,绒毛膜羊膜炎是引起新生儿脑白质损伤和颅内出血的独立危险因素。

(三)按照病原体分类

宫内感染按照病原体可分为:①病毒,如巨细胞病毒(CMV)、风疹病毒、单纯疱疹病毒、人乳头瘤病毒、人类微小病毒 B19、乙肝病毒(HBV)、丙肝病毒、柯萨奇病毒、人类免疫缺陷病毒、带状疱疹病毒、腮腺炎病毒、流感病毒等。在我国,以乙肝病毒感染为主,相关研究较多;②原虫,如弓形虫;③衣原体,如沙眼衣原体;④支原体,如解脲支原体、肺炎支原体等;⑤螺旋体,如梅毒螺旋体;⑥细菌,如 B 族链球菌等。

孕妇感染上述病原体后,多数无特殊症状或症状轻微,部分患者可以发生胎膜早破、绒毛膜炎羊膜炎，引发早产、产后出血等产科并发症，但更严重的是母婴垂直性感染有可能对胎儿造成严重后果，引起流产、早产、死胎、发育异常、新生儿感染等。在胎儿发育异常中，主要以中枢神经系统受损为主，可以有多器官受累的临床综合征，包括小头畸形、脑积水、白内障、视网膜脉络膜炎、迟发性中枢神经系统障碍、耳聋、先天性心脏病、肝脾大、骨髓抑制等。病毒感染是导致胎儿畸形的主要原因，其中以中枢神经受损占多。单纯疱疹病毒（HSV）是引起中枢神经系统感染的最常见病毒。弓形虫感染患儿的远期后遗症主要表现为中枢神经系统异常或视网膜异常。CMV 感染的胎儿神经系统残疾主要表现为感音神经性听觉丧失及视网膜脉络膜炎。胎儿期机体尚未产生特异性抗体，病毒可能通过淋巴细胞的携带经血液循环感染中枢神经系统。动物模型中胎儿生存环境中因感染及缺氧导致的促炎症因子介导新生儿脑损伤，且近年来多项对照试验或人群调查均提示宫内感染及胎儿炎症反应与脑瘫的发生率有明显相关性。

三、常见宫内感染导致脑损伤临床表现

(一)单纯疱疹病毒(HSV)

单纯疱疹病毒感染中枢神经系统受损表现：烦躁、嗜睡，甚至昏迷，局灶性或全身强直性抽搐，角弓反张，去大脑僵直状态，前囟饱满及张力增高，脑脊液检查细胞数增高，以淋巴细胞为主，蛋白增高，脑电图检查可正常，脑脊液可分离出 HSV。神经细胞损害者病死率可达40%～60%，存活者近 1/2 有不同程度神经系统后遗症，如精神运动发育迟缓、脑积水等。孕早期感染者可有小头畸形、脑钙化等。

(二)弓形虫病

神经系统弓形虫病，脑膜脑炎可于出生时即出现症状，此多为重型。也可出生时症状轻或无症状，于生后数月或 1 年发病，表现为前囟突起、呕吐、抽搐、昏迷、角弓反张，严重者可发生死亡。脑脊液常有异常。外观黄色，细胞数增加，淋巴细胞增多为主，蛋白质增高或正常。脑脊液循环受阻时，可产生阻塞性脑积水。脑皮质钙化较多见，脑性瘫痪、多发性神经炎、下丘脑综合征亦可见。儿童期可有精神运动发育低下。

(三)新生儿先天性巨细胞病毒感染

新生儿先天性巨细胞病毒感染又称巨细胞病毒病，是由巨细胞病毒感染胎儿后，引起胎儿及新生儿全身各个器官损害并出现临床症状，是新生儿最为常见的病毒性感染疾病之一。胎儿早期感染，导致脑坏死、钙化，脑发育迟缓，而至出生后表现为小头畸形、抽搐、肌肉瘫痪、肌张力障碍及智力发育落后，头颅 X 线检查及 CT 检查可发现脑室周围钙化或脑发育不全改变，亦可导致神经性听力损害、斜视等。出现脑膜脑炎时，可有抽搐、前囟饱满、张力增高等表现，脑脊液检查异常，如以单核细胞增多为主的脑脊液细胞数增加和蛋白增高，脑电图节律异常，临床不易与其他病毒性脑膜脑炎区分。

(四)风疹病毒感染

风疹病毒感染是由风疹病毒（RV）引起的，主要表现为头小畸形及脑膜慢性：炎症浸润的局限性脑膜脑炎、慢性进行性脑炎和脑回萎缩。显微镜下可见脑实质弥散性小灶性坏死，神经元消失，星状细胞增生，血管周围有淋巴细胞聚集，血管壁有形态不规则的黑色素沉积。进行性风疹全脑炎（PRP）脑膜增厚，小脑、脑桥和延髓严重萎缩。

四、诊断

(一)病史

凡有以下病史者应考虑宫内感染的可能性:①孕母过去有死胎、流产、死产史;②孕母孕期有病毒感染史,如上呼吸道感染、风疹、疱疹史;③孕母及家庭成员或接触新生儿的护理人员为病毒携带者,尤其是孕期或接触新生儿时有高度传染性的感染者。

(二)宫内感染的诊断

具备以下 2 项或 2 项以上即可诊断宫内感染:①孕母体温>37.8℃或有绒毛膜羊膜炎或胎盘感染;②母亲及/或新生儿白细胞增多或减少,血小板减少,TORCH 抗体异常;③胎儿心动过速或过缓伴心音低钝;④羊水污染而臭;⑤胎膜早破早产儿,出生时、出生后皮肤出现毒性红斑。

(三)宫内感染脑损伤的诊断

宫内感染脑损伤的诊断包括:①有宫内感染表现;②有精神症状、肌张力改变;③脑 CT、MRI、超声检查发现脑萎缩、脑积水、脑白质钙化、脑软化灶;脑电图检查有异常表现;④排除新生儿缺血缺氧性脑病(HIE)、代谢性疾病、先天畸形等其他疾病。

(四)实验室诊断

1.一般实验室检查

除血常规、大便常规、小便常规外,根据不同临床表现应做脑脊液、肝、肾功能,心电图,X线照片,头颅 CT,听力、视力测定等检查项目。

2.病理学检查

①组织病理学检查:某些病毒感染后,可利用活检及尸解组织发现其较有特异性的病理改变,具有一定诊断价值,利用组织病理免疫荧光检查方法,可在受感染组织中检测出病毒抗原;②脱落细胞学检查:某些新生儿病毒感染性疾病,可利用尿或唾液中的脱落细胞检查出与组织病理相似的细胞改变而有利于诊断。

3.病毒学检查

是确诊胎儿、新生儿病毒感染的必要检查方法。①病毒分离:是最可靠的直接诊断病毒感染方法,从组织、体液或分泌物中分离出病毒即可确诊;②DNA 检测:近年来国内外采用 DNA杂交技术已能对多种病毒 DNA 进行检测,具有快速、特异性强、敏感度高等优点;③mRNA 检查:已在一些病毒检测中应用,该检测有利于近期活动性感染的确定;④近年用流式细胞仪检测白细胞中某些病毒抗原数的报道,如巨细胞病毒(CMV)抗原。

4.血清中病毒抗体检测

可利用多种血清学方法如补体结合试验、中和试验、免疫荧光试验、酶联免疫吸附试验、放射免疫法等检测患儿血清中病毒抗体。其检测出抗体种类不同,具有不同的诊断价值。

(1)IgG 抗体检测:IgG 抗体可以透过胎盘,故血清中检测出病毒相应的 IgG 抗体,不能肯定抗体由新生儿自身产生,只有在恢复期血清抗体效价增高 4 倍以上,才具诊断其感染价值。

(2)IgM、IgA 抗体检测:从患儿血清中检测出病毒相应的 IgM、IgA 抗体,可以诊断该病毒近期感染;脐血或出生后一周以内检测出病毒相应的 IgM、IgA 抗体可诊断先天性病毒感染,因此类抗体在体内存留时间在 6 周左右,阴性结果不能肯定排除感染。因此此类抗体易受类风湿因子影响,故应排除假阳性的可能。

五、预防与治疗

(一)HSV 的预防与治疗

1.新生儿 HSV 感染预防

是较为困难的,但以下措施可减少其发生。①孕妇临产前均应进行生殖器疱疹的检测。如确定有生殖道 HSV 感染,且有病损宜采用剖宫产。避免经阴道分娩感染新生儿,剖宫产应在胎膜未破时进行,胎膜破裂4~6小时后,新生儿有被上行感染的可能性。②新生儿出生后应避免和有活动性 HSV 感染的医护人员、亲属及新生儿接触。有 HSV 感染的新生儿应与其他新生儿隔离。丙种蛋白被动预防新生儿感染 HSV 效果尚不肯定。

2.治疗

如下所述。

(1)一般治疗:加强护理,保持皮肤损害部位清洁,防止继发细菌感染。伴有细菌感染时,应采用抗生素治疗。防止及处理脱水、酸中毒及电解质紊乱以及相应的对症治疗。

(2)抗病毒治疗:①阿糖腺苷(Ara-A):可阻止 HSV DNA 的合成,早期使用疗效较好,可用 10~25mg/(kg·d),静脉滴注,每日 1 次,连续 5~15 天,可明显降低新生儿 HSV 感染的病死率。局部用于疱疹性角膜炎亦有较好疗效。阿糖胞苷用于新生儿 HSV 感染治疗亦有较好疗效,但毒性作用较阿糖腺苷明显,故现已少用。②阿昔洛韦:为合成核苷类药物,具有选择性抗病毒作用,对局限性 HSV 感染有良好疗效,对中枢神经系统感染及全身播散性感染亦有一定疗效。剂量为 30mg/(kg·d),分三次静脉注射,疗程 14~21 天。该药毒性较小,使用较方便。

(3)其他治疗:近来有报道干扰素应用于新生儿 HSV 感染有较好疗效,但尚需进一步观察。

(二)弓形虫病的预防与治疗

1.预防

避免与猫、狗等密切接触。不吃未煮熟的肉类和蛋、乳类等食物。饭前便后洗手。孕妇应进行血清学检查,妊娠初期感染本病者应终止妊娠,中、后期感染者应予治疗。

2.治疗

磺胺嘧啶和乙胺嘧啶合用是目前治疗本病最常用的方法,可抑制弓形虫滋养体的繁殖,在急性期治疗颇见疗效。磺胺嘧啶 50~100mL/(kg·d),分 4 次口服。乙胺嘧啶 1mg/(kg·d),每 12 小时 1 次,2~4 日后减半。疗程 4~6 周,用 3~4 疗程,每疗程间隔 1 个月。乙胺嘧啶可引起叶酸缺乏及骨髓抑制,用药期间应定期观察血常规并服用叶酸 5mg,每日 3 次。因其致畸作用,孕妇慎用。螺旋霉素在胎盘组织中浓度较高,毒性小,不影响胎儿,适用于弓形虫感染的孕妇及先天性弓形虫病。成人每日 2~4g,儿童 100mg/(kg·d),分 2~4 次口服。孕妇亦可用克林霉素口服,每日 600~900mg,两药均可连用 3 周,间隔 1 周再重复 1 疗程。

近年来有研究报道,弓形虫感染的小鼠及成人和儿童使用阿奇霉素联合免疫细胞因子如干扰素治疗,取得满意疗效。发现阿奇霉素能进入纤维细胞和吞噬细胞,可到达所有组织。能进入弓形虫包囊,同时杀死滋养体和包囊。

（三）CMV 预防与治疗

1.预防

获得性 CMV 感染是通过直接密切接触排病毒者所致,在接触有排病毒者后应注意洗手,尽量减少传播的危险。输血时应事先筛查血源,应用 CMV 阴性血,或用减少白细胞的血液输入,减少获得性感染的机会。疫苗预防现在处于研究阶段。

2.治疗

至今尚无 CMV 感染的特异治疗药物,故对症治疗及良好的护理工作十分重要。可试用以下药物治疗。

（1）干扰素:100 万 U/d,肌内注射,每日 1 次,10 日一疗程,部分患儿可间隔 7～10 日内进行 1～2 疗程治疗,有助于黄疸消退、肝脾缩小及肝功能恢复。

（2）利巴韦林（又称三氮唑核苷）:10～20mg/(kg·d),疗程 1～2 周,有助于黄疸消退、肝脾缩小、肝功能恢复。

（3）更昔洛韦（丙氧鸟苷）:10mg/(kg·d),分 2 次,静脉注射 1～2 周。

（4）CMV 免疫核糖核酸（CMV－IRNA）:有人认为使用后可使白细胞介素 2（IL－2）增高,可溶性白细胞介素 2 受体（SIL－2R）降低。提高细胞免疫功能,有助于恢复。

（四）RV 预防与治疗

1.预防

先天性风疹的预防关键在于防止孕妇在妊娠期内,尤其是在妊娠早期发生风疹病毒感染。

（1）避免受染:妊娠期妇女,尽量避免和风疹患者接触,以防发生风疹病毒感染,既往有分娩畸形新生儿的妇女,最好间隔 3 年以上再怀孕。妊娠早期妇女未患过风疹,血清抗体阴性,有风疹接触史者,可考虑做人工流产。如不能进行人工流产,则静脉滴注正常人免疫球蛋白或高滴度风疹免疫球蛋白,有可能防止胎儿发生先天性风疹。

（2）减毒活疫苗接种:风疹免疫预防已被我国卫计委列为《全国重大疾病控制九五规划纲要》。我国从 1993 年开始生产和使用风疹减毒活疫苗,由风疹减毒株 BRDⅡ感染人二倍体细胞制备。用于 1 岁以上儿童及对风疹易感的育龄妇女,可与百白破三联疫苗及麻疹疫苗同时使用,保护率在 7 年以上。美国现在使用的是 RA27/3 疫苗。凡年龄为 15 月龄至 12 岁男女小儿均一律注射减毒活疫苗 1 次,95％易感儿可产生抗体。未婚青年女性未患过风疹,也未接种过风疹疫苗,均应进行补接种,并避免在接种 3 个月内怀孕。已经怀孕的妇女,在妊娠期内应避免减毒活疫苗接种,以免胎儿发生感染。

2.治疗

无特殊治疗方法,主要对症处理。CRS 新生儿和婴儿应予隔离,防治并发症。观察生长发育情况,矫治畸形。接受良好的护理和教养。

第二节　胎膜早破与新生儿感染

一、概念

胎膜早破(PROM)是指在临产前胎膜自然破裂。孕龄＜37周的胎膜早破又称为早产(未足月)胎膜早破(PPROM)。胎膜早破是围生期最常见的并发症,可以对孕产妇、胎儿和新生儿造成严重不良后果。胎膜早破可导致早产率升高,围生儿感染性疾病增加,妊娠不满37周的胎膜早破率2.0%～3.5%,发生率约占分娩总数的6%～12%。胎膜早破常致早产、围生儿死亡、宫内及产后感染率升高。

二、诊断

根据临床表现及必要的辅助检查即可作出诊断。同时必须判断是否有羊膜腔感染,是否有羊膜腔感染直接影响其后的处理方法。

注意事项:典型的胎膜早破很容易诊断,但非典型的胎膜早破往往因为延误诊断而造成严重的后果。临床常见的情景是孕妇自觉少量阴道流液,但到达医院后流液停止,检查者未见到液体流出,同时石蕊试纸检测阴道口液体,pH＜7.0,除外胎膜早破而未予处理或严密观察,如此反复发生,最后直到出现羊膜腔感染才意识到胎膜早破。此处强调的是对于正常孕妇阴道排液的感觉的准确性和重要性,同时强调各种检查方法特别是石蕊试纸法检测阴道口而非阴道内液体的酸碱度方法的错误性和结果的假阴性。

三、鉴别诊断

羊水需与尿液、阴道黏液等相鉴别,通过阴道检查及辅助诊断手段,胎膜早破的确诊比较容易,但对其处理,尤其是不足月的胎膜早破的处理,尚有分歧。传统观念认为对于不足月者应在密切监测的前提下采取期待疗法以延长胎龄,提高新生儿的存活率;但有学者认为未足月的胎膜早破,母儿感染率远远超过早产儿的并发症,建议经阴道后穹取羊水测定磷脂酰甘油,胎肺成熟即终止妊娠。对于期待治疗中是否应用抗生素亦有争议,有学者提出预防性应用抗生素不能使围生期发病率下降,相反能使耐药细菌生长,故主张不预防性使用抗生素。中国多数医疗单位对亚临床感染尚难以及时诊断,为预防感染,仍以用药为宜。首选青霉素或头孢类抗生素,对青霉素过敏者可选用大环内酯类。期待治疗过程中,如出现感染征象,则应及时终止妊娠。

四、对母儿的影响

主要为感染,包括母体子宫盆腔和全身感染及胎儿肺部感染、败血症和小肠结肠炎等。

五、治疗

(一)期待疗法

期待疗法适用于妊娠28～35周、胎膜早破不伴感染、羊水平段≥3cm者。

1.一般处理

绝对卧床,保持外阴清洁,避免不必要的肛诊及阴道检查,密切观察产妇体温、心率、宫缩、阴道流液性状和白细胞计数。

2.预防性应用抗生素

破膜超过 12 小时,应给予抗生素预防感染。

3.子宫收缩抑制剂的应用

有宫缩者,静脉滴注硫酸镁等。

4.促胎肺成熟

妊娠 35 周前,应给予倍他米松 12mg,静脉滴注,每日 1 次,共 2 次,或地塞米松 10mg,静脉滴注,每日 1 次,共 2 次。

(二)终止妊娠

1.经阴道分娩

妊娠 35 周后,胎肺成熟,宫颈成熟,无禁忌证可引产。

2.剖宫产

胎头高浮,胎位异常,宫颈不成熟,胎肺成熟,明显羊膜腔感染,伴有胎儿窘迫,抗感染同时进行剖宫产术终止妊娠,做好新生儿复苏准备。

六、与胎膜早破有关的新生儿感染的诊断与治疗

(一)宫内感染性肺炎及分娩过程中感染性肺炎

1.病因

胎膜早破 24 小时以上,羊水污染发生率高达 50% 甚至 80% 以上。孕母阴道内的细菌(如大肠埃希菌、克雷伯杆菌、李司忒菌、B 组链球菌、金黄色葡萄球菌)和病毒、支原体等上行感染胎膜,胎儿吸入污染的羊水而产生肺炎。

2.病理

由羊水及血行传播的肺炎病变引起广泛性肺泡炎,渗液中含多核细胞、单核细胞和少量红细胞。镜检下可见到羊水沉渣,如角化上皮细胞、胎儿皮脂及病原体等。

3.临床表现

婴儿出生时常有窒息史,复苏后呼吸快,常伴呻吟,体温不稳,无咳嗽、憋气、呼吸暂停、黄疸等。体征:约半数患儿可有啰音,呼吸音粗糙或减低。严重病例出现呼吸衰竭。有时抽搐、昏迷,但不一定有颅内病变,少数病例可有小头畸形、颅内钙化灶。并发心力衰竭者心脏扩大,心音低钝,心率快,肝脏增大。常并发 DIC、休克、持续性肺动脉高压(PPH)、肺出血等。

4.X 线表现

出生后第一天肺部 X 线检查可无改变,随访中出现病灶。①以间质性肺炎为主;②双肺满布小片状或线状模糊影,从肺门向周围呈扇形扩展;③支气管壁增厚;④有时呈颗粒影伴支气管充气影及肺气肿,肋间肺膨出。

5.实验室检查

周围血常规示白细胞大多正常或减低或增高,多核细胞不高,血 IgM 和 IgA 升高。血培养阳性率不高,出生后 1 小时内检查胃液涂片可发现白细胞和与孕母阴道相同的病原体。生后 8 小时内气管内分泌物涂片及培养可提示肺炎致病菌。采用血、尿、气管分泌物培养及涂片,对流免疫电泳,ELISA 检查 IgG、IgM,聚合酶链反应(PCR)及 16SrRNA 基因 PCR 加反相杂交检测细菌的 DNA,可快速正确诊断细菌性感染。血气分析了解缺氧情况,以便供氧

6.防治

对胎膜早破、羊膜炎孕妇在分娩前可用抗生素预防胎儿感染，婴儿娩出后孕妇仍继续用2～3天，新生儿则在高危儿室监护，一旦呼吸增快可采用氨苄西林、头孢噻肟及甲硝唑 2.5mg/（kg·d）。根据分泌物培养及涂片修改抗生素，衣原体、支原体感染用红霉素、阿奇霉素，病毒感染者用精制干扰素 100 万 U 肌内注射 7 天。呼吸困难者给予机械呼吸，并发持续性肺动脉高压应用一氧化氮治疗。置于适中温度，加强营养。对不能经口喂养者可采用静脉高营养液，保持液体和电解质平衡。严重呼吸衰竭可用高频通气，严重感染者给予静脉注射丙种球蛋白400mg/（kg·d），连用 3～5 天。

(二)新生儿败血症

胎膜早破导致新生儿败血症致病菌以 G～杆菌多见，尤其以大肠埃希菌最常见，新生儿 B组链球菌(GBS)感染在国外多见，但在我国很少。

1.临床表现

新生儿患病时大多无特异性症状，患败血症时亦缺乏"典型"表现，主要症状少吃(或吸吮无力)、少哭(或哭声低微)、少动(或全身虚弱)、反应低下(或精神萎靡)、体温不升(或随外界温度波动)、体重不增或黄疸迅速加重等。上述症状并非同时出现，亦非一定全部出现，所以对未成熟儿及初生数日内的新生儿有上述可疑感染病史者，仅有 1～2 个症状出现时即应引起重视。如出现以下较特殊表现时，常提示有败血症之可能。

(1)黄疸：可为败血症的唯一表现。黄疸迅速加重或退而复现无法解释时，均应怀疑本症。

(2)肝脾大：尤其是无法解释的肝大。

(3)出血倾向：可有瘀点、瘀斑甚至 DIC。

(4)休克表现：面色苍白、皮肤出现大理石样花纹、脉细而速、肌张力低下、尿少、尿闭等。

2.并发症

重症患儿容易并发化脓性脑膜炎、肺炎、肺脓肿、脓气胸、肝脓肿及其他部位转移性脓肿，亦可发生腹膜炎、坏死性小肠结肠炎、骨髓炎及二重感染。

3.诊断

诊断指标：

(1)临床具有感染中毒表现。

(2)血培养 2 次或 2～3 份标本均有同一细菌，且与药物敏感试验一致。

(3)血培养 1 次阳性。

(4)从脑脊液、浆膜腔积液、尿液或深部组织分离出同一细菌。

(5)白细胞杆状核细胞≥20％中性粒细胞总数，白细胞总数<5×10^9/L 或出生 3 天后>20×10^9/L。

(6)产程延长、胎膜早破、消毒不严接生史。

(7)皮肤、黏膜损伤史。

(8)皮肤、黏膜或深部组织有化脓性感染。

确诊为败血症的条件：凡具备以上第 1、2 条者，具备上述 1、3、4 条者，具备上述第 1、3 条者(但病原菌为非条件致病菌)均可确诊。

诊断为败血症的依据:血培养 1 次阳性、病原菌为条件致病菌,具有 1、5、6、7 条中任何一条,只能临床诊断为败血症。

4.治疗

如下所述。

(1)病因治疗及病灶清除:根据细菌培养及药敏试验选用有杀菌作用的抗生素。如 G$^+$ 菌选用青霉素类,产酶菌株选用新青霉素类或第一代头孢菌素、林可霉素等;G$^-$ 菌选用氨苄西林、核糖霉素或第 2、3 代头孢菌素。在病菌不明确时可选用抗菌谱较宽的药物。重症感染可联合用药,但应注意由此引起的菌群紊乱及二重感染。为尽快达到有效血药浓度应采用静脉途径给药。疗程视血培养结果、疗效、有无并发症而异,一般 7～14 天,有并发症者应治疗 3 周以上。局部有脐炎、皮肤化脓灶、口腔黏膜溃烂等应做相应处理,切断感染源。

(2)免疫治疗:可直接补充新生儿血中的各种免疫因子及抗体,增强免疫功能,促进疾病恢复。方法包括多次小量输入新鲜全血或血浆,换血疗法,粒细胞输注,以及免疫球蛋白、免疫核糖核酸治疗等。

(3)补充营养,维持体液平衡:应保证能量供应,及时纠正水、电解质和酸碱代谢紊乱。

(4)对症治疗:采用物理方法使患儿保持正常体温。发绀时可吸氧。有循环障碍者应补充血容量并用血管活性药物。烦躁、惊厥可用镇静止惊药。有脑水肿时应用脱水剂。

第三节　羊膜腔感染综合征

妊娠期和分娩期由于病原微生物进入羊膜腔引起的羊水、胎膜(绒毛膜、羊膜和蜕膜)、胎盘甚至子宫的非特异性感染称为羊膜腔感染综合征(IAIS)。本病曾用过的术语有绒毛膜羊膜炎、羊膜炎、产时感染等。它可导致产妇、胎儿及新生儿产生一系列并发症,同时引起新生儿感染,是造成围生儿及产妇发病率和病死率增高的重要原因。临床明显的感染发生率为0.5％～1.0％,近年来羊膜腔感染综合征日益受到人们的关注和重视。

一、病因

(一)病原微生物

健康育龄妇女阴道内存在各种细菌及其他微生物,常见的有:革兰阳性需氧菌,如乳酸杆菌、非溶血性链球菌、肠球菌及表皮葡萄球菌;革兰阴性需氧菌,如大肠埃希菌、加德纳菌;还有大量厌氧菌,如消化球菌、消化链球菌、类杆菌等。此外,支原体、衣原体及念珠菌也常存在。上述各种菌中以乳酸杆菌占优势。由于阴道上皮在雌激素作用下合成糖原经乳酸杆菌分解成乳酸形成弱酸环境,可有效地抑制其他寄生菌的过度生长。妊娠期母体受高水平雌激素的影响,使阴道上皮内糖原合成增加,加上孕期母体免疫功能下降,均有利于念珠菌的生长。阴道内乳酸杆菌的相对不足,在一定条件下使正常菌群的成分有所改变,而有致病的可能。

引起 IAIS 的病原微生物很复杂,Aboyeji 等研究胎膜早破羊水中分离出细菌阳性率44.4％,细菌种类主要为加德纳阴道菌29.1％、念珠菌23.0％、金黄色葡萄球菌18.7％、化脓链球菌 16.6%、凝固酶阴性葡萄球菌 6.3%、克雷伯杆菌 6.3%，在胎膜完整组羊水分离出的细菌仅有念珠菌和金黄色葡萄球菌。国内的许多研究表明金黄色葡萄球菌、链球菌、大肠埃希菌是 IAIS 是最常见的细菌，而 B 族链球菌又是公认的最常引起新生儿肺炎、败血症的主要致病菌。

(二)临床上导致感染的有关因素

1.胎膜早破

胎膜完整对防御感染十分重要，胎膜早破使阴道条件发生了改变，由弱酸改变为弱碱性，有利于细菌的繁殖。破膜后阴道内致病源可沿生殖道上升进入宫腔及母体血液循环，导致母婴感染。

近年来许多资料表明，感染也是胎膜早破的重要发病因素，存在于宫颈和阴道穹的某些微生物能够产生膜蛋白水解酶，水解胎膜的细胞外物质而使其抗张强度下降。感染还可使胎膜附近的过氧化酶激活，加速膜蛋白分解，白细胞弹性蛋白酶释放使羊膜中胶原纤维 IV 受损使胎膜脆性增高，局部感染还可导致前列腺素的产生和释放，从而引起宫缩，促使胎膜破裂的发生，因此胎膜早破和 IAIS 之间互为因果，关系密切。

曾有文献报道，与胎膜早破发生密切的病原体有 β－溶血性链球菌、淋球菌、沙眼衣原体及某些厌氧菌，孕期如有条件进行常规筛查则有助于早期采取预防措施或密切随诊，降低胎膜早破及 IAIS 的发生。

2.医源性感染

包括以各种诊断和治疗为目的的羊膜腔穿刺技术、胎儿外科或宫内手术、羊膜镜和胎儿镜术、妊娠期宫颈缩窄术、围生期的阴道检查、肛查等。

3.妊娠期生殖系统感染

主要指宫颈和阴道炎症，如常见的细菌性阴道病、真菌性阴道炎和滴虫性阴道炎等。宫颈或阴道内细菌上行通过破裂或未破裂的羊膜到达羊膜腔，并在羊膜腔内进一步繁殖，引起严重感染。

4.宿主抵抗力下降

阴道、宫颈、蜕膜、绒毛膜、羊膜、胎膜等部位局部的抵抗，其机制尚不十分清楚。已知的局部防御功能有以下几个方面：阴道内的乳酸杆菌可降低毒性强的细菌数量，如大肠埃希菌、A 和 B 族链球菌、厌氧菌、淋病奈瑟菌和沙眼衣原体等；宿主分泌免疫球蛋白和有关酶类对细菌有很强的灭活作用；阴道黏膜下 CD4 和 CD8 淋巴系统对下生殖道病原菌有识别和应答作用；胎膜、羊水、胎盘对病原菌入侵胎儿和羊膜腔起重要的屏障作用。在另一方面，病原微生物的产物如唾液酶、磷脂酶 A、磷脂酶 C 和内毒素可激活宿主细胞酶系统，降低宿主局部反应，利于更多的病原微生物生存，给 IAIS 的发生提供了可能性。

二、诊断

IAIS 的临床诊断指标既不特异也不敏感，多数 IAIS 呈亚临床表现，早期诊断十分困难。

(一)临床诊断指标

分娩期体温≥37.8℃，甚至可以达到 39℃ 以上，呈稽留或弛张热，可以伴有寒战，以及具备下列条件两个或以上者即可诊断。

(1)孕妇心动过速，孕妇心率＞100 次/分，原因不明的胎心率＞160 次/分。

（2）腹部检查时由于炎症刺激，子宫体部出现腹膜刺激症状，表现为张力增加，压痛和反跳痛，该疼痛为持续性，无宫缩时存在，宫缩时强度增加。

（3）IAIS 患者的血液系统与急性感染性炎症相同，表现为白细胞数量增加，中性粒细胞比例增加，核左移。但正常妊娠妇女的血白细胞呈增高的表现，所以当白细胞超过 $15 \times 10^9/L$ 对诊断 IAIS 才有意义。

（4）阴道恶臭分泌物，既可以是子宫颈或阴道局部炎症的脓性分泌物，也可以是脓性羊水；如果破膜时间较长，羊水较少，感染严重，此时的脓性羊水容易被忽略，误认为是脓性宫颈或阴道分泌物。

临床指标中产母发热是有价值的指标，但必须除外其他原因，包括脱水，或同时尿道和其他器官系统的感染。母亲心率快应区别其他因素所致，如产痛、药物、脱水和紧张等。白细胞升高在 IAIS 中常见，但作为单独指标意义不大，除非有明显的核左移。胎心过速可与早产、药物、心律失常和可能缺氧等有关。羊水有臭味和子宫压痛在 IAIS 早期出现的频率很低，由宫颈口流出脓性或有臭味的液体和子宫压痛均属晚期表现。

（二）实验室检查

IAIS 多数情况下呈亚临床经过，临床症状不典型，早期诊断困难。诊断主要依靠病理学检查、羊水细菌培养和实验室检查指标。

1.病理学检查

绒毛膜板和羊膜组织中有大量的多形核白细胞浸润，但只有在产后进行，所以意义不大。

2.羊水细菌培养

是诊断羊膜腔感染的金指标，但细菌培养时间需 48～72 小时，很难作出快速诊断。革兰染色法特异性较高，但灵敏度较差。羊水中葡萄糖含量降低多提示羊膜腔感染的可能。当葡萄糖含量≤0.9mmol/L 时，其诊断 IAIS 的特异性达 93％，当羊水葡萄糖含量≤0.55mmol/L 时，阳性预测率达 100％。临床常与其他标志物联合检测综合评价羊膜腔感染的可能性。

3.C 反应蛋白（CRP）

是感染急性期由肝脏分泌依赖白细胞介素 1 的蛋白质，它是大多数感染性和非感染性炎症病变急性期的非特异性反应，因组织坏死而急剧增高，在感染的 6～12 小时内表现异常，是急性羊膜腔感染孕产妇血浆中的敏感指标，其特异性为 88％，敏感性高达 96％，同时 CRP 可提前预测感染的发生，而且在感染存在时可成倍升高。

4.细胞因子

目前 IAIS 的诊断集中在利用炎性细胞因子上，细胞因子是一些由不同类型的细胞产生的小分子糖蛋白，尤其是参与免疫反应的细胞产生。羊水中白细胞介素 1（IL－1）、白细胞介素 6（IL－6）和白细胞介素 8（IL－8）在 IAIS 时明显升高，其诊断 IAIS 的价值较羊水染色涂片及检测羊水中葡萄糖浓度更大。同时脐血 IL－8 可以作为绒毛膜羊膜炎诊断的一种敏感性和特异性检测指标，但其临床应用价值目前还须进一步评估。

三、IAIS 对母婴的影响

（一）对孕产妇的不良影响

1.早产与 IAIS 之间的关系

正常宫颈黏液中含有 IgG，对下生殖道细菌的上行感染构成第一道防线。宫颈长度越短，则宫颈外口距胎膜越近,这时宫颈黏液量也就越少,下生殖道细菌的上行感染就随即发生。用宫颈长度联合宫颈黏液中胎儿纤维连接蛋白能比较准确地预测自然早产的发生,同时对产褥期感染也有较好的预测价值。

临床或亚临床型的 IAIS,无论羊水培养有无病原体生长,羊水中 IL-6 都是增加的,因而有人认为 IAIS 是早产的原因。IAIS 时羊膜及绒毛膜有炎性细胞浸润,以及各种病原体产生的内毒素可以刺激炎性细胞产生各种细胞因子。如单核细胞产生的细胞因子,使得羊水中的 IL-6 及肿瘤坏死因子升高,IL-6 及肿瘤坏死因子水平过高又可以刺激人绒毛膜及蜕膜释放前列腺素,从而诱发分娩发生。这同时也说明 IL-6 和肿瘤坏死因子可以作为宫内有无感染的一个标志物。说明早产与 IAIS 之间可能互为因果关系。感染的来源可以是下生殖道如宫颈及阴道的病原微生物,也可来自宫内的直接感染,如各种需氧菌及厌氧菌、沙眼衣原体、支原体、巨细胞病毒及风疹病毒等。

2.胎膜早破与 IAIS 的关系

IAIS 发生后,宫内胚胎组织物有炎症反应,炎性细胞分泌炎性介质引起早产的同时,也可产生多种酶,如白细胞弹性蛋白水解酶及金属蛋白酶,这些酶对羊膜的胶原成分有消化和溶解作用,因而发生 IAIS 时容易发生胎膜早破。反之,发生胎膜早破后下生殖道内细菌很容易穿过宫颈黏液栓上行而发生宫内感染。总之,IAIS 与胎膜早破之间也是互为因果关系。

3.流产及胎死宫内

严重的 IAIS 引起分娩发动较易理解,但即使是轻微的或慢性感染,发生流产及胎死宫内的危险性也较正常妊娠要高。

4.产褥感染

阴道和宫颈部存在链球菌、支原体、假丝酵母菌以及厌氧菌等均可增加产后感染的危险性,细菌性阴道病还可使剖宫术后的子宫内膜炎和子宫体炎症增加。

5.宫内发育迟缓

如感染在妊娠早期,杀伤部分胎儿细胞,未造成流产或先天缺陷,但可造成宫内发育迟缓。

6.难产率高

IAIS 严重时,细菌及其毒素浓度升高,使蜕膜细胞受损,影响前列腺素产物的合成,同时全身状态受影响,临产中缩宫素干预多,但毒素可使子宫及宫颈对缩宫素敏感性降低,影响诱发有规律的有效宫缩或虽可产生宫缩但往往发生宫缩乏力、宫颈扩张延缓、产程停滞,使难产和手术产率升高。

(二)对胎儿、婴儿的不良影响

IAIS 能造成胎儿、新生儿的严重不良后果。胎儿在宫内受细菌感染的途径有三:首先是上行性羊水感染,其次是上行性胎盘胎儿感染,第三是血行性胎盘胎儿感染。

1.围生期窒息

羊膜腔感染时绒毛水肿使子宫血流量下降,氧耗增加。或炎症易致胎盘早剥,或细菌及其毒素对胎儿的毒性作用等导致宫内缺氧。

2.围生期感染

无论胎膜破裂与否,阴道内细菌特别是 B 族链球菌、大肠埃希菌等可进入羊膜腔内,胎儿可以吞咽或吸入细菌和其产生的毒素,这些毒素可导致肺的破坏和心肌受损、肺血管痉挛、肺动脉高压和全身休克,甚至发生胎死宫内。现已了解绝大部分的新生儿感染是在子宫内获得的,有些是在分娩时获得,但少见。因此大多数婴儿临床感染性疾病是发生在产时或产后数小时。

围生期婴儿感染主要有肺炎、败血症和脑膜炎。B族链球菌感染已占围生儿感染的18%～61%,是目前新生儿严重感染的第一位病原菌,其严重程度远超过其他病原菌。

新生儿感染的临床表现:早期新生儿败血症中多数来自子宫内。破膜时间长是一个高危因素。生后当时诊断败血症有困难,因为新生儿开始的表现无特殊性,最早的症状包括肤色、肌张力、活动和吃奶的变化,体温控制差。另外早期症状还包括腹胀、呼吸暂停和黄疸。晚期症状包括呼吸困难、发绀、心律失常、肝脾大、抽搐,同时可有脑膜炎、肺炎等。由于败血症可表现为多种症状,鉴别范围较广,血培养阳性是诊断的基本,脑脊液检查和培养也很重要,因为败血症中的1/3可发展为脑膜炎。末梢血涂片检查可提供弥散性血管内凝血的诊断线索。

四、治疗

IAIS的处理很复杂,需要结合孕周、感染的范围、感染的种类、孕妇的全身状况、胎儿的一般状况、胎盘功能、就诊医院的医疗条件和水平及其他多种因素。总之,IAIS的处理应该遵循个体化原则。

(一)抗生素的应用

IAIS一经确诊,广谱抗生素十分必要。一旦诊断立即使用,可将产妇的感染率降到最低程度。IAIS的治疗目的是降低胎婴儿发病率和病死率,首先需要给胎儿提供有效的抗生素。根据细菌培养结果选用对细菌敏感的抗生素,但在使用抗生素前要考虑到各种抗菌药物孕期使用的安全性及药学变化。在培养结果没有出来时可以选用毒性低、抗菌谱广且易穿过胎盘的抗生素,同时兼顾到厌氧菌的感染,如氨苄西林、林可霉素、克林霉素及替硝唑等。

(二)及时终止妊娠

孕34周以后发生的羊膜腔感染要尽快终止妊娠,终止妊娠实施期间应给予足量的抗生素治疗。至于不到34周发生的IAIS,也宜及时终止妊娠,IAIS的时间越长,则胎儿宫内死亡的危险性越大,新生儿败血症及母亲产褥期感染的危险性越大,但若孕龄过小胎儿娩出不易成活,可适当采用保守治疗,给予抗生素的同时密切观察胎心及孕妇血白细胞数及分类计数的变化。若有威胁母儿安全的可能性,则宜及时终止妊娠。经阴道分娩时,产程中密切注意胎心变化,有无胎儿窘迫的发生。不能经阴道分娩可采用剖宫产分娩。

(三)新生儿治疗

新生儿一出生立即行咽、耳鼻、脐血等细菌培养及药敏试验。体外药敏试验表明,B族链球菌对青霉素、氨苄西林、头孢菌素、红霉素、林可霉素均敏感。不等培养结果,IAIS患者的新生儿通常联合应用青霉素和氨苄西林作为初选药物,当培养明确和症状明显时再决定其用量和疗程。可输注少量新鲜血浆增强抗感染能力。

五、预防

由于多数IAIS呈亚临床表现,不易作出早期诊断。如当羊水或胎盘胎膜细菌培养阳性,胎盘病理检查有绒毛膜、羊膜炎症以及出现明显的感染征象时常常危及胎儿和新生儿的生命或出现严重的并发症,因此当出现 IAIS 有关的高危因素时应该积极认真对待,以减少 IAIS 的发生。

(一)先兆早产、早产

早产的原因很多。但 LAIS 是导致部分早产的原因已得到共识,泌尿生殖道炎症或病原体的携带,特别是携带 B 族链球菌常易发生早产,且对宫颈松弛剂不敏感,结合实验室检查 CRP 升高、HL-6 浓度升高,试用抗生素可能对延长孕周及控制感染有效。对泌尿生殖系统有细菌携带者,一旦发生先兆早产或胎膜早破,及时给予预防性抗生素可改善母儿预后。

(二)胎膜早破

胎膜早破和 IAIS 的因果关系密切,当出现胎膜早破时,IAIS 通常不明显,但须经全面检查、严密观察感染的征象。临床处理一方面根据不同孕周作出决定,如胎膜早破发生在 35 周以内,则等待 12 小时不临产即行引产,否则潜伏期越长危险性越大,期间避免不必要的阴道检查和肛诊。孕周<28 周,根据我国国情,胎儿生存率很低,期待疗法时间过长难以保证安全,因此也宜积极引产。孕周 28~35 周间,新生儿存活率随孕周增加而上升,尤其在 32 周以后,因此提倡期待疗法,尽量延长孕龄,促肺成熟,此期间应严密观察和管理,并使用预防性抗生素,虽然对此问题尚有争议,但目前我国仍对胎膜早破 12 小时以上者常规使用抗生素。

(三)生殖系统感染

针对常见的生殖系统感染如细菌性阴道病、真菌性阴道炎和滴虫性阴道炎等在孕中期进行普遍筛查,对阳性病例可给相应药物口服或阴道用药治疗。

(四)提高宿主抵抗力

增强孕妇免疫功能,提高其健康水平,提高宿主抵抗力需从健康的生活方式、习惯行为、科学合理的营养、运动及自我保健意识提高等方面加强。

第四节　妊娠并发艾滋病

一、概述

艾滋病,即为获得性免疫缺陷综合征(AIDS),是由人免疫缺陷病毒(HIV)感染引起的性传播疾病。HIV 感染引起 T 淋巴细胞损害,导致持续性免疫缺陷,并发机会性感染及罕见恶性肿瘤,最终导致死亡。

HIV 属反转录 RNA 病毒,有 HIV-1、HIV-2 两个类型,HIV 引起世界流行。WHO 初步统计,全球 HIV 感染者已超过 2000 万,其中 500 万以上已发展为 AIDS。据报道 HIV 感染者中 18% 以上为妇女,其中 85% 为生育年龄妇女。

母婴垂直传播、性传播及静脉注射药物是 HIV 感染的三大途径。HIV 存在于感染者的体液,如血液、精液、眼液、阴道分泌物、尿液、乳汁、脑脊液中,可经同性及异性性接触直接传播。HIV 感染之孕妇在妊娠期可通过胎盘传染给胎儿。或分娩时经软产道及出生后经母乳喂养感染新生儿。其次为血液传播,多见于吸毒者共用注射器;接受 HIV 感染的血液、血制品;接触 HIV 感染者的血液、黏液等。妇女感染途径多为性接触,其次与吸毒有关。

HIV 感染对母儿的影响。HIV 感染本身对妊娠无直接影响(胎儿出生体重、分娩孕龄及流产率等方面),然而由于妊娠本身的免疫抑制,加速了从感染 HIV 到发展为 AIDS 的病程,也加重了 AIDS 和相关综合征的病情。免疫力下降、崩溃,导致机会性感染、全身严重感染及恶性肿瘤等各种疾病的发生,增加母儿病死率。AIDS 在美国已成为育龄妇女和 1～4 岁儿童前十位致死原因之一。

二、诊断要点

(一)临床表现

HIV 感染初期可无症状,也可类似单核细胞增多症一样表现为伴有无菌性脑膜炎的急性综合征。从接触感染到血清中检出抗体,一般需要 6～12 周。潜伏期长短不一,平均 1～3 年。10％～25％抗体阳性者可发展成 AIDS,表现为淋巴结持续性肿大和不同程度的细胞免疫功能缺陷所导致的条件致病性感染和少见的恶性肿瘤。如耶氏肺孢子菌肺炎。AIDS 患者中30％～40％有罕见的恶性肿瘤,如卡波西肉瘤。

无症状 HIV 感染对妊娠影响很小,但是出现症状后将不可避免产生一些不良影响,AIDS患者有可能导致早产、低体重儿和新生儿病死率增加。目前尚未发现 HIV 感染增加先天畸形的发病率。经静脉吸毒的妇女中,24％的 HIV 阳性者和22％的 HIV 阴性者均在 28 个月内受孕,说明 HIV 感染对生育能力没有明显影响。具有下列情况的孕产妇易将病毒传染给胎儿:①早产;②孕期患性传播疾病(STD);③孕期出现条件感染;④生育过 HIV 感染儿;⑤p24 阳性;⑥GP120 抗体水平低;⑦CD4 计数＜400 个/mm^{3}及有 HIV 感染症状者。

(二)实验室检查

1.病毒培养

是诊断 HIV 感染的最特异的方法,可从多种临床标本中分离出 HIV,外周淋巴细胞中阳性率最高。但对于 T4 细胞数正常的个体和有母亲抗体而感染细胞数较少的新生儿,其敏感性相对较低。亚临床感染者进行病毒培养需要大量血液(30mL),因此,该法不适宜用于新生儿的诊断。

2.抗原检测

最常用的抗原检测方法是 ELISA 检测血液标本中的 p24 抗原,有助于 HIV 早期诊断、预后判断和抗病毒治疗的效果评价,具有很高的实际应用价值。该抗原在感染早期抗体水平达到峰值以前即可检出,抗体产生以后迅速转阴。p24 抗体减少导致 p24 抗原血症复发的 AIDS患者,预后较差。脑脊液中检出 p24 有助于诊断中枢神经系统 HIV 感染。

3.抗体检测

ELISA 法是目前检测 HIV 抗体最常用的方法。其敏感性和特异性较高,适于大规模普查。然而人群中 HIV 感染率较低(1/1 000～2/1 000),尽管假阳性率为 0.5％,仍高于真阳性率。所以阳性结果须做确证试验,最常用蛋白印迹法,具有与 ELISA 相同的敏感性,而特异性很高,两者结合应用,除感染的最初几周抗体产生前外,假阴性率很低。同时假阳性率也很低。其他确证试验还有免疫荧光试验(IF)、放射免疫沉淀反应以及最近用人体重组蛋白作为抗原的免疫酶法(EIA)。

4.PCR 技术

在抗体检出前数月或血清学结果尚不确定时可用该技术检测外周血淋巴细胞中的前病毒 DNA。目前该法已用于 HIV 感染的早期诊断,如在意外感染后数小时至数天即可以进行快速诊断。此外,该技术还用于疾病发展期患者血中病毒负荷的定量测定,以指导治疗及临床上用作确认实验。

三、治疗

治疗的目的是稳定病情,预防机会性感染和降低围生期传播。治疗上目前尚无特效病因疗法,主要采用抗病毒药物及一般支持对症治疗。受 HIV 感染孕产妇若在产前、产时或产后正确应用抗病毒药物治疗,其新生儿 HIV 感染率有可能显著下降(<8%)。核苷反转录酶抑制剂齐多夫定(ZDV)对 HIV 母婴垂直传播的防治作用是肯定的,并且属于妊娠期 C 类药物,是唯一经 FDA 批准用于治疗 HIV 感染的药物。

(一)一般治疗

1.产前监护

在可能的情况下,应该监测各孕期的 T 辅助淋巴细胞、CD4 计数和孕妇血中的病毒量。CD4 计数是 HIV 感染临床进程最好的实验室指标,也是对 HIV 感染进行综合性治疗的根据。CD4 计数>500 个/μl 者,临床上通常不表现出明显的免疫抑制现象。CD4 计数在 200~500 个/μl 者,常出现 HIV 感染的相关症状。CD4 计数低(<200 个/μl)且有大量病毒存在,将发展为严重感染。齐多夫定可降低 HIV 的围生期传播率。CD4$^+$ T 细胞计数>200 个/mL 妊娠妇女,从妊娠 14~34 周开始服用齐多夫定(100mg,口服,5 次/日)至分娩。分娩开始时,初次剂量 2mg/kg,然后再按每小时 1mg/kg 持续静脉滴注,直至分娩结束。

2.机会性感染

患者最常见和最严重的机会性感染是耶氏肺孢子菌肺炎。在广泛使用预防治疗以前,确诊为耶氏肺孢子菌肺炎患者的存活期平均为 10 个月,最终均于 2 年内死亡。因此,对于 CD4 计数低(<200 个/μl)者、不明原因发热持续 2 周以上或其他全身症状、口腔念珠菌病者应该进行预防性治疗。以前有耶氏肺孢子菌肺炎史者,不论 CD4 计数多少,均应进行预防治疗。一线用药为磺胺甲恶唑-甲氧苄啶(TMP-SMZ),其效果优于喷他脒雾化剂(二线用药),但不良反应较之要高。TMP 是一种叶酸拮抗剂,而在近分娩时给予 SMZ 最主要的毒性作用是新生儿黄疸及胆红素脑病。原则上 TMP-SMZ 均不能用于妊娠期,但天使粉(PCP)的危险性远远超过了这些药物对胎儿的影响。喷他脒雾化剂是不能耐受 TMP-SMZ 患者的最好替代剂,且有资料表明在妊娠期应用是安全的。

3.产科处理

母婴间 HIV 传播多发生在分娩期。胎膜早破可增加传播的危险性。剖宫产是否能减少传播的危险性尚难定论。因此,在产科临床工作中除剖宫产外,应包括其他减少暴露于阴道分泌物的操作。应尽可能避免人工破膜、经胎儿头皮取材、使用胎儿头皮电极及在分娩过程中更应避免损伤胎儿和新生儿。

有报道证明哺乳期可引起 HIV 的垂直传播。哺乳可增加 10%~20%的传播率。因此,HIV 感染母亲不应哺乳。

4.新生儿处理

产后8～12小时新生儿开始服用齐多夫定(ZDV),每次2mg,每6小时1次,持续6周,其保护率可达67.5%。由于乳汁可传播HIV,因此,不推荐HIV感染之母亲作母乳喂养。

(二)药物治疗

1.抗病毒治疗

目前有学者建议用齐多夫定(ZDV)治疗妊娠期HIV感染,可以降低病毒血症,减少母婴间HIV传播。因其长期效果尚不清楚,妊娠期预防性使用ZDV是否安全值得重视。但是目前尚没有关于母亲使用ZDV后引起新生儿畸形率增加的报道。同时理论上ZDV虽然可能减少母婴间HIV传播,但是却可能产生对ZDV的耐药性,而影响以后的疗效。所以应该在权衡利弊后再决定是否使用ZDV。近来有许多新抗病毒制剂(如蛋白酶抑制剂和反转录酶抑制剂)用于治疗HIV感染,但对其妊娠期使用的安全性和有效性的资料较少。因此即使使用,也应在早孕期器官发育完成以后。

2.免疫治疗

是目前治疗HIV感染的重要途径。有学者采用被动免疫以阻止HIV的母婴传播,即在妊娠的最后3个月给HIV感染的孕妇每月1次HIV免疫球蛋白(HIVIC),婴儿出生后12小时内输注1剂HIVIG。此法可与抗病毒治疗联合使用。目前用于主动免疫的制剂有完整的灭活病毒、重组病毒亚单位(rgp160及rgp120)、病毒特异的表位或多肽以及多种病毒抗原表位混合制剂。这种免疫治疗可阻止HIV感染者CD4细胞计数的下降而维持不变或升高,缓解疾病的进展,降低母婴间HIV的传播。

(三)其他治疗

加强营养,应用免疫调节药物干扰素、IL-2、香菇多糖等,加强全身支持,治疗机会感染及肿瘤。有报道,对HIV感染的孕妇,于孕28周左右,适当补充维生素A,可促进胎儿发育,降低HIV传播的危险性。HIV感染之孕妇,从分娩前开始,每隔6小时用0.2%氯己定清洗阴道,可明显降低新生儿β族链球菌感染率。

四、干预措施

(一)应用抗人类免疫缺陷病毒药物

各级医疗卫生机构应当为艾滋病感染孕产妇及所生婴儿提供免费的抗人类免疫缺陷病毒药物。提供抗人类免疫缺陷病毒药物前,应当对孕产妇进行艾滋病症状观察、$CD4^+$T淋巴细胞计数及病毒载量检测,并对孕产妇的感染状况进行评估,确定临床分期,结合CD4T淋巴细胞计数及病毒载量检测结果,选择适宜的抗病毒用药方案。

预防艾滋病母婴传播的抗人类免疫缺陷病毒药物应用方案可分为预防性抗病毒用药方案和治疗性抗病毒用药方案。对于处于艾滋病临床Ⅰ期或Ⅱ期,免疫功能相对较好,$CD4^+$T淋巴细胞计数>350个/mm^3的艾滋病感染孕产妇,建议采用预防性抗病毒用药方案;对于处于艾滋病临床Ⅲ期或Ⅳ期,$CD4^+$T淋巴细胞计数≤350个/mm^3的艾滋病感染孕产妇,建议采用治疗性抗病毒用药方案。在应用抗病毒药物前和用药过程中,应当为感染孕产妇及所生儿童提供持续的咨询指导及相关监测,提高用药依从性;定期进行血常规、尿常规、肝功能、肾功能等检测,密切关注可能出现的药物不良反应;在发现孕产妇感染艾滋病时,孕期每3个月和产后 4~6 周对孕产妇各进行一次 $CD4^+T$ 淋巴细胞计数的检测,同时在发现孕产妇感染艾滋病时和孕晚期各进行一次病毒载量的检测,观察并评价孕产妇的病情,并提供必要的处理或转介服务。

(二)提供适宜的安全助产服务

各级医疗保健机构应当为艾滋病感染孕妇及其家人提供充分的咨询,告知住院分娩对保护母婴安全和实施预防艾滋病母婴传播措施的重要作用,帮助其及早确定分娩医院,尽早到医院待产。医疗保健机构应当为艾滋病感染孕产妇提供安全的助产服务,尽量避免可能增加艾滋病母婴传播危险的会阴侧切、人工破膜、使用胎头吸引器或产钳助产、宫内胎儿头皮监测等损伤性操作,减少在分娩过程中传播人类免疫缺陷病毒的概率。

(三)提供科学的婴儿喂养咨询、指导

各级医疗保健机构应当对艾滋病感染孕产妇所生儿童提倡人工喂养,避免母乳喂养,杜绝混合喂养。医务人员应当与艾滋病感染孕产妇及其家人就人工喂养的接受性、知识和技能、负担的费用、是否能持续获得足量、营养和安全的代乳品、及时接受医务人员综合指导和支持等条件进行评估。对于具备人工喂养条件者尽量提供人工喂养,并给予指导和支持;对于因不具备人工喂养条件而选择母乳喂养的感染产妇及其家人,要做好充分的咨询,指导其坚持正确的纯母乳喂养,喂养时间最好不超过 6 个月,同时积极创造条件,尽早改为人工喂养。

(四)为艾滋病感染孕产妇所生儿童提供随访与艾滋病检测

各级医疗卫生机构应当在艾滋病感染孕产妇所生儿童满 1、3、6、9、12 和 18 月龄时分别对其进行随访,提供常规保健、生长发育监测、感染状况监测、预防营养不良指导、免疫接种等服务,并详细记录随访的相关信息。

负责艾滋病感染孕产妇所生儿童随访服务的医疗卫生机构按照儿童感染早期诊断检测时间和技术要求采集血样,登记相关信息后,及时将血样转送到省级妇幼保健机构。省级妇幼保健机构接收血样后转送至省级艾滋病确证中心实验室或国家艾滋病参比实验室进行检测,并在得到检测结果后及时将结果反馈到各血样本送检单位。

为艾滋病感染孕产妇所生婴儿在其出生后 6 周及 3 个月(或其后尽早)采血进行艾滋病感染早期诊断检测。如 6 周早期诊断检测结果呈阳性反应,则之后尽早采集血样进行第二次早期诊断检测,两次不同时间样本检测结果均呈阳性反应,报告"婴儿艾滋病感染早期诊断检测结果阳性",确定儿童感染艾滋病,及时转介婴儿至儿童抗病毒治疗服务机构。两次不同时间(其中至少一次于婴儿满 3 个月后采血)样本检测结果均呈阴性反应,报告"婴儿艾滋病感染早期诊断检测结果阴性",婴儿按照未感染儿童处理,继续提供常规儿童保健随访服务。

艾滋病感染孕产妇所生儿童未进行艾滋病感染早期诊断检测或早期诊断检测结果阴性者,应当于 12 月龄、18 月龄进行艾滋病抗体检测,以明确艾滋病感染状态。

(五)预防性应用复方磺胺甲噁唑

对 $CD4^+T$ 淋巴细胞计数≤350 个细胞/mm^3 的艾滋病感染孕产妇,建议应用复方磺胺甲噁唑,以预防机会性感染;艾滋病感染孕产妇所生儿童符合下列条件之一者也应当预防性应用复方磺胺甲噁唑:①艾滋病感染早期诊断检测结果为阳性;②$CD4^+T$ 淋巴细胞百分比<25%;③反复出现艾滋病机会性感染临床症状;④母亲应用抗人类免疫缺陷病毒药物时间不足 4 周。

五、预防

目前对 AIDS 的病因及传播途径已有一定的认识,但尚无有效的治疗药物,因此预防就至关重要。首先要对全社会进行宣传教育,提高对本病及其危险因素的认识,控制其流行范围。严格搞好海关的检疫工作和控制进口血液制品,检测高危人群,防止 AIDS 传入。对献血者、器官供给者、人工授精的供精者等进行 HIV 抗体检查,发现阳性者,予以取消。严格掌握输血的指征,尽量避免不必要的输血。

第五节 妊娠并发梅毒

一、概述

妊娠并发梅毒是指孕妇在妊娠期间并发感染梅毒螺旋体引起的慢性全身性疾病,梅毒还能通过胎盘将病原体传给胎儿引起早产、死产或娩出先天梅毒儿。梅毒早期主要表现为皮肤黏膜损害,晚期能侵犯心血管、神经系统等重要器官,造成劳动力甚至死亡。梅毒是严重危害人类健康的性传播疾病。

(一)传播途径

传染源是梅毒患者,最主要的传播途径是通过性交经黏膜擦伤处传播。患早期梅毒的孕妇可能通过胎盘传给胎儿,若孕妇软产道有梅毒病灶,也可发生产道感染,此外,输血、接吻、衣物传染途径较少见。

(二)妊娠并发梅毒对胎儿及婴儿的影响

妊娠并发梅毒如果未经治疗大多分娩先天梅毒患儿。自妊娠 4 个月至分娩,病原体均可感染胎儿,妊娠期间如能经过适量的青霉素治疗,仅有 1% 左右的新生儿患先天梅毒。

(1)患一、二期梅毒孕妇的传染性最强,梅毒病原体在胎儿内脏(主要在肝、肺、脾、肾上腺等)和组织中大量繁殖,引起妊娠 6 周后的流产、早产、死胎、死产。

(2)未经治疗的一、二期梅毒孕妇几乎 100% 的传给胎儿,早期潜伏梅毒(感染不足 2 年,临床无梅毒性损害表现,梅毒血清学试验阳性)孕妇感染胎儿的可能性达 80% 以上,且有 20% 早产。

(3)未经治疗的晚期梅毒孕妇感染胎儿的可能性约为 30%,晚期潜伏梅毒已无传染性,感染胎儿的可能性仍有 10%。

(4)通常先天梅毒儿占死胎的 30% 左右。若胎儿幸存,娩出先天梅毒儿(也称胎传梅毒儿),病情较重。早期表现有皮肤大疱、皮疹、鼻炎、鼻塞、肝脾大、淋巴结肿大等;晚期先天梅毒多出现在 2 岁以后,表现为哈钦森牙(又称楔状齿)、鞍鼻、间质性角膜炎、骨膜炎、神经性聋等,其病死率及致残率明显增高。

(三)梅毒对妊娠的影响

(1)患梅毒的女性常致不孕,梅毒女性不孕率比正常女性高 2~3 倍。

(2)梅毒孕妇易发生流产、早产、死胎或分娩先天梅毒儿。

(3)梅毒孕妇未经治疗者,仅有 1/6 的概率分娩正常新生儿。

(4)孕妇患梅毒的时间,与受孕距离愈近,妊娠前又没有经过充分治疗,胎儿受感染的机会愈大。

(5)梅毒孕妇第 1、2 胎常发生流产或死胎,第 3 胎分娩先天梅毒儿,第 4 胎分娩正常活婴。

二、诊断要点

(一)临床表现

梅毒的母亲表现为:

1.一期梅毒

硬下疳,90%发生在外阴、阴唇、阴道、宫颈或肛周,也可出现在口腔、乳房、眼等处,往往单发。

2.二期梅毒

一般发生在感染后 7～10 周或硬下疳出现后 6→8 周,以皮肤黏膜损害为主,主要表现为各种各样的梅毒疹。血清学反应几乎全部为阳性。

3.晚期梅毒

可侵犯机体多种组织和器官。可无明显临床表现,但血清试验阳性。

梅毒的患儿表现为:

(1)骨软骨炎及骨膜炎,尤以婴儿时期为甚。

(2)肝脾大、间质性肝炎及骨髓外造血。

(3)鼻炎、鼻梁下陷。

(4)慢性脑膜炎、动脉内膜炎、慢性咽炎、中耳炎、"白色肺炎"、肾炎。

(二)胎盘的病理

妊娠并发梅毒引起死胎、早产与胎盘病变有关。梅毒感染的胎盘大而苍白,胎盘重量与胎儿之比达 1∶4。镜下见有粗大、苍白"杵状"绒毛,间质增生,间质中血管呈内膜炎及周围炎改变,并见狭窄的血管周围有大量中性粒细胞浸润形成袖套现象。

(三)实验室检查

1.病原体检查

在一期梅毒的硬下疳部位取少许血清渗出液,放于玻片上,置暗视野显微镜下观察,依据螺旋体强折光性的运动方式进行判断,可以确诊。

2.梅毒血清学检查

非梅毒螺旋体抗原血清试验是梅毒常规筛查方法。近年已开展用 PCR 技术取羊水检测螺旋体确诊先天梅毒。

(四)诊断要点

1.病原体检查

取硬下疳部位的分泌物在玻片上,置暗视野在显微镜下检查,见到螺旋体可确诊。

2.梅毒血清学检查

非梅毒螺旋体抗原血清试验(包括性病研究实验室玻片试验、血清不加热反应素玻片试验、快速血浆反应素环状卡片试验)是梅毒的常规筛查方法;若筛查阳性,应做梅毒螺旋体抗原血清试验(包括荧光密螺旋体抗体吸收试验、梅毒螺旋体血凝试验),测定血清特异性抗体。

三、治疗

治疗原则:早期明确诊断,及时治疗,用药足量,疗程规则。治疗期间避免性生活,性伴侣接受检查和治疗。

(一)孕妇早期梅毒

首选青霉素,苄星青霉素 240 万 U,分两侧臀部肌内注射,每周 1 次,共 3 次;对青霉素过敏者,应脱敏后治疗;应用红霉素 500mg,口服,每日 4 次,共用 15 日。但红霉素不能防治胎儿梅毒。

(二)孕妇晚期梅毒

首选青霉素,苄星青霉素 240 万 U,分两侧臀部肌内注射,每周 1 次,共 3 次;对青霉素过敏者,应用红霉素 500mg,口服,每日 4 次,共用 30 日。红霉素不能防治胎儿梅毒。

(三)新生儿梅毒

脑脊液异常者,普鲁卡因青霉素 5 万 U/(kg·d),肌内注射,共 10～15 日;脑脊液正常者,苄星青霉素肌内注射 1 次;对青霉素过敏者,应用红霉素 77～125mg/(kg·d),分 4 次口服,共用 30 日。

四、预防干预措施

(一)为梅毒感染孕妇提供规范治疗

各级医疗保健机构应当为梅毒感染孕妇提供规范(全程、足量)的治疗,以治疗孕妇的梅毒感染和减少梅毒母婴传播。根据孕妇流行病学史、临床表现和实验室检测结果对孕妇是否感染梅毒进行诊断,并对感染孕妇给予相应的规范治疗。对于孕早期发现的梅毒感染孕妇,应当在孕早期与孕晚期各提供 1 个疗程的抗梅毒治疗;对于孕中、晚期发现的感染孕妇,应当立刻给予 2 个疗程的抗梅毒治疗,2 个治疗疗程之间需间隔 4 周以上(最少间隔 2 周),第 2 个疗程应当在孕晚期进行。对临产时发现的梅毒感染产妇也应当立即给予治疗。在孕妇治疗梅毒期间应当进行随访,若发现其再次感染或复发,应当立即再开始一个疗程的梅毒治疗。所有梅毒感染孕妇的性伴侣应进行梅毒血清学检测及梅毒治疗。

(二)提供适宜的安全助产服务

各级医疗保健机构应当为梅毒感染孕产妇提供适宜的安全助产服务,尽量避免可能增加梅毒螺旋体经血液、体液母婴传播的危险,降低在分娩过程中新生儿感染梅毒的概率。

(三)为梅毒感染孕产妇所生儿童提供预防性治疗

各级医疗保健机构应当对孕期未接受规范性治疗,包括孕期未接受全程、足量的青霉素治疗,接受非青霉素方案治疗或在分娩前 1 个月内才进行抗梅毒治疗的孕产妇所生儿童进行预防性治疗;对出生时非梅毒螺旋体抗原血清学试验阳性、滴度不高于母亲分娩前滴度的 4 倍且没有临床表现的儿童也需要进行预防性治疗。

(四)为梅毒感染孕产妇所生儿童提供随访和先天梅毒的诊断与治疗

各级医疗保健机构应当对梅毒感染孕产妇所生儿童进行定期随访,提供梅毒相关检测直至明确其梅毒感染状态,并记录相关信息。对出生时非梅毒螺旋体抗原血清学试验阳性且滴度高于母亲分娩前滴度的 4 倍,或暗视野显微镜检测到梅毒螺旋体,或梅毒螺旋体 IgM 抗体检测阳性的儿童诊断为先天梅毒；对出生时非梅毒螺旋体抗原血清学试验阴性或出生时非梅毒螺旋体抗原血清学试验阳性、滴度低于母亲分娩前滴度的 4 倍的儿童进行随访，对随访过程中非梅毒螺旋体抗原血清学试验由阴转阳或滴度上升且有临床症状的儿童，或者随访至 18 月龄时梅毒螺旋体抗原血清学试验仍持续阳性的儿童亦诊断为先天梅毒。对出生时非梅毒螺旋体抗原血清学试验阳性、滴度低于母亲分娩前滴度的 4 倍但有先天梅毒临床症状的儿童，应当先给予规范的治疗并随访，18 月龄时梅毒螺旋体抗原血清学试验阳性者诊断为先天梅毒，上报先天梅毒感染的信息。

第八章　分娩期并发症

第一节　脐带异常与脐带脱垂

脐带是连接胎儿与母亲之间的管状结构和纽带,也是胎儿生命的桥梁,一端联结于胎儿的脐轮,另一端附着于胎盘。是母亲和胎儿之间相互联系的唯一通道,母亲的营养胎儿能吸收多少,与脐带密切相关。脐带外面有华通胶样的结缔组织,本身没有血管,包裹着两条动脉和一条静脉组成。由羊膜包卷着卵黄囊和尿膜的柄状伸长部而形成的。脐带中通过尿膜的血管即脐动脉和脐静脉,卵黄囊的血管即脐肠系膜动脉和脐肠系膜静脉。当卵黄囊及其血管退化,脐动脉和脐静脉就发达起来,在这些间隙中可以看到疏松的胶状的间充质。正常脐带直径为1～1.5cm,足月妊娠时长度为50cm左右,与胎儿足月身长相似。常呈螺旋状扭转。脐带的粗细很难在产前通过 B 超显示出来。子宫动脉通过胎盘母体部分的蜕膜血窦,与胎盘儿体部胎儿毛细血管,进行母体和胎儿的血液间的 CO_2 和 O_2,代谢产物(即代谢废物)和营养物质的交换。脐动脉将来自胎儿的代谢废物运送至胎盘,脐静脉将 O_2 和营养物质从胎盘运送给胎儿。最后由子宫静脉将来自胎儿的代谢废物运走。某些激素和抗体等也通过脐带从母体移交给胎儿。胎儿通过脐带,获得氧气和所需的各种营养物质,排出代谢废物。脐带的长短、粗细、动脉、静脉的改变等等,均可造成胎儿的畸形与死亡。脐动静脉一旦血流受阻,可致胎儿宫内窘迫,新生儿窒息、低 Apgar 评分,吸入性肺炎、围产儿颅内出血等,病死率极高,慢性者可致慢性胎儿宫内缺氧及胎儿生长迟缓。

一、脐带先露与脐带脱垂

当胎膜未破时,脐带位于胎先露部的前方或一侧,称为脐带先露或隐性脐带脱垂。胎膜破裂后脐带脱于宫颈口外,降至阴道内或露于外阴部,称为脐带脱垂。发生率为 0.4%～10%。

(一)病因

多发生在胎先露部未衔接时:①胎位异常,包括足先露、臀先露、肩先露、枕后位等;②骨盆和胎儿异常,骨盆狭窄,胎头入盆困难、胎头高浮、胎儿过小等;③羊水过多;④脐带过长;⑤脐带附着异常及低置胎盘等。

(二)对母胎的影响

①产妇影响:剖宫产率、软产道损伤的机会增加。②胎儿影响:当胎先露部尚未衔接、胎膜未破,宫缩时胎先露部下降,先露脐带一过性压迫脐带导致胎心率异常。胎先露部已衔接、胎膜已破者,脐带受压在胎先露部与骨盆之间时,胎儿宫内缺氧,胎心完全消失。若脐带血循环阻断超过 7～8 分钟,即可出现胎死宫内。以头先露最严重,足先露、肩先露较轻。

(三)诊断

有脐带脱垂高危因素存在时,应警惕脐带脱垂的发生。胎膜未破,于胎动或宫缩后胎心率突然变慢,改变体位、上推胎先露部及抬高臀部后迅速恢复者,胎膜已破出现胎心率异常,胎心监护时出现胎心基线减速、平直等,应考虑脐带先露的可能。可以立即行阴道检查,了解有无脐带脱垂和脐带血管有无搏动。在胎先露部旁或前方以及阴道内触及脐带者,或脐带脱出于外阴者,即可确诊。B超及彩色多普勒超声等有助于明确诊断。

(四)治疗

1.脐带先露

经产妇、胎膜未破、宫缩良好者,取头低臀高位,密切观察胎心率,期待胎头衔接,宫口逐渐扩张,可改变体位,胎心持续良好者,可经阴道分娩。初产妇或足先露或肩先露者,宜行剖宫产术。

2.脐带脱垂

一旦发现脐带脱垂,胎心正常,胎儿存活者,应尽快娩出胎儿。宫口开全,胎先露在+2时,行产钳术;臀先露行臀牵引术。宫颈未开全,产妇立即取头低臀高位,上推胎先露部,应用抑制子宫收缩剂,缓解或减轻脐带受压;在严密监测胎心同时,尽快行剖宫产术。

(五)预防

妊娠晚期及临产后,超声检查应注意有无脐带先露。对羊水过多、临产后胎先露部迟迟不入盆者,尽量不做或少做肛查或阴道检查。需人工破膜应在有准备时,行高位破膜,避免脐带随羊水流出脱出。

二、脐带长度异常

脐带的长度,在足月妊娠时 50cm 左右,与胎儿足月身长相似。正常脐带长度为 30～70cm,平均为 55cm。脐带短于 30cm 者,称为脐带过短。若胎盘附着宫底部,正常分娩的脐带长度至少 32cm。妊娠期间脐带过短常无临床征象,个别情况可能会有胎动减少,因受牵拉引起脐带血管受压、痉挛、缺氧,胎儿营养与排泄可受到影响,引起发育不良,甚至发生脐带梗死、断裂,危及胎儿生命。孕妇多患有糖尿病或有生殖器官感染(子宫内膜炎)史。临产后,随胎先露部下降,脐带被牵拉过紧,使胎儿血循环受阻,胎儿缺氧出现窘迫,胎心率异常;严重者导致胎盘早剥、子宫内翻或胎儿脐疝等。胎先露部下降受阻,引起产程延长,以第二产程延长居多。产力强时可发生脐带血管断裂、出血,而引起胎儿死亡,经抬高床脚和吸氧,胎心率无改善,应立即行剖宫产术。

脐带长度超过 80cm 者,称为脐带过长,其长度可为正常的 2～4 倍。易造成脐带绕颈、缠绕肢体,脐带打结、扭曲、栓塞,导致胎儿宫内缺氧,发育迟缓;分娩时影响产程的进展,发生脐带脱垂,导致死胎、死产。这些孕妇多有不孕或宫内操作史。

三、脐带附着异常

正常情况下,脐带附着于胎盘的中央或侧方,如附着于胎盘之外的胎膜之上,脐血管裸露在胎膜上,为附着异常。脐带附着异常包括球拍状胎盘和脐带帆状附着。脐带附着于胎盘边缘者,称为球拍状胎盘,分娩过程中对母胎无大影响,多在产后检查胎盘时发现。

脐带附着于胎膜上,弯弯曲曲呈蜘蛛网状,脐带血管通过羊膜与绒毛膜间进入胎盘者,称为脐带帆状附着,若胎膜上的血管跨过宫颈内口位于胎先露部前方,称为前置血管。脐血管裸露于宫腔内,如受到压迫,极易发生血运阻断,胎儿窘迫或死亡。当胎膜破裂时,伴前置血管破裂出血达 200～300mL 时可导致胎儿死亡。

临床表现为胎膜破裂时发生无痛性阴道流血,伴胎心率异常或消失,胎儿死亡,对胎儿危害极大,并与前置胎盘不易鉴别。取流出血涂片检查,查到有核红细胞或幼红细胞并有胎儿血红蛋白,即可确诊。产前超声检查应注意脐带附着在胎盘的部位。

四、脐带缠绕

脐带围绕胎儿颈部、四肢或躯干者,称为脐带缠,或称脐带环。通常以绕颈较为常见,也可围绕胎儿身体。90％为脐带绕颈,以绕颈一周者居多,占分娩总数 20％左右。

(一)病因

多与脐带过长、胎儿小、羊水过多及胎动频繁等有关。脐带本身有补偿性伸展,不拉紧至一定程度,不发生临床症状。

(二)对母婴的影响

脐带绕颈对胎儿影响与脐带缠绕松紧、缠绕周数及脐带长短有关。脐带绕颈可致相对性脐带过短,而引起如脐带过短的征象,致胎儿或新生儿死亡。对产妇的影响为产程延长或停滞。

(三)临床特点及处理

①胎先露部下降受阻:脐带缠绕使脐带相对变短,影响胎先露部入盆,可使产程延长或停滞。②胎儿窘迫:当缠绕周数多、过紧使脐带受牵拉,或因宫缩使使脐带受压,导致胎儿血循环受阻,胎儿缺氧。③胎心监护:出现频繁的变异减速。④彩色多普勒超声检查:在胎儿颈部发现脐带血流信号。⑤B超检查见脐带缠绕处皮肤有明显压迹,脐带缠绕 1 周呈 U 形压迹,内含一小圆形衰减包块,并可见其中小短光条;脐带缠绕 2 周呈 W 形;脐带缠绕 3 周或 3 周以上呈锯齿形,呈一条衰减带状回声。出现上述情况应高度警惕脐带缠绕,特别是胎心监护出现频繁的变异减速,经吸氧、改变体位不能缓解时,应及时终止妊娠。产前超声诊断为脐带缠绕,在分娩过程中应加强监护,一旦出现胎儿窘迫,及时处理。

五、其他脐带异常

(一)脐带阙如

为少见的异常。据报道,曾见一例为死胎,另一例为活婴,其胎盘似乎直接附着于胎儿腹壁上,也有胎儿脐轮与胎盘紧紧相连。脐带阙如的胎儿常伴有多种畸形,如无脑畸胎、内脏脱出、脐疝等。

(二)脐带过细

指脐带细于正常直径的一半以上。使的营养和排泄运转受阻,导致胎儿低体重儿出生、宫内窒息甚至死亡。多发生于有宫内操作史的孕妇。

(三)脐带过粗

也称"脐带肿胀"。脐带大于正常直径的一半左右,多见于华通胶样的结缔组织肿胀,脐带过粗的孕妇,临床上常会出现胎盘早期剥离、胎膜早破、死胎、死产、胎儿畸形等意外情况。引起的原因多与孕妇患有糖尿病,或有生殖器官感染(子宫内膜炎)史。

(四)脐带狭窄

狭窄与扭曲有关,有脐带狭窄之大部分婴儿为死胎。

(五)脐带血肿

血肿可压迫脐血管,轻者可致胎儿窒息,重者造成血运梗阻而致胎儿死亡。

(六)脐带扭转

由于胎儿活动的结果,导致正常的脐带变成螺旋状,即脐带顺其纵轴扭转,生理性可扭转6~7周,有人认为可转9~11周。如脐带过分扭转大于30周以上,加上脐带长度的影响或近胎儿脐轮部变细呈索状坏死,可致胎儿血管闭塞或伴血栓形成,血运中断而死亡。

(七)单脐动脉

正常脐带的解剖为两条脐动脉,一条脐静脉。如果胚胎发生异常,只有一条脐动脉,称为单脐动脉。其血流量较正常低近一倍,可导致胎儿生长迟缓,胎儿宫内缺氧。单脐动脉的胎儿有1/4者伴有心血管或其他部位畸形,流产、早产、病死率明显升高。此类孕妇多数曾有过人工流产、不孕史,少数人有染色体异常的疾病。

(八)脐带打结

有假结和真结两种。脐血管较脐带长,为了调节脐带长度,血管会发生扭曲似结,称为假结,通常对胎儿无大危害。真结较为少见,发生率为1.1%,但围生期病死率为6.1%,在单羊膜囊双胎中真结的发生率较高。真结多在妊娠3~4个月发生,先有脐带缠绕胎体,后胎儿又穿过脐带套环而形成真结。结未拉紧时尚无症状,如拉紧后胎儿血循环受阻而致胎儿发育不全或胎死官内,多数仅在分娩后确诊。

(九)其他

较少见的还有脐带囊肿、肿瘤、脐膨出等,常常伴有其他类型的胎儿畸形。

第二节 子宫破裂

子宫破裂指子宫体部或子宫下段发生破裂,可发生于妊娠各期,但常见于分娩期或妊娠末期,为产科严重并发症,严重威胁母婴生命。患者主要死于出血、感染、休克。子宫破裂的发生率常作为判断一个地区产科质量标准之一。文献报道子宫破裂的发生率为1/1 000~1/16 000,发生率与经济状况有密切关系,不同地区可有很大差异。发达国家、经济条件好的地区子宫破裂发生率较发展中国家、经济水平低的地区低,发达国家的发生率,如美国为0.04%~0.1%;而在发展中国家,如我国的发生率为0.1%~0.55%;在不发达的国家和地区其发生率更高。在发展中国家孕产妇病死率高达40%~60%,我国子宫破裂的孕产妇病死率为5%~12%,围产儿病死率为50%~90%。随着产科工作者的数量和质量的提高,城乡妇幼卫生三级保健网的建立和逐步健全,发生率已显著下降。但是,近年来由于剖宫产率上升,瘢痕子宫破裂的发生有所增加,应当引起产科医生的高度重视。

根据发生时间可分为妊娠期、分娩期子宫破裂。根据发生的部位可分为子宫体部破裂、子宫下段破裂。根据病因可分为子宫自然破裂、瘢痕破裂、损伤性破裂。根据发生的不同阶段可分为先兆子宫破裂、子宫破裂。按破裂程度可分为完全破裂,即子宫肌层及浆膜层全层裂开,子宫腔直接与腹腔相通；不完全破裂，即子宫肌层全部或部分裂开，但浆膜层和腹膜层尚保持完整，宫腔与腹腔未相通。

一、病因和发病机制

子宫破裂多发生于难产、高龄多产和子宫曾有过手术或有过损伤的产妇。根据破裂的原因，可分为无瘢痕子宫破裂和瘢痕子宫破裂。

(一)无瘢痕子宫破裂

可分为自然破裂和损伤性破裂。

1.自然破裂

梗阻性难产为最常见和最主要的发病原因，尤其好发于子宫肌壁有病理改变者，如畸形子宫肌层发育不良，过去有过多次分娩或多次刮宫史、子宫穿孔史、人工剥离胎盘史等。骨盆狭窄、头盆不称、胎位异常如忽略性横位、胎儿畸形如脑积水等，均可使胎儿先露受阻，造成梗阻性难产，当胎儿先露下降受阻时，为克服阻力，子宫体部肌层强烈收缩、收复后变厚、缩短；子宫下段肌层则被过度牵拉、变薄，伸长，过度伸展后，受阻的胎儿先露将子宫下段薄弱处撑破，故裂口多发生在子宫下段，纵行或斜纵行。位于前壁右侧者多，亦可延伸至宫体部和宫颈、阴道甚至撕裂膀胱。

2.损伤性子宫破裂

主要是由于分娩前子宫收缩剂使用不当和分娩时手术创伤引起。

(1)子宫收缩剂使用不当：使用缩宫索引产或催产，适应证为胎位异常，头盆相称。由于孕妇个体对缩宫素敏感程度不同，应采取稀释后静脉滴注，专人负责看守产程。调整滴速以接近生理性的有效宫缩。若使用缩宫素不当，如分娩前肌内注射缩宫素；无适应证、无监护条件下静脉滴注缩宫素；其他子宫收缩剂如前列腺素阴道栓剂，麦角制剂使用不当均可增加子宫肌张力引起强烈子宫收缩导致子宫破裂，特别是高龄、多产和子宫本身存在薄弱点者更容易发生子宫破裂。

(2)分娩时手术创伤：在临产时受到创伤的孕妇相对于那些没有受到创伤的孕妇会发生更为严重的并发症，包括子宫破裂的发生会明显增加。不适当和粗暴的实行各种阴道助产手术如：

1)臀牵引手术手法粗暴，不按分娩机转致使胎儿手臂上举，增加出头困难，后出头时强行牵拉。

2)宫口未开全时行产钳助产，或臀牵引术或困难产钳，以上两项均可造成宫颈裂伤，延伸至子宫下段造成子宫破裂。

3)忽略性横位行内倒转术、断头术、毁胎术等手术操作不慎，困难的人工剥离胎盘术均可引起子宫破裂。

4)暴力压腹助产即不妥当的人工加压子宫底，促使胎儿娩出，也可使子宫破裂。

此外，可见植入性胎盘穿透子宫浆膜层造成子宫破裂。近年来随着人流率及剖宫产率的提高，植入性胎盘的发生率也有上升趋势。植入性胎盘并子宫破裂多发生于妊娠中晚期，胎盘植入后由于子宫内膜以及肌层组织的改变，更易发生子宫破裂并且症状更不明显。

(二)瘢痕子宫破裂

发生于子宫有过切口,如以往剖宫产或子宫切开,妊娠子宫破裂或子宫穿孔后子宫修补术,肌瘤剔除术创面接近或达到内膜层。在妊娠晚期,子宫膨大,尤其是在分娩过程,原瘢痕愈合不良,承受不了子宫内压力增加,瘢痕裂开,自然破裂;古典式剖宫产术者由于切口的对合和愈合均不及下段,故子宫体部切口瘢痕比下段瘢痕容易发生破裂,其发生率为下段切口瘢痕破裂的数倍,且体部瘢痕破裂多为完全破裂而子宫下段瘢痕多为不完全破裂。近年来剖宫产率上升,瘢痕子宫破裂的发生有所增加。剖宫产后的瘢痕子宫破裂存在一些特殊的危险因素,包括:

(1)与前次剖宫产的切口位置及切口愈合情况有关:目前广泛采用的子宫下段横切口剖宫产,如果切口位置选择不当,选择在子宫体部或与下段交界处,缝合时易出现上下切缘解剖对合不良而影响愈合,增加子宫破裂发生的风险。文献报道:不同类型剖宫产子宫切口发生子宫破裂概率为:古典切口 $4\%\sim9\%$,T 形切口 $4\%\sim9\%$,低位纵切口 $1\%\sim7\%$,低位横切口 $0.2\%\sim1.5\%$。此外,术中切口延裂,易造成切口局部血肿和感染,愈合后瘢痕组织大,再次妊娠时瘢痕会限制子宫下段形成,更易发生破裂。

(2)与前次剖宫产采用的缝合方式有关:近年来,剖宫产时子宫的单层缝合因操作简便、时间较短而得到了广泛应用。但是,2002 年美国一项纳入近 3000 例患者的队列研究表明,与双层缝合相比较,采用单层缝合的孕妇再次妊娠时子宫破裂的发生率会增加 4 倍,达到 3.1%;而采用双层缝合的孕妇子宫破裂的发生率仅为 0.5%。

(3)与剖宫产的次数有关:一项超过 1 000 例孕妇的单中心研究提示,进行过 2 次及 2 次以上剖宫产的孕妇再次妊娠试产时子宫破裂的发生率为 1.7%,仅行过一次剖宫产的孕妇子宫破裂的发生率为 0.6%(OR3.06,95%CI1.95~4.79);而进行过 3 次及 3 次以上剖宫产的孕妇与进行 2 次剖宫产的孕妇相比,危险度没有明显增加。另一项超过 12 年纳入 134 例孕妇的研究提示,进行过 2 次剖宫产的孕妇再次妊娠时子宫破裂的发生率为 3.7%,仅行过一次剖宫产的孕妇子宫破裂的发生率为 0.8%(OR4.5,95%CI1.18~11.5)。因此,2004 年美国妇产科医师协会(ACOG)建议:有过 2 次剖宫产史的孕妇再次妊娠时,只有前次生产为阴道分娩或既往有过经阴道分娩史的患者才考虑进行试产。

(4)与 2 次妊娠间隔的时间长短有关:如果剖宫产后再次妊娠与前次妊娠时间间隔太短,子切口不完全愈合,便增加了子宫破裂的风险。Shipp and coworkers 报道了在妊娠间隔短于 18 个月时,子宫破裂的发生率为 2.3%(7/311),而妊娠间隔再长一些,发生率为 1.1%(22/2098);而 Huang 的研究与此不相一致,认为妊娠间隔不足 18 个月与间隔时间更长者相比较,并没有增加子宫破裂的风险。Bujold 研究显示妊娠间隔短于 24 个月,再次妊娠时子宫破裂的发生率为 2.8%,延长妊娠间隔发生率仅为 0.9%。尽管研究结果有一定的争议,大多数学者仍倾向于延长妊娠间隔有利于降低子宫破裂风险,目前普遍认为剖宫产过后 2~3 年再次妊娠是较为安全的。子宫破裂以剖宫产瘢痕破裂最为常见,其次是滥用缩宫剂和梗阻性难产引起。

二、临床表现

绝大多数的子宫破裂发生在分娩的过程中,当胎头或异常的先露在骨盆入口上时,强有力的子宫收缩力不能使之入盆,子宫体部的肌层越来越厚,下段越来越薄,因此进入危险的阶段。

从整个过程而言子宫破裂可分为先兆子宫破裂和子宫破裂两个阶段,但有时先兆阶段短暂或不明显,因此不易发现,而且由于引起子宫破裂的原因不同,破裂时间、部位、范围、出血量、胎儿和胎盘情况不同,临床表现不尽相同。

(一)无瘢痕子宫破裂

1.子宫破裂先兆

常见于产程长、梗阻性难产病例。

(1)子宫收缩呈强直性或痉挛性,下段膨隆,压痛明显,子宫圆韧带极度紧张,可明显触及并有压痛。产妇自诉下腹十分疼痛难忍、烦躁不安、呼叫、脉搏呼吸加快。由于胎先露部位紧压膀胱使之充血,出现排尿困难,血尿形成和少量阴道流血。

(2)在临产过程中,当胎儿先露部下降受阻时,强有力的阵缩使子宫下段逐渐变薄而宫体更加增厚变短,两者间形成明显的环状凹陷,称为病理缩复环。腹部检查上下段交界可见环状凹陷,此凹陷会逐渐上升达脐平或脐部以上;阴道检查可发现胎先露常较紧的固定于骨盆入口处,且有较大产瘤或明显颅骨重叠。

(3)由于宫缩强且频繁,胎儿供血受阻,表现为胎动频繁,胎心加快或减慢,胎心率图形提示重度或错乱的变异减速或晚期减速等程度不等的胎儿窘迫图形。

这种情况若不立即解除,子宫将很快在病理缩复环处及其下方发生破裂。

2.子宫破裂阶段

根据破裂程度,可分为完全性子宫破裂与不完全性子宫破裂两种。

(1)完全性子宫破裂:指宫壁全层破裂,使宫腔与腹腔相通。子宫完全破裂一瞬间,产妇常感撕裂状剧烈腹痛,随之子宫阵缩消失,疼痛缓解,但随着血液、羊水及胎儿进入腹腔,很快又感到全腹疼痛,脉搏加快、微弱,呼吸急促,血压下降。检查时有全腹压痛及反跳痛,在腹壁下可清楚扪及胎体,子宫缩小位于胎儿侧方,胎心消失,阴道可能有鲜血流出,量可多可少。拨露或下降中的胎先露部消失(胎儿进入腹腔内),曾扩张的宫口可回缩。子宫前壁破裂时裂口可向前延伸致膀胱破裂。若已确诊为子宫破裂,则不必再经阴道检查子宫破裂口。若因催产素注射所致子宫破裂者,产妇在注药后感到子宫强烈收缩,突然剧痛,先露部随即上升、消失,腹部检查如上所见。

(2)不完全性子宫破裂:指子宫肌层全部或部分破裂,浆膜层尚未穿破,宫腔与腹腔未相通,胎儿及其附属物仍在宫腔内。腹部检查,在子宫不完全破裂处有压痛,若破裂发生在子宫侧壁阔韧带两叶之间,可形成阔韧带内血肿,此时在宫体一侧可触及逐渐增大且有压痛的包块。胎心音多不规则。

(二)瘢痕子宫破裂

1.子宫体部瘢痕破裂

多为完全破裂,约1/3发生于妊娠晚期,甚至在足月前数周,子宫先兆破裂症状常不明显,可有瘢痕局部疼痛或压痛,以及子宫敏感性增高。有时可有少量阴道流血。随着裂口扩大,疼痛加重,出血增多,浆膜层裂开,胎儿部分或全部排入腹腔,此时症状,体征同无瘢痕子宫破裂。由于不一定出现破裂时突发性腹痛的典型症状,故有时在产妇出现休克时才发现,偶有在2次剖宫产术时才发现。

2.子宫下部剖宫产切口瘢痕裂开

特别是横切口,瘢痕裂开多为不完全性,出血很少,且因有腹膜覆盖,因而缺乏明显的症状与体征,即所谓"安静状态"破裂。也有时出现局部压痛,敏感性增高等局部特征,常常在进行剖宫产术时才发现,亦可能经阴道自然分娩,在产后常规检查时发现。但如果瘢痕裂开累及子宫动脉及其分支,可引起急性腹腔大出血。瘢痕完全裂开时,胎儿亦可被排入腹腔,同无瘢痕子宫破例类似。瘢痕子宫破裂,即使是完全性,胎儿尚未完全排入腹腔前,行胎心监测时胎心率图形可表现为早期减速、变异减速,随后出现晚期减速,持续较长时间而不恢复,这是子宫破裂的最早征象。

三、诊断与鉴别诊断

(一)诊断

1.有下列情况应考虑子宫破裂

如下所述。

(1)具有子宫破裂的高危因素:如梗阻性难产、子宫收缩剂使用不当、多产、创伤等。

(2)孕、产妇在晚期妊娠或临产后突感撕裂样腹部疼痛,伴恶心、呕吐,阴道流血,以及有休克前期和休克征象,腹部检查有明显腹腔刺激征,胎儿死亡,胎体触及在腹壁下。

2.胎心监护

可疑病例应行连续胎心监护:如发现胎心率加快或减慢,各种减速的出现,特别是晚期减速持续较长时间而不恢复,应高度警惕子宫破裂。

3.阴道检查

可发现曾扩张的子宫颈口往往回缩,已下降的胎儿先露上升,伸手入宫颈探查时可触及子宫破裂部位,裂口与腹腔相通,还可触及肠管。但阴道检查常可加剧损伤,故除产后疑有子宫破裂需探查宫腔外,一般不宜进行。

4.B超检查

可协助诊断子宫有无破裂及其部位,可疑病例可行此项检查。特别对于可疑病例、不完全的子宫破裂、子宫后下部破裂等有确诊价值。超声若发现子宫下段瘢痕出现缺陷或下段厚薄不均,下段局部失去肌纤维结构或羊膜囊自菲薄的子宫下段向母体腹部前壁膀胱方向膨出,应考虑先兆子宫破裂或者子宫不完全破裂。

5.磁共振成像(MRI)

能较为清楚地显示胎儿、胎盘以及子宫的关系,是子宫破裂超声确诊的重要补充手段。

6.腹腔穿刺或后穹隆穿刺

可明确腹腔内有无出血。如果腹部叩诊移动性浊音阳性,结合病史,体征多可诊断,就不必进行此项检查。

总之,子宫破裂诊断与破裂的类型、程度、部位、性质、内出血量、胎心有无,胎盘完全或部分排出等情况密切相关,轻型或不典型者易被忽略,如子宫后壁破裂症状与体征常不典型且程度较轻;发生于子宫下段剖宫产的瘢痕子宫破裂如位于肌层薄,无血管区时,常无明显症状和体征,因出血少,临产宫缩又常掩盖了腹痛症状,仅于再次剖宫产时发现或在产后常规阴道探查宫腔时发现。

(二)鉴别诊断

1.胎盘早期剥离

胎盘早剥常因发病急,腹部剧烈疼痛,内出血及休克等症状,可以与子宫破裂相混淆,但胎盘早剥常发生于妊娠高血压疾病或外伤患者,可有内出血和阴道出血,阴道流血量与失血量不成比例,B超检查胎盘后有血肿,分娩后检查胎盘有血块压迹,可以鉴别。

2.难产并发感染

个别难产病例,经多次阴道检查后感染,发现腹痛症状和腹膜炎刺激体征,类似子宫破裂征象,阴道检查时由于产程长,子宫下段菲薄,双合诊检查手指相触,犹如只隔腹壁,易误诊为子宫破裂,但此类病例宫颈口不会回缩,胎儿先露不会,上升,更触不到胎体位于腹腔内侧,子宫亦不会缩小。

四、预防

孕产期子宫破裂的预后与是否能得到及时发现、正确处理有很大关系。近年来,随着产科质量的提高,城乡妇幼卫生保健网的建立健全,子宫破裂的孕产妇病死率及围产儿病死率均有明显下降。如能进一步做好孕期检查,正确处理产程,绝大多数子宫破裂可以避免。预防工作包括:

(1)健全妇幼保健制度,加强围生期保健检查,系列产前检查应从早期妊娠开始。凡以往有剖宫产史、子宫手术史、难产史和产前检查发现骨盆狭窄,胎位异常者强调住院分娩。于预产期前1~2周入院。做好分娩方式计划,必要时提前择期剖宫产。

(2)密切观察产程,及时识别异常,出现病理性缩复环或其他先兆子宫破裂征象时应及时行剖宫产。

(3)严格掌握缩宫素和其他宫缩剂的使用:应用缩宫素或其他宫缩剂要有严格适应证,胎位不正、头盆不称、骨盆狭窄等产道异常禁止使用缩宫素和前列腺素。剖宫产史、胎儿偏大、多胎经产应慎用或不用缩宫素引产。无禁忌证的产妇,应用缩宫素引产宜稀释后静脉滴注,专人负责看守产程,调整滴速,必要时胎心连续监测,禁止在胎儿娩出前肌内注射缩宫素。前列腺素制剂引产亦必须强调要有同缩宫素引产的监护条件。

(4)严格各种阴道手术指征:任何阴道手术的方法操作必须严格掌握手术指征,遵守手术操作规程,困难阴道手术如困难产钳,内倒转术等术后常规探查宫颈和宫腔,以便及时发现宫颈及子宫下段有无破裂。有剖宫产史、子宫手术史者,阴道自然分娩后常规探查宫腔。

(5)严格剖宫产指征:鉴于近年来种种因素,剖宫产率不断上升,瘢痕子宫破裂占子宫破裂的比例亦随之上升。因此,第一次剖宫产时,必须严格掌握适应证。术式尽可能采取子宫下段横切口式,有过剖宫产史的产妇试产时要密切观察,并加强产程中监护,发现先兆子宫破裂征象及时行剖宫产术。凡属下列情况应行选择性剖宫产:

1)前次剖宫产适应证仍存在。

2)前次剖宫产术式为子宫体部者,或虽在子宫下段,但有严重撕裂或术后有感染可疑切口愈合不良者。

3)已有两次剖宫产史者。

五、治疗

(一)治疗原则

1.先兆子宫破裂

应用镇静剂抑制宫缩后尽快剖宫产。

2.子宫破裂

在纠正休克、防治感染的同时行剖腹探查,手术原则为力求简单、迅速,能达到止血目的。根据子宫破裂的程度与部位,手术距离破裂的时间长短,以及有无严重感染而定不同的手术方式。

(二)常规治疗

1.一般治疗

密切观察孕妇的生命体征,积极抢救,给予输血、输液(至少建立 2 条静脉通道快速补充液体)、吸氧等,并大量抗生素预防感染,这对提高该病的预后起着至关重要的作用。

2.手术治疗

如下所述。

(1)先兆子宫破裂:发现先兆子宫破裂时立即给以抑制子宫收缩的药物,如给吸入或静脉全身麻醉,肌内注射或静脉注射镇静剂,如哌替啶 100mg 等,并尽快行剖宫产术。如果处理及时,可保证母儿安全,并避免发展到子宫破裂,可望获得活婴。手术时采用的硬膜外麻醉,本身也是一种抑制宫缩的有效方法。

(2)子宫破裂的手术治疗:在子宫破裂发生的 30 分钟内施行外科手术是降低围生期永久性损伤以及胎儿死亡的主要治疗手段。根据情况判断孕妇是否可以继续妊娠,进而选择合适的手术方式,最大限度地减少对母婴的损害。

1)子宫破裂时间在 12 小时以内,裂口边缘整齐,子宫动脉未受损伤,无明显感染,需保留生育功能者,可考虑修补缝合破口。

2)破裂口较大或撕裂不整齐且有明显感染者,考虑行子宫次全切术。

3)子宫裂口不仅在下段,且自下段延及宫颈口考虑行子宫全切术。子宫横行破裂伴有膀胱损伤;子宫多处撕裂包括宫颈或阴道的撕裂;古典式瘢痕子宫,整个瘢痕全层破裂延及宫颈或伴有子宫内翻;子宫破裂伴严重的宫腔、盆腔感染者考虑行子宫全切术。

4)前次剖宫产瘢痕裂开,包括子宫体或子宫下段的,如产妇已有活婴,应行裂口缝合术,同时行双侧输卵管结扎术。

5)在阔韧带内有巨大血肿存在时,为避免损伤周围脏器,必须打开阔韧带,游离子宫动脉的上行支及伴随静脉,将输尿管与膀胱从将要钳夹的组织推开,以避免损伤输尿管或膀胱。如术中仍有活跃出血,可先行同侧髂内动脉结扎术以控制出血。

6)开腹探查时除注意子宫破裂的部位外,还应仔细检查膀胱、输尿管、宫颈和阴道,如发现有损伤,应同时行这些脏器的修补术。

7)个别被忽略的、产程长、感染严重的病例,为抢救产妇生命,应尽量缩短手术时间,手术宜尽量简单、迅速,达到止血目的。能做全子宫切除或次全子宫切除术或仅裂口缝合术加双侧输卵管结扎术需视具体情况而定。术前后应用大剂量有效抗生素防治感染。

8)子宫破裂已发生休克者,尽可能就地抢救,应避免应搬运而加重休克与出血。但如限于当地条件必须转院时,也应在大量输液、输血抗休克条件下以及腹部包扎后再转运。

第三节 产后出血

产后出血(PPH)是导致我国孕产妇死亡的首要原因。2000 年 9 月,联合国提出了改善孕产妇保健的千年发展目标,即从 1990 年到 2015 年,将全世界孕产妇病死率降低四分之三。近年来,随着我国围生医学的发展和妇幼保健水平的提高,以及"降消"项目的开展,我国孕产妇病死率逐年下降,已从 1990 年的 88.9/10 万降至 2009 年的 31.9/10 万,下降了 64.1%,平均每年下降 5.3%,非常接近实现千年目标所需的年均 5.4% 的降幅。产科出血长期以来占据我国孕产妇死因构成比的第一位,2000 年和 2008 年分别占孕产妇死亡总数的 40.5% 和 34.2%。而产科出血导致的孕产妇死亡中,死因为产后出血的超过半数。

产后出血的传统定义为胎儿娩出后 24 小时以内出血量≥500mL。《Williams Obstetrics》第 23 版指出了这种定义存在的问题,事实上有很大一部分经阴道分娩的孕妇实际产后出血量达到或超过 500mL,剖宫产的出血量更高,更为重要的是临床估计的出血量往往只有实际出血量的一半。另外,加拿大妇产科医师协会提出,任何可能导致孕产妇血流动力学变化的出血量均应考虑为产后出血。美国和加拿大常用的产后出血定义为阴道分娩胎儿娩出后 24 小时以内出血量≥500mL 或者剖宫产胎儿娩出后 24 小时以内出血量≥1 000mL,我国目前仍采用产后出血的传统定义。

二、流行病学特征

全国各地产后出血的发病率从百分之几到百分之十几均有报道,主要原因是对产后出血量的估计和测量方法存在较大差异,并且估计出血量往往远远低于实际出血量,所以实际的产后出血发生率应该要高于报告值。近年来,全国各地的剖宫产率居高不下,这也使得产后出血的发生率难以降低。

三、病因和危险因素

产后出血的四大原因分别是宫缩乏力(70%~90%)、产道损伤(20%)、胎盘因素(10%)和凝血功能障碍(1%)。值得注意的是,有些产妇因为血容量不足或其他原因,耐受出血的能力较低,虽然出血量未达到产后出血的诊断标准但仍可能导致严重的病理生理改变,如重度子痫前期/子痫、妊娠并发严重贫血、败血症、慢性肾功能不全、脱水或身材矮小等。虽然有危险因素的孕妇发生产后出血的危险性更高,但是没有相关危险因素的产妇也有可能在无任何征兆的情况下发生产后出血,这一点值得重视。

(一)子宫收缩乏力

是产后出血最常见的原因。胎儿娩出之后,子宫肌正常的收缩和缩复能有效地压迫肌束间的血管,这是防止出血过多的最有效的自我止血方式。足月孕妇心排出量的 20% 即 1 000mL/nin 的血液参与子宫胎盘的血液循环,任何影响子宫肌正常收缩和缩复功能的因素都有可能使得子宫肌肉不能正常挤压血管,从而引起子宫收缩乏力性产后出血,产妇在短时间内就可能发生严重失血。

(1)全身因素:产妇体质虚弱、并发慢性全身性疾病或精神紧张等。

(2)药物因素:过多使用麻醉剂、镇静剂或宫缩抑制剂等。

(3)产程因素:急产、产程延长或滞产、试产失败、引产或催产等。

(4)产科并发症:子痫前期等。

(5)羊膜腔感染:胎膜破裂时间长、发热等。

(6)子宫过度膨胀:羊水过多、多胎妊娠、巨大儿等。

(7)子宫肌壁损伤:剖宫产史、子宫肌瘤、子宫肌瘤剔除术后等。

(8)子宫发育异常:双子宫、双角子宫、残角子宫等。

2.软产道损伤

任何能够导致会阴、阴道、宫颈或子宫损伤的医源性或非医源性因素都可能最终导致产后出血的发生,因损伤形成的血肿表现为隐性出血。

(1)会阴、阴道或宫颈损伤:会阴切开术、软产道组织弹性差、急产、手术产、软产道水肿或瘢痕等。

(2)子宫损伤、破裂:瘢痕子宫、难产、剖宫产、剖宫产子宫切口延伸或裂伤、子宫切除等。

(3)子宫内翻:宫底胎盘、第三产程处理不当等。

3.胎盘因素

胎盘因素相关的产后出血主要是由于胎盘剥离异常所致,如胎盘残留在宫腔内影响宫缩、剥离面血管残端暴露等情况均可引起产后出血。

(1)胎盘早剥:妊娠期高血压疾病、腹部外伤、仰卧位低血压综合征等。

(2)前置胎盘:多次人工流产、多产、产褥感染、瘢痕子宫等。

(3)胎盘滞留:宫缩乏力、膀胱膨胀、胎盘剥离不全、胎盘嵌顿等。

(4)胎盘粘连、胎盘植入或胎盘穿透:多次人工流产、剖宫产史、子宫内膜炎、蜕膜发育不良等。

(5)胎盘胎膜残留:胎盘小叶、副胎盘等。

4.凝血功能障碍

产妇凝血功能障碍主要分为两类:一是妊娠并发凝血功能障碍性疾病,二是产科相关并发症引起的弥散性血管内凝血(DIC)。

(1)产科因素:HELLP综合征血小板减少、产科DIC(重度子痫前期/子痫、胎盘早剥、死胎、羊水栓塞、败血症)等。

(2)并发血液系统疾病:遗传性凝血功能障碍性疾病、血小板减少症等。

(3)并发肝脏疾病:重症肝炎、妊娠急性脂肪肝等。

(4)抗凝治疗:心脏换瓣术后长期口服华法林等。

四、临床表现

产后出血的主要临床表现包括阴道流血和失血过多引起的休克。

(一)阴道流血

胎儿娩出后,在胎盘剥离前或剥离后都有可能发生阴道流血,常发生在产后 2 小时以内,多表现为持续、稳定的出血,不同原因导致产后出血的特点各异。宫缩乏力性产后出血的特点是常发生在胎盘娩出之后,间断性的中等量出血,血液颜色较暗红,触诊子宫常发现其质地较软。软产道损伤所致阴道流血的特点是常在胎儿娩出后立即出现鲜红色出血,伴有会阴部或盆腔疼痛,仔细检查生殖道可发现损伤部位及范围。胎盘因素导致的产后出血的特点是胎盘剥离障碍,胎盘滞留、胎盘胎膜残留、胎盘植入辅助牵拉脐带时仍无法剥离等,阴道流血常发生在胎儿娩出几分钟后,色较暗,但血液可凝。凝血功能障碍所致的产后出血常表现为持续的阴道流血、会阴切口持续渗血或穿刺点渗血等,血液不凝且止血困难,可伴有全身出血灶,血小板计数、凝血功能等检查常能发现异常。

虽然产后出血大多表现为阴道显性出血,但是隐性出血(宫腔内积血)、缓慢的持续性少量渗血或阴道血肿也时有发生,这些情况容易被忽视。如果产后阴道出血量虽不多,但产妇有严重失血的症状和体征时,需考虑到以上情况,应仔细检查子宫收缩情况、产道损伤情况以及有无血肿形成。

(二)休克

休克往往是由于失血过多所导致的病理生理改变,是产后出血严重的并发症,可发展为多器官功能障碍,威胁产妇生命。休克的临床表现包括脉搏细数、血压下降、尿量减少、面色苍白、呼吸增快、毛细血管充盈障碍、中枢神经系统症状等,这些症状的出现及其严重程度与失血量和产妇对失血的耐受性密切相关。

正常孕妇孕晚期的血容量较非孕期常能增加 30%～50%,提高了对产后出血的耐受性,但这也使得正常孕妇发生产后失血性休克时的临床表现可能不明显,产妇从代偿到发生失代偿的时间较短,临床上常无法早期识别,导致诊断延误。

尤其值得重视的是重度子痫前期或子痫孕妇,她们孕期的血容量并不能像正常孕妇一样增加 30%～50%,而通常仅增加 10%左右甚至整个孕期几乎没有血容量的增加,因此对产后出血的耐受性大大降低,一般孕妇的正常出血量就可能导致其严重的病理生理改变而发生休克。在胎儿娩出之后,需要对这类产妇的产后出血量及时、准确的估计或测量,同时密切监测其生命体征的变化,必要时检查血常规、凝血功能等实验室指标以及评估血流动力学改变,判断其休克程度并及时给予合理的治疗。切忌将产妇血压的下降认为是重度子痫前期或子痫病情的改善,而应时刻警惕产妇是否有休克的症状和体征,做到早期诊断。

五、诊断

产后出血描述的是一个临床事件或一个临床过程,其诊断包括两个方面的重要内容:积极寻找病因和准确估计出血量。一旦怀疑产妇发生产后出血,需要快速监测产妇的生命体征、回顾产程有无异常、检查产道有无损伤、观察产妇有无焦躁不安、评估血流动力学是否稳定。产后出血的诊断一定要做到及时、准确,诊断延误可能给产妇带来严重后果,甚至危及生命。

(一)病因诊断

临床上,往往根据产后阴道流血的特点即可初步判断产后出血的原因。产后出血的四大原因可单独存在,也可合并存在,有时还互为因果,这就要求产科医生在诊断产后出血时要仔细观察并考虑周全。

1.子宫收缩乏力

胎盘娩出之后,触诊子宫检查子宫张力和子宫大小,是发现子宫收缩乏力最简单也是最重要的检查措施。具体方法是单手或双手置于宫底处,触诊子宫前壁,注意不要把腹壁的脂肪组织误认为子宫肌肉。如果发现子宫体积较大、质地较软,结合阴道持续流血,那么产后出血很可能是宫缩乏力所致。及时进行子宫按摩或者使用宫缩剂之后,子宫变硬、体积缩小且阴道流血减少或者停止,是鉴别子宫收缩乏力与其他原因导致产后出血的重要方法。

2.软产道损伤

如果持续的阴道流血发生在胎儿刚娩出后,血液颜色鲜红且子宫收缩良好,那么需要考虑软产道损伤导致的产后出血,尤其是那些使用阴道助产的产妇。此时,应仔细检查阴道、宫颈和子宫,以发现损伤的具体位置和损伤的程度。若出血较快或损伤位置较深、范围较广时,可能需要到手术室在麻醉下进行检查并及时缝合伤口。另外,若发现软产道血肿形成,应及时切开引流并及时止血。

(1)会阴、阴道裂伤:按损伤程度,会阴、阴道裂伤可分为 4 度。Ⅰ度裂伤指仅有阴唇系带、会阴部皮肤及阴道入口黏膜撕裂,未伤及深部的筋膜及肌肉层,分娩后仔细检查较易发现,除尿道周围撕裂外,出血量通常不多;Ⅱ度裂伤指会阴体筋膜及肌层已受损,且累及阴道后壁黏膜,但未伤及肛门括约肌,出血较多;Ⅲ度裂伤指在阴道黏膜及会阴体组织的损伤的基础上,还并发有肛门括约肌部分或完全撕裂,但尚未累及直肠黏膜;Ⅳ度裂伤指在Ⅲ度裂伤的基础上,直肠黏膜已受损,肛门、直肠和阴道完全贯通,出血量可不多。阴道中、上 1/3 处损伤并累及深部组织时出血量可较大,且不易发现,若怀疑时需特别仔细地检查。

(2)宫颈裂伤:2cm 以下的宫颈裂伤应视为分娩时不可避免的损伤,这种程度较轻的损伤容易愈合且很少带来并发症。如果第三产程结束之后,阴道大量出血且子宫收缩良好,应该考虑到宫颈深度撕伤的可能。此时,由于宫颈质软,阴道指检往往不满意,需要在充分暴露宫颈的情况下进行彻底的检查,通常需要助手用力按压腹部使子宫下移,同时手术者用环钳向外牵拉宫颈以便检查,必要时还可借助阴道壁拉钩以更好地暴露深部组织。另外,对于所有经阴道分娩困难、借助器械娩出胎儿的情况,由于其发生宫颈裂伤的可能性大,不管在第三产程结束之后是否有阴道出血,建议常规检查宫颈损伤情况。

(3)产后血肿:产后血肿可分为外阴血肿、外阴阴道血肿、阴道旁血肿和腹膜后血肿。外阴血肿的形成常常是因为阴部动脉分支受损,包括直肠后动脉、会阴横动脉和阴唇后动脉;阴道旁血肿的形成则可能是子宫动脉下行支损伤所致;腹膜后血肿的形成主要是由于盆腔深部的动脉损伤,并且往往是因为出血较多而向上延伸至腹膜后,有时可在腹股沟韧带上方触及血肿包块。外阴血肿最突出的临床表现是剧烈的疼痛和外阴肿胀,血肿包块形成迅速、张力高、触痛明显并常有波动感,根据这些表现常能迅速做出诊断。阴道旁血肿的诊断则常依赖指检发现一圆形或类圆形突向阴道腔内的波动性包块。如果阔韧带内形成血肿或血肿形成的范围更高,检查时不易触及,容易漏诊,若发生失血性休克将会危及产妇的生命,当怀疑存在深部血肿或血肿范围延伸较广时,借助超声、CT 等辅助检查可帮助诊断并确定血肿的位置和范围。

(4)子宫内翻:常与第三产程过度牵拉脐带相关。当阴道流血不多而休克的症状和体征明显且排除了其他导致产后出血的原因时,需考虑到子宫内翻的可能,产妇可伴有剧烈疼痛、下坠感和排尿困难,腹部触诊可能无法触及子宫或仅触及一凹陷(子宫底陷入宫腔内),经仔细检查不难诊断。

3.胎盘因素

产后出血相关的胎盘因素主要可分为两种情况,即胎盘娩出困难和胎盘胎膜残留。前者包括胎盘部分剥离、胎盘植入、胎盘嵌顿等,后者可能的原因有副胎盘未娩出、胎盘小叶残留等。若胎儿娩出后10～15分钟胎盘仍未娩出,并出现阴道大量出血,颜色暗红,应考虑胎盘娩出困难,需要立即作阴道及宫腔检查,并试图人工剥离胎盘;若胎盘娩出后发现胎盘胎膜不完整或胎盘胎儿面有残留的血管断端,则应考虑胎盘组织残留或副胎盘的存在,需立即行宫腔检查。如果怀疑胎盘植入子宫肌层较深甚至可能为穿透性胎盘时,需借助超声以确定植入的范围及深度。

4.凝血功能障碍

孕产妇凝血功能障碍可能是先天性的,也可能是后天获得的,前者如遗传性假血友病、血友病等,后者可由某些妊娠并发症(如子痫前期、胎盘早剥、死胎等)或者妊娠并发症(重症肝炎、急性脂肪肝等)所致。如果产妇阴道持续流血,且血液不凝、止血困难,同时并发穿刺点渗血或全身其他部位出血,并排除了因宫缩乏力、胎盘因素及软产道损伤引起的产后出血,那么应及时检测患者的血小板计数、凝血时间、纤维蛋白原等指标。若发现血小板计数降低、凝血时间延长或低纤维蛋白原血症等情况,再结合患者的病史特点,不难做出凝血功能障碍或者DIC 的诊断。

(二)出血量的估计

估计产后出血量的方法多种多样,包括目测法、称重法、容积法、面积法、测定血红蛋白及血细胞比容的变化、放射示踪法以及根据临床表现估计产后出血量等,临床上常用的估计产后出血量的方法是前四种。值得注意的是,由于孕期血容量的增加使得孕妇对出血的耐受性提高,从失血到发生失代偿休克常无明显征兆,并且失血性休克的临床表现往往滞后,容易导致诊断及处理不及时。因此,不能仅仅根据产妇的临床表现来估计产后失血量。

1.目测法

众所周知,目测法极易低估产后出血的总量,文献报道利用目测法估计产后出血量所得到的产后出血发生率比实际产后出血发生率要低30％～50％。国内有学者甚至建议若使用目测法估计出血量,则将估计出血量的两倍作为产后实际的出血量来指导临床处理。

2.称重法

即称重分娩前后无菌巾、纱布的重量,重量的差值除以血液比重1.05 即可换算成产后出血量。目前,临床上还可用一次性棉垫垫于会阴处,称重分娩前后棉垫的质量来估计产后出血量。

3.容积法

断脐后迅速置一弯盘或便盆紧贴于产妇会阴部,用量杯测量收集到的包括第三产程的所有失血量。若有条件还可使用标有刻度的一次性产后血液收集带,可直接于收集带上读出产后出血的量。

4.面积法

按事先测定了的血液浸湿纱布、无菌巾的面积来计算出血量,如 10cm×10cm 纱布浸湿后含血量为 10mL、15cm×15cm 纱布浸湿后含血量为 15mL 等。由于不同质地的纱布或无菌巾吸水能力的不同以及浸湿范围的不均匀等因素,此法测定的出血量只是一个大概的估计值。

目前,尚无标准化的测定产后出血量的方法,各种测量方法都有其局限性。如称重法和容积法都可能因羊水、尿液等因素而产生误差,且往往还忽略了胎盘中母体血液的量。产后出血量只是估计或测定所得的一个结果,不管用何种方法估计或测定产后出血量,都不应忽略产妇本身的临床表现(包括生命体征、神志状态、尿量等),而且要结合病因诊断进行相应的处理。

六、治疗

事实上,产后出血导致的孕产妇死亡大多是可以避免的,其高病死率的原因主要在于诊断和治疗的不及时,如未能及时识别低血容量的发生、错误的低估失血量、没有快速有效的补充循环血容量等。因此,早期及时的诊断和出血量的准确估计是产后出血治疗的关键。依靠个人力量难以完成产后出血的抢救,团队协作是抢救成功的关键。一旦产后 2 小时出血量超过 400mL 或产妇出现任何低血容量休克的表现,就应该即刻启动产后出血的抢救流程,而首要步骤就是立刻求助,组建抢救小组。抢救小组人员应包括经验丰富的产科医师、助产士、麻醉师、血液科医师、血库人员、检验科人员,甚至血液运输人员和专门的记录员,应尽早通知以上相关人员、随时保持联系并做好抢救准备。同时,还应做好抢救相关的物资准备,如某些医院配备的产科出血抢救箱。

产后出,血治疗的总体目标有两个:保证足以维持正常组织灌注和氧气供应的循环血容量和防止进一步的出血。要达到以上两个治疗目标,针对产后出血的治疗总体上又包括以下两大措施:低血容量休克的复苏和针对病因的止血。需要强调的是,抢救低血容量休克和止血治疗应该同时进行,尽量减少产妇出血的时间以及休克的进展。

(一)复苏

低血容量休克抢救的关键在于尽早地快速补充循环血容量以维持组织灌注和氧供,从而避免进一步的重要脏器损伤。

1.快速建立静脉通道

静脉充盈时,尽早静脉穿刺建立 2 条静脉通路,且最好选用相对较粗的导管(14 号或 16 号)以保证能够快速地补充血容量。同时,还应留取交叉配血及其他实验室检查所需的血液标本。

2.严密监测生命体征

复苏过程中,尽量安排专人连续严密地监测产妇的脉搏、血压、体温、呼吸和尿量等指标,随时汇报结果并做好详细记录,以便判断病情及其变化情况。

3.动态监测实验室指标

全血细胞计数、凝血功能检查(包括凝血因子时间、活化部分凝血活酶时间和纤维蛋白原水平)和肝肾功检查是常规的实验室检查,它们可辅助判断病情。另外,血气分析可以更快捷地检测血电解质、酸碱平衡状态和血红蛋白水平,据此可对组织有无缺氧、是否发生酸中毒等情况做出快速的判断。在病情极其危重的情况下,还可建立有创监测(如穿刺监测中心静脉压、动脉置管直接监测动脉血压等），但不是紧急处理时优先考虑的处理措施。由于产后出血患者的病情常常变化迅速，所以应该根据临床实际情况动态监测以上指标。

4.呼吸管理

呼吸管理的目的主要是保持呼吸道的通畅和持续的氧供应。

5.合理补液

早期积极合理的补液不但可以纠正失血导致的低血容量状态，还可能进一步减少血液制品的输入。用于循环复苏的液体主要包括晶体液和胶体液两类，前者包括生理盐水、哈特曼溶液、5%右旋糖酐、高渗盐溶液等，后者包括明胶、羟乙基淀粉、4%。人体清蛋白等。目前，对于选择晶体液还是胶体液没有统一的标准，没有明确的证据表明孰优孰劣，两者各有优缺点。但值得注意的是，输液量并非越多越好，尤其是在重度子痫前期或子痫的情况下，过多输液可能会恶化病情；相反，在输血前输液量应尽可能少，只要能够维持生命器官的正常功能即可，输血前可按照每丢失 1mL 血液补充 3mL 液体并将输液的总量控制在 3 500mL 以内（快速输入晶体液不超过 2 000mL，胶体液不超过 1 000mL）。急性失血时，建议于 10～20 分钟内快速输入 250～500mL 晶体液或胶体液，若出血已经造成危及生命的严重休克，则需快速给予 2 000～3 000mL 液体，尽量维持正常血压和尿量＞30mL/h 或 0.5mL/(kg·h) 以保证循环灌注。输液过程中应给予产妇一定的保暖措施，有条件还应预热输入液体以减少发生 DIC 的机会。

（6）及时输血：大量失血导致血红蛋白的丢失会造成血液携氧的能力大大降低，从而引起组织缺氧，发生器官损伤。输血（主要是输注红细胞悬液）是快速补充血红蛋白提高血液携氧能力的最佳方法，在产后出血的抢救中起着至关重要的作用。目前，没有针对急性出血统一的输血指征，产科输血的指征通常由经验丰富的产科医师掌握，但通常认为的指征包括输入 3500mL 液体后产妇循环仍不稳定或尚存在活动性出血、失血量达到或超过全身血量的 40%、血红蛋白水平低于 7g/dl 等。如果出血超过 2000mL，应预测到血小板可能低于 $50×10^9$/L，同时可能还存在凝血因子缺乏，应该及时行实验室检查以评估病情并考虑输入相应的血液制品。产科输血的目标主要包括以下几点：维持血红蛋白水平在 7g/dl 以上，若有活动性出血则尽量维持血红蛋白水平在 10g/dl 以上；维持血小板计数不低于 $50×10^9$/L，凝血因子时间和活化部分凝血活酶时间不超过正常参考值的 1.5 倍、纤维蛋白原不低于 1.0g/L。

7.心肺复苏

若产妇因产后大出血发生心脏骤停，应立即开始心肺复苏，按照成人基本生命支持（ABC系统：气道开放、呼吸支持和循环支持）和高级生命支持的标准步骤进行，尽可能地挽救产妇生命。

(二)止血

产后迅速找到出血原因是产后出血止血治疗的前提，不同原因导致的产后出血其治疗方法可能不同，同样原因导致的产后出血也可采取不同的方法进行治疗，但治疗目的都殊途同归。

1.宫缩乏力

诊断宫缩乏力性产后出血之前，应排除因胎盘因素、产道裂伤或血肿、子宫内翻或子宫破裂导致的出血。宫缩乏力的治疗措施较多，应按照以下方法顺序进行，即遵循"先简单后复杂、先无创后有创"的治疗原则,直到出血得到控制。虽然以下治疗方法是放在宫缩乏力的治疗当中阐述,但这些方法的使用并不局限于宫缩乏力性产后出血,如 B-Lynch 缝合术、盆腔血管结扎、动脉栓塞术等。

(1)子宫按摩:宫缩乏力时,子宫按摩是机械性止血首选的方法,常采用双手经腹经阴道联合按压子宫,即患者取膀胱截石位,操作者一手握拳置于阴道前穹隆向后压迫宫颈,另一手于耻骨上方按压宫底和宫体。子宫按摩止血的原理是利用子宫肌纤维的网状排列,通过机械按压以压迫子宫血管而止血。单独采用子宫按摩通常不能有效、持续地止血,必须配合使用宫缩剂以促进子宫收缩,按摩时间以达到子宫正常收缩、阴道停止流血为宜。子宫按摩前应排空膀胱,可留置导尿管。

(2)药物治疗:治疗宫缩乏力性产后出血的药物主要包括缩宫素及其类似物、麦角类、前列腺素类和止血剂四类。在我国,首选缩宫素治疗产后出血。

缩宫素:是预防和治疗产后出血的一线药物,常与子宫按摩联合使用。它可引起子宫自上而下节律性地收缩,有效压迫子宫血管以达到止血的目的。但由于缩宫素半衰期较短(1~6分钟),所以需要持续静脉滴注以维持有效血药浓度从而维持有效的子宫收缩。缩宫素常用的治疗剂量是 10U 肌内注射或子宫肌层注射抑或宫颈注射,同时 10~20U 加入 500mL 晶体液中稀释后以 250mL/h 的速度持续滴注或泵入。缩宫素的使用相对安全,但快速静脉输入稀释的缩宫素可引起全身血管平滑肌松弛而发生低血压;另外,如果大量给予非电解质液体还可引起水中毒,表现为头痛、呕吐、嗜睡等。缩宫素另外一个特点是受体饱和现象,剂量达到上限后再加大剂量并不能增加子宫收缩的效果,相反,可能会带来不良反应。因此,常将 24 小时缩宫素的使用总剂量控制在 60U 以内。

长效缩宫素:卡贝缩宫素是缩宫素的类似物,但其作用持续时间较后者更长,证据表明其预防产后出血较缩宫素更有效,但价格稍高。

麦角新碱:同样是治疗宫缩乏力的一线药物,可与缩宫素联合使用发挥协同作用(如缩宫素和麦角新碱的复合制剂)。麦角新碱的作用机制是通过刺激子宫肌 α 肾上腺素受体从而引起子宫强有力的收缩,且持续时间较长(约 3 小时)。麦角新碱的常用剂量和用法是 0.25mg 肌内注射,2~5 分钟即可起效,若 5 分钟后仍无效可重复给药。麦角新碱的不良反应有恶心、呕吐、头晕、高血压等,子痫前期、心脏病的孕妇禁用。

前列腺素制剂:包括米索前列醇、卡前列素氨丁三醇、卡前列甲酯等。此类宫缩剂是治疗宫缩乏力性产后出血的二线药物,在一线治疗药物使用无效时应用,尤其是卡前列素氨丁三醇近年在治疗严重产后出血的应用较为广泛,且效果和安全性均较好。卡前列素氨丁三醇的用法为 250μg(1 支)深部肌内注射或子宫肌层注射,3 分钟起作用,30 分钟达作用高峰,可维持 2 小时,必要时可重复使用,但总量不超过 2000μg(8 支),哮喘、心脏病和青光眼患者禁用,高血压患者慎用,偶尔有暂时性的恶心、呕吐等轻微不良反应。米索前列醇的用法常为 200~600μg 顿服或舌下给药,不良反应有恶心、呕吐、腹泻、寒战和体温升高等,高血压、活动性心、肝、肾脏病及肾上腺皮质功能不全者慎用,青光眼、哮喘及过敏体质者禁用。卡前列甲酯为栓剂,用法为 1 枚(1mg)贴附于阴道前壁下 1/3 处或直肠内(4cm)约 2 分钟,必要时可酌情再次用药,直到宫缩好转、流血停止,不良反应主要有腹泻、恶心或呕吐、腹痛等。

止血剂:氨甲环酸和重组活性凝血因子Ⅶa(rFⅦa)。主要作用于机体凝血/抗凝过程以达到止血目的,前者的抗纤溶作用能阻止纤维蛋白酶原、纤溶酶与纤维蛋白的结合,后者则是加速凝血酶的生成以促进凝血。这些药物主要用于治疗顽固性宫缩乏力导致的产后出血,治疗目的在于稳定病情,常应用于盆腔血管结扎或子宫切除之前。重组活性凝血因子Ⅶa的止血效果较为肯定,但其高昂的费用使其应用受到很大的限制。

(3)宫腔填塞:当子宫按摩和宫缩剂都无法停止或者减少出血时,应考虑进行宫腔填塞。主要有两种宫腔填塞方法:水囊压迫和纱条填塞,前者多用于经阴道分娩,后者则多用于剖宫产。宫腔填塞必须由经验丰富的产科医师或助产士在有麻醉师和充分备血的情况下进行,填塞前还必须排除产道损伤、胎盘残留并清除宫腔内容物,填塞时可同时使用宫缩剂和止血剂辅助治疗。填塞完成后应密切监测产妇阴道出血情况、生命体征、子宫高度并评估血红蛋白水平和凝血功能状况,避免发生宫腔内积血。水囊或纱条填塞的时间尽量不超过48小时,还应使用广谱抗生素以预防感染。

(4)子宫加压缝合:应用最广泛的是B—Lynch缝合术,也称为子宫背带缝合法,效果肯定且并发症少,避免了大量的围生期子宫切除。此缝合法止血的原理是通过垂直压迫横行进入子宫的血管而达到机械性止血的目的。B—Lynch缝合术不仅可用于宫缩剂和子宫按摩等措施治疗无效的宫缩乏力性产后出血,还可应用于胎盘因素和凝血功能障碍导致的产后出血,此缝合术使用的指征应由经验丰富的产科医师掌握,缝合过程也应由熟练掌握此技术的高级别产科医师完成。

(5)血管结扎:包括子宫动脉结扎和髂内动脉结扎。子宫血管结扎适用于难治性产后出血,尤其是剖宫产术中宫缩乏力或胎盘因素的出血,经宫缩剂和按摩子宫无效,或子宫切口撕裂而局部止血困难。推荐五步血管结扎法:单侧子宫动脉上行支结扎;双侧子宫动脉上行支结扎;子宫动脉下行支结扎;单侧卵巢子宫血管吻合支结扎;双侧卵巢子宫血管吻合支结扎。髂内动脉结扎术手术操作困难,需要一位熟悉妇产科盆腔手术并对盆腔解剖非常熟悉的产科医生、一位产科麻醉师甚至有时还需要一位妇科肿瘤医生协助手术,患者术后应转入重症监护室。结扎髂内动脉的指征包括产后大出血切除子宫前后、阔韧带基底部持续性出血、盆腔侧壁大量出血、阴道穹隆部持续性出血、不明部位的持续性出血、保守方法治疗宫缩乏力失败、助产术造成宫颈严重裂伤、阔韧带下部大出血、骨盆骨折后腹腔内大出血等,这些情况下单侧或双侧结扎髂内动脉非常有必要,因为即使迅速切除子宫也可能无法有效地控制大出血。血管结扎时,应尽量避免损伤静脉和输尿管,减少副损伤的发生,在关腹前应彻底止血,术后严密监护患者的情况。

(6)栓塞:动脉栓塞治疗产后出血的指征包括经保守治疗无效的各种难治性产后出血(宫缩乏力、产道损伤和胎盘因素等)。栓塞成功率较高,可在行外科开腹手术之前考虑使用,若治疗成功可避免进一步的手术或输血,保留生育能力。栓塞的目的是找出出血的责任血管,使用栓塞剂机械性地堵塞该血管以控制出血和预防再出血。虽然栓塞也有发生并发症的风险,如由于技术原因导致穿刺部位血肿形成、栓塞后缺血、坐骨神经痛、感染、血栓形成等,但这些都不足以阻碍栓塞术广泛应用于产后出血的治疗。

(7)子宫切除:围生期子宫切除的适应证主要包括胎盘异常(如前置胎盘、胎盘植入)、各种保守治疗无效的宫缩乏力性产后出血、子宫破裂、严重的宫颈损伤、严重子宫感染导致的败血症或子宫肌层脓肿形成等。除了前置胎盘或胎盘部分植入宫颈等特殊情况下需行子宫全切术之外，通常的围生期子宫切除采用的是子宫次全切术。手术应由对子宫切除术非常熟悉的产科医师或者妇科肿瘤医师主持，资深的产科麻醉师也必须在手术现场。由于子宫切除时仍有活动性出血，故需以最快的速度"钳夹、切断、下移"，直至钳夹至子宫动脉水平以下，然后再缝合打结，术中还需特别注意防止损伤输尿管和膀胱。围术期应常规使用抗生素预防感染。

2.产道损伤

产道损伤的治疗原则是找出出血部位，缝合伤口止血，预防感染。

(1)修补裂伤：准确找出损伤部位是修补的前提，常在局部麻醉下行裂伤修补术，保证良好的照明条件，修补损伤部位时应彻底止血并尽量恢复其解剖结构。

会阴裂伤修补术：会阴裂伤修补的关键是第一针缝合应超过裂口或侧切的顶端，用可吸收缝线连续缝合以关闭无效腔，同时注意缝线不能太紧。

阴道裂伤修补术：阴道裂伤的缝合原则同会阴裂伤基本一致。对较深的阴道裂口，需结扎出血点，若结扎后尚残留明显的无效腔或阴道组织较脆而缝合难以完成时，需进行阴道纱条填塞。

宫颈裂伤修补术：小而浅的宫颈裂伤出血不多或不出血，通常不需要缝合；当宫颈裂伤超过2cm或出血较明显应及时缝合，如果缝合不成功或缝合后出血仍未得到控制，可行选择性动脉栓塞术止血。

(2)处理血肿：大的血肿应切开并清除积血、缝扎止血或纱条填塞压迫止血，小的血肿若无进行性增大则可密切观察或采用冷敷、压迫等保守治疗。

(3)子宫内翻：子宫内翻的患者常发生严重的疼痛和休克，处理的关键在于及时的抗休克治疗和子宫还纳。子宫还纳术可在麻醉下进行，还纳术后应用宫缩剂以帮助子宫收缩。

3.胎盘因素

(1)徒手剥离胎盘：若胎盘未能顺利娩出且有活动性出血时，可试图行胎盘人工剥离术，但切忌强行牵拉或撕扯，以免发生胎盘残留、子宫内翻甚至子宫穿孔等严重并发症。如果徒手剥离胎盘失败，应进一步采取以下措施进行处理。

(2)保守治疗：胎盘植入的保守治疗包括保守手术治疗（如胎盘植入局部楔形切除或缝扎）、药物保守治疗（如使用甲氨蝶呤）、介入治疗（如子宫动脉栓塞术）等。甲氨蝶呤的治疗效果报道不一，治疗后胎盘排出的时间相差较大，从7天到6个月不等。如今，介入治疗植入于原位的胎盘的效果已较为肯定。在选择保守治疗之前，应充分考虑到医院的条件、患者对生育能力的要求以及对保留胎盘可能出现的一些风险（如大出血、宫腔感染、败血症等）的承受力。

(3)子宫切除：前文已阐述。

4.凝血障碍

治疗的原则和目标是补足相应的凝血因子，维持正常的凝血功能，防止DIC的发生。

产妇凝血功能障碍分为两类：先天性和获得性凝血功能障碍，前者是产妇孕前即存在的凝血功能障碍，而后者往往由于某些妊娠并发症所致，如子痫前期或子痫、HELLP综合征、妊娠急性脂肪肝等。产妇凝血功能障碍性疾病当中，以各种原因导致的血小板减少最为常见，另外尚有各种凝血因子的缺乏或纤维蛋白原的不足等。不管是血小板减少还是其他凝血因子的缺乏，一经诊断就应迅速评估并合理补充。一般认为，血小板低于 $(20\sim50)\times10^9/L$ 或血小板降低并出现不可控制的渗血时需输入血小板，维持血小板水平在 $(20\sim50)\times10^9/L$ 或达到控制出血的目的。新鲜冰冻血浆几乎包含血液中所有的凝血因子以及纤维蛋白原，能快速纠正凝血功能，常用剂量为 $10\sim15mL/kg$。冷沉淀主要用于提高血纤维蛋白原浓度，血纤维蛋白原浓度高于 $150g/L$ 时不必输注冷沉淀，冷沉淀的常用剂量为 $1\sim1.5U/10kg$。输注纤维蛋白原可直接升高其血浓度，通常输入 1g 纤维蛋白原可将其血浓度提升 $25g/L$，1 次可输入纤维蛋白原 $4\sim6g$。另外，rFVⅡa 的应用以及其他凝血因子的补充在产科虽然应用较少，但 rFVⅡa 在产科大出血时的止血效果肯定且安全性好，其在 HELLP 综合征和（或）DIC 伴大出血时的治疗效果和安全性均较好。

七、预防

产后出血的预防应从产前保健做起，分娩期的处理尤其是第三产程的积极干预是预防产后出血之关键，产后 2 小时是产后出血发生的高峰，因此，产后观察也同样重要。

（一）产前保健

产前甚至孕前就应该认识到产后出血的危险因素，如多胎妊娠、巨大胎儿、子宫手术史、妊娠期高血压疾病、妊娠并发血液系统疾病及肝病等，有针对性地加强产前检查，必要时提前入院待产。孕前积极宣传计划生育知识，尽量减少人工流产次数。若孕前有凝血功能障碍性疾病，应积极治疗纠正凝血功能后再受孕，若早期发现妊娠并发凝血功能障碍，可选择性地于孕早期终止妊娠。

（二）分娩期处理

分娩过程与产后出血的发生关系密切，高质量的产程处理是预防产后出血的关键，其中第三产程的积极处理更是预防产后出血的核心。

1.第一产程

临产前应评估孕妇的骨盆条件及胎儿大小，确定能否经阴道分娩。除密切观察产程进展之外，还应监测生命体征、宫缩情况，同时鼓励产妇进食高热量食物并摄入足够的水分以保证充沛的体力，并鼓励孕妇及时排便以减少对宫缩的影响。此期还应注意合理的使用子宫收缩剂、镇静及镇痛剂，既要防止宫缩过强所致的急产、子宫破裂，又要防止子宫收缩乏力而影响产程进展。若第一产程的进展出现任何异常情况，要严格掌握好剖宫产的指征，因为剖宫产本身是产后出血的危险因素。

2.第二产程

此期应指导产妇屏气，配合宫缩正确地运用腹压；胎头暴露后注意保护会阴，预防会阴撕裂；严格掌握会阴切开的指征并尽量避免阴正中切开，缝合会阴切口时应彻底止血；进行阴道检查或者使用阴道助产（产钳、胎吸等）时，动作应轻柔、规范，尽量预防软产道损伤。

3.第三产程

积极处理第三产程是预防产后出血的重中之重，现已成为产科临床实践常规，主要包括以下三项措施：①预防性使用子宫收缩剂；②及早钳夹、切断脐带；③适度牵拉脐带以协助胎盘娩出。世界卫生组织（WHO）予 2006 年针对第三产程的处理作了如下建议：①对所有产妇都应积极处理第三产程,并由经验丰富的产科医疗人员完成;②使用子宫收缩剂以预防产后出血,首选缩宫素;③早期钳夹脐带仅在新生儿需要复苏的情况下使用;④适度牵拉脐带协助胎盘娩出。另外,不少学者主张于胎盘娩出之后常规按摩子宫以刺激其收缩从而寄望于降低发生产后出血的风险,但目前的循证医学证据并不支持此观点,研究表明,缩宫素用于减少产后出血的效果要明显优于子宫按摩,而且在使用了缩宫素之后没有必要再按摩子宫。在胎盘娩出之后,还应当仔细检查胎盘胎膜是否完整、胎盘胎儿面边缘有无血管断端,及时发现有无胎盘胎膜残留、副胎盘的存在;产后检查软产道也同样重要,包括仔细检查会阴、阴道及宫颈有无撕裂伤或者血肿形成,一旦发现应及时处理。

(1)使用宫缩剂:预防性使用宫缩剂是积极处理第三产程的精髓所在,常用的宫缩剂包括缩宫素及其类似物、麦角类制剂和前列腺素制剂。

缩宫素:是预防产后出血首选的宫缩剂,其预防产后出血的效果有大量的循证医学证据支持。然而目前,对于第三产程缩宫素的使用剂量、用药途径(肌内注射、静脉滴注或静脉一次性给药)和用药时间(胎盘娩出之前或胎盘娩出之后)尚无统一标准。常见的缩宫素使用方法包括在胎儿前肩娩出后肌内注射 10U,或者将 20~40U 缩宫素于 1 000mL 晶体液中稀释后以150mL/h 静脉滴注,可以重复使用但总剂量不应超过 60U(受体饱和效应),又或者产后一次性静脉给予 5~10U 缩宫素(1~2 分钟给完),此法仅用于经阴道分娩的产妇,选择性剖宫产则不建议使用。若一次性给予单剂缩宫素,要警惕低血压的发生;若长时间持续滴注缩宫素,还应注意防止水中毒。

缩宫素类似物:卡贝缩宫素是人工合成的长效缩宫素类似物,其作用与缩宫素相似,但其使子宫收缩持续的时间较缩宫素长,可以肌内注射或者静脉给药,常用剂量为 100μg 单次使用。建议选择性剖宫产或者存在产后出血高危因素的阴道分娩时,在胎儿娩出之后,可使用卡贝缩宫素预防产后出血、减少治疗性宫缩剂的使用。

麦角新碱:妊娠子宫对麦角新碱非常敏感,产后少量应用即可引起显著的子宫收缩,其通过钙离子代谢及肌动蛋白之间的相互作用引起子宫内层肌肉持续性的收缩,导致胎盘绒毛膜层的剥离。虽然口服或静脉给药都可行,但肌内注射是最常用的给药途径,常用剂量为0.2mg。在我国,缩宫素的广泛使用已取代了麦角新碱预防产后出血的使用,前者效果、安全性俱佳,而麦角新碱除了容易变性需要冷冻保存之外,最大的缺点在于不良反应突出,包括恶心、呕吐、出汗、血压升高等,使用麦角新碱还会导致手取胎盘的比例增加。患有高血压、偏头痛或雷诺综合征的孕妇禁用麦角新碱。

前列腺素制剂:米索前列醇是人工合成的天然前列腺素 E$_1$ 的类似物,其价格便宜、易于保存且可口服、舌下给药、阴道内给药或直肠给药,口服吸收较快、生物利用度高,既可用于产后出血的预防,也可用于产后出血的治疗。预防产后出血常用的米索前列醇剂量为 200~600μg,并建议单次给药,当剂量超过 600μg 时,呕吐、发抖和发热等不良反应的发生明显增加且具有剂量相关性。2009 年,WHO 建议使用米索前列醇预防产后出血前应权衡其利弊,400μg 和≥600μg 的剂量宫缩效果相差不大,但后者发生发热不良反应的可能性却是前者的两倍以上。在缺乏缩宫素时,可使用米索前列醇预防阴道分娩产后出血的发生。

(2)钳夹、切断脐带:钳夹和切断脐带的时机没有标准的规定,目前临床上的处理包括早期钳夹(常为胎儿娩出后 1～2 分钟之内)、延期钳夹(常为胎儿娩出后 1～2 分钟以上)和期待治疗(即脐带血管停止搏动后再钳夹),但这几种时机尚无明确的定义。各种钳夹、切断脐带的时机都有利弊:早期钳夹脐带可能降低足月新生儿呼吸窘迫、新生儿黄疸及红细胞增多症的发生,但同时有发生新生儿贫血的危险;延期钳夹期待可使胎儿血容量增加,提高胎儿血红蛋白水平,从而降低新生儿贫血以及产后 3～6 个月贫血的发生,但同时可能增加足月新生儿呼吸窘迫、新生儿黄疸及红细胞增多症的危险。对于早产(分娩孕周<37 周),应尽可能地在胎儿娩出 60 秒后再钳夹脐带,能减少新生儿脑室内出血的发生和减少新生儿输液、输血等。

(3)牵拉脐带:目前没有充分的证据表明在正常分娩时,胎儿娩出后 30～45 秒内牵拉脐带以加快胎盘娩出能够降低产后出血发生的危险,因此,暂不建议将牵拉脐带作为第三产程的常规手段。虽然如此,此方法还是可能缩短第三产程的时间、减少胎盘滞留的发生,从而可能降低产后出血的发生,但需要更多的临床证据。

(4)脐静脉注射:在怀疑胎盘滞留时,可行脐静脉注射以辅助胎盘娩出,常用药物为缩宫素(10～20U),此法也可能使胎盘顺利娩出从而避免使用手取胎盘。

(三)产后观察

产后应常规观察产妇 2 小时,包括仔细监测产妇生命体征、神志状态、阴道流血情况、宫缩情况以及会阴切口有无血肿,发现异常应及时处理。另外,鼓励产妇排空膀胱或直接导尿以减少充盈的膀胱对子宫收缩的干扰,产妇早期接触新生儿、早吸吮能反射性地诱发子宫收缩,这些措施也能从某种程度上预防产后出血的发生。

第四节　羊水栓塞

羊水栓塞系指在分娩过程中,羊水进入母体血循环后引起的急性肺栓塞、过敏性休克、弥散性血管内凝血、肾衰竭或骤然死亡等一系列严重症状的综合征。可发生于足月分娩,也可发生于中期妊娠流产引产。典型的表现以突然发作的低血压、低氧血症及凝血功能障碍为主。为极其严重的分娩并发症,亦为造成孕产妇死亡的重要原因之一。

一、概况

羊水栓塞的发生率报道差异较大,约为 1∶5 000～1∶80 000,分娩过程中发生占 70%,产后发生的占 30%。其病死率报道也不相同,发生在孕足月分娩者病死率可高达 70%～80%。1995 年 Clark 等从美国国家羊水栓塞登记资料中分析这些患者的临床症状与过敏性疾病、感染性休克等表现极为相似,而与一般栓塞性疾病不同,故建议改为妊娠过敏样综合征。

二、病因

羊水中的内容物有胎儿的角化上皮细胞、毳毛、胎脂、胎粪和黏液等有形颗粒物质,正常孕期及分娩过程几乎无羊水进入母体循环,这些有形物质进入母体循环后,能引起肺动脉栓塞。羊水中亦富含有促凝物质(具有凝血活酶的作用),进入母血后可引起 DIC。此外羊水中的胎儿有形物质对母体可能是一种致敏原,可导致母亲过敏性休克。羊水进入母体血液循环的条件是胎膜已破、有较强的子宫收缩及血管开放。羊水进入母体循环的途径为:宫颈内膜静脉及子宫下段静脉、子宫胎盘异常血管、胎膜边缘处血管、病理性开放的血窦及羊膜渗透。羊水进入母体血循环的机制尚不十分清楚,临床上观察与下列因素有关:

(一)胎膜破裂或人工破膜后

羊水由羊膜腔内进入母体血循环,必然有胎膜破裂,临床所见羊水栓塞大多数发生在胎膜破裂之后,偶尔未见破膜者,有可能宫缩迫使胎儿娩出,未破的前羊水囊被向下挤压、牵拉胎膜,反而使高位胎膜破裂,或胎盘边缘胎膜撕裂,羊水进入子宫蜕膜或子宫颈破损的小血管而发病。另外困难的羊膜腔穿刺时,如形成胎膜后血肿,分娩时此处胎膜撕裂也增加发生羊水栓塞的机会。

(二)宫缩过强或强直性子宫收缩

包括缩宫素应用不当、羊膜腔内压力过高。当羊膜腔内压力超过静脉压时,羊水易被挤入已破损的小静脉血管内。此外,宫缩时,由于子宫韧带的牵引使子宫底部举起离开脊柱,减轻了子宫对下腔静脉的压迫,回心血量增加,有利于羊水进入母血循环,羊水进入母体循环的量与宫缩强度呈正相关。

(三)子宫体或子宫颈有病理性开放的血窦

多胎经产宫颈及宫体弹力纤维损伤及发育不良者,分娩时易引起裂伤。高龄初产妇宫颈坚硬不易扩张者,如宫缩过强,胎头压迫宫颈易引起宫颈裂伤,甚至子宫下段破裂。另外,胎盘早剥、胎盘边缘血窦破裂、前置胎盘、手术助产、羊膜腔穿刺等均有利于羊水通过损伤的血管或胎盘后血窦进入母体血循环,增加羊水栓塞的机会。剖宫产时,子宫切口静脉血窦大量开放,如羊水不及时吸净,娩出胎儿后子宫收缩,则羊水易挤进开放的血窦而发生羊水栓塞。孕中期钳刮术中,在羊水未流尽前即钳夹胎盘,可促使羊水由胎盘附着处血窦进入母体血循环而发生羊水栓塞,不过孕中期羊水内胎儿有形颗粒物质少,促凝物质水平较低,必须有大量羊水进入母体血循环后才会发病,而且临床表现比孕晚期发生的羊水栓塞症状要轻,及时有效的治疗往往能很快控制病情,很少引起孕产妇死亡。

(四)过期妊娠

巨大胎儿较易出现产程长、难产、滞产,胎儿易发生宫内窒息,羊水常混浊、刺激性强,易发生羊水栓塞。

(五)死胎

死胎不下可使胎膜强度减弱而渗透性显著增加,与羊水栓塞发生亦有一定关系。

三、高危因素

通常认为发生羊水栓塞的高危因素主要有外伤、胎膜早破、羊膜腔穿刺、宫缩过强、急产、缩宫素引产、高龄初产、吸烟、过敏体质、肥胖、多胎经产、前置胎盘、死胎、巨大儿、子宫破裂、宫颈裂伤、羊水粪染等。存在 1 个以上的高危因素时,发生羊水栓塞的概率更大,但少数发生羊水栓塞的患者并无以上高危因素,所以对妊娠患者都应警惕羊水栓塞的发生。

四、病理生理机制

羊水进入母体血循环后,立即引起一系列复杂且严重的病例生理变化,概略为三个方面:

（一）肺动脉栓塞、肺高压形成致心力衰竭

（1）羊水中所含的角化上皮细胞、毳毛、胎脂、胎粪及黏液等有形颗粒物质可形成大块，堵塞下腔静脉或肺动脉主干，造成猝死。

（2）有形物质可直接形成栓子，使肺内小动脉栓塞，血管机械性阻塞、狭窄。

（3）羊水中促凝物质促使母心血管系统内发生 DIC，毛细血管内形成纤维蛋白及血小板微血栓，亦可使肺小血管堵塞、狭窄。

（4）肺小动脉内的栓塞反射性迷走神经兴奋，引起肺血管痉挛和支气管痉挛，分泌亢进。

以上因素引起肺动脉栓塞、狭窄、血流淤滞甚至阻塞，肺血流减少，肺毛细血管通透性增高，肺间质及肺泡型肺水肿，肺动脉高压使右心前负荷加重，导致急性右心扩张，充血性右心力衰竭；肺血循环受阻，肺静脉缺血，左心房回心血量减少，左心室搏出量明显减少，引起周围血循环衰竭，血压下降，休克或立即因脑、心重要脏器缺血而猝死。气管的痉挛与分泌物的加多，使肺通气量降低，产生低氧血症、呼吸困难、发绀，加之肺动脉高压使肺毛细血管血流障碍及肺泡水肿，造成换气障碍，进一步加重缺氧，最终导致急性呼吸衰竭、急性呼吸窘迫综合征等一系列肺部疾患。

（二）过敏性休克

羊水进入母亲血循环是胎盘生理屏障存在破口之故，在正常妊娠中胎儿血细胞、胎儿上皮细胞或滋养层细胞在母血中可以见到而不引起临床症状，故认为正常羊水进入母血循环可能无危害。这些结果直接证明羊水栓塞致肺循环病变的原因不完全是羊水中有形成分引起的机械栓塞，而羊水入血后引起一些血管活性物质的释放才是重要因素。

羊水栓塞的主要症状为呼吸困难、急性休克和出血倾向，这些临床症状在血流动力学上与过敏性休克和中毒性休克极为相似。1995 年 Steven L Clark 等所分析的 46 例羊水栓塞患者，认为分娩途径、产程长短、宫缩剂应用导致宫缩过强并不能增加 AFE 发生的风险，还发现男性胎儿与羊水栓塞的发生有显著相关性，41% 患者有药物过敏或先天性过敏体质的历史，故认为抗原暴露引起的一系列病理生理变化及个体反应在该病发生中起重要作用，提出"羊水栓塞"病名应用不当，建议把此急性发作的外周循环低缺氧、血流动力学的衰竭及凝血功能障碍综合征称为妊娠类过敏性综合征。

（三）弥散性血管内凝血

妊娠时母血中多种凝血因子及纤维蛋白原明显增加，血液呈高凝状态，羊水中含有丰富的凝血物质（类似组织凝血活酶Ⅲ因子），其进入母血后易引起 DIC，一旦发生 DIC，血中大量凝血物质消耗，血管中纤维蛋白沉着，使血中纤维蛋白原下降，同时羊水中又含有纤溶激活酶，激活纤溶系统，使血液由高凝状态迅速转入纤溶状态，因此发生血液不凝。此时分娩，或刚刚产后发生的羊水栓塞很容易因血液凝固障碍产生严重产后大出血，患者亦可因失血性休克而死亡。

（四）严重缺血缺氧造成的多脏器功能障碍

如脑缺氧可致抽搐、昏厥或昏迷；心脏缺血缺氧可致心力衰竭；肾缺血缺氧、肾小球坏死可致血尿、少尿、无尿、急性肾衰竭；肺缺血缺氧致肺水肿、肺出血、急性呼吸窘迫综合征、呼吸衰竭等。

五、临床表现

羊水栓塞多发生在分娩过程中,尤其在胎儿即将娩出前,或产后短时间内,极少数病例发生在临产前、产后 32 小时以后或妊娠中期手术时,剖宫产术者多发生在手术过程中,Steven L Clark 所分析的羊水栓塞患者,70%发生在产程中胎儿娩出前,11%发生在阴道分娩胎儿刚刚娩出后,19%发生在剖宫产术中。这些患者中出现低血压占 100%、肺水肿/急性呼吸窘迫综合征 93%、心搏骤停 87%、发绀 83%、凝血异常 83%、呼吸困难 49%、抽搐 48%、胎儿宫内窘迫 50.3%。

典型症状发病急剧而凶险,主要表现为突然发生的心肺功能衰竭、脑缺氧及凝血功能障碍。临床表现病程分为三个阶段,症状轻重与羊水进入母体循环的速度以及羊水中有形成分的多少有关。

第一阶段主要是在产程中,或分娩前后短时间内,尤其在刚刚破膜后不久,产妇突然发生寒战、呛咳、气急、烦躁不安、呕吐等前驱症状。根据病情分为暴发型和缓慢型两种,暴发型为前驱症状之后很快出现咳嗽、呼吸困难、发绀、抽搐、昏迷、心率快、脉速而弱、血压下降,迅速进入休克状态,如有肺水肿则咳粉红色泡沫样痰,少数病例甚至惊叫一声后血压消失,于数分钟内迅速死亡。此类患者约占 1/3,经过这一时期幸存者可出现凝血功能障碍。缓慢型者呼吸循环系统症状较轻,甚至无明显症状,待产后出现流血不止、血液不凝时才被发现。

第二阶段主要表现为凝血功能障碍,有出血倾向,可表现为产后大出血、血不凝、伤口及针眼出血,身体其他部位如皮肤、黏膜、胃肠或肾出血。尤其在胎儿娩出后发生的羊水栓塞,全身表现有宫腔积血、血不凝固、休克,出血量与休克深度不符,因此,如遇有产后出现原因不明的休克患者伴有出血,血不凝时,应多考虑羊水栓塞的可能性,在休克、出血的同时,常伴有少尿或无尿现象。

第三阶段多系统脏器损伤,主要表现为肾衰竭,由于羊水栓塞后所发生的急性心肺功能衰竭、DIC 患者休克、低血容量、肾脏微血管栓塞、肾缺血,时间较长而引起肾组织损害所致,出现尿少、无尿和尿毒症征象,因此有些患者当休克与出血控制后,亦可因肾衰竭而死亡。脑缺氧时患者可发生烦躁、抽搐、昏迷。

以上三阶段基本上按顺序出现,但有时不会全部出现,胎儿娩出前发病者以肺栓塞、肺高压、心肺功能衰竭和中枢神经系统严重缺氧为主要特征。胎儿娩出后发病者以出血及血液凝固障碍为主要特征,很少有心肺功能衰竭的表现。

羊水栓塞时对胎儿威胁很大,可出现胎儿宫内缺氧窒息,甚至胎死宫内。

六、诊断

羊水栓塞的早期诊断对临床早期治疗和降低孕产妇的死率至关重要。由于诊断主要依靠临床表现,诊断标准不一,故有不少羊水栓塞可能误诊为产后出血、产科休克或急性肺水肿,轻症患者以及一些不典型的羊水栓塞患者可能因短暂的一过性表现而漏诊。传统的诊断标准认为在母血和肺组织中找到来自胎儿的成分为鳞状上皮细胞、毳毛、黏液即可诊断为羊水栓塞,而近来观察一些临床病例发现,正常孕妇 lf 中常有鳞状上皮细胞和其他羊水成分而不发生羊水栓塞,因此单纯发现肺循环中的鳞状上皮细胞不能诊断为 AFE。

（一）主要根据临床表现及发病诱因

羊水栓塞多发生于胎膜早破、宫缩强、产程短以及高龄初产、多胎经产等产妇,另外如有产前出血或手术产中等情况的孕产妇突然发生寒战、尖叫、咳呛、呼吸困难、胸痛、青紫及不明原因的休克、抽搐或昏迷、心脏骤停等,应立即考虑羊水栓塞。产后出现不易控制的出血,经按摩子宫,应用缩宫素无效,已排除其他原因或出血虽少,但不凝,血压迅速下降,另外出血量与休克不成正比时,亦应考虑到产后羊水栓塞的可能。

（二）辅助检查

（1）凝血功能障碍及有关纤溶活性增高的检查。

（2）血涂片找羊水中有形物质:临床上抽取下腔静脉血液或右心房或肺动脉血标本,离心沉淀之后,沉淀物底层为血细胞,上层为羊水碎屑,取上层物质涂片,染色,显微镜下寻找羊水中的鳞状上皮细胞、黏液、毳毛、胎脂等,或做特殊脂肪染色找到胎脂类脂肪球,或进行肺动脉插管取血涂片,用魏氏－姬姆染色,并用油红染色查找胎儿脂肪以及用 Ayoub－shklar 染色如发现有角蛋白和脂肪细胞,则可确诊为羊水栓塞。随着免疫技术的发展,有学者用抗人角蛋白血清,通过免疫过氧化物酶方法,检测母体肺组织中角蛋白的存在,用于羊水栓塞患者死后的确诊。

（3）影像学检查:

1）胸部 X 片检查:90％以上患者可出现肺部 X 线异常改变,如正常也不能除外肺栓塞。肺内可见由于肺水肿造成的双肺圆形或密度高低不等的片状阴影,呈非节段性分布,多数分布于两肺下叶,以右侧多见,浸润阴影一般数天内可消失。可伴有肺部不长张、右侧心影扩大,伴上腔静脉及奇静脉增宽。

2）CT 检查:当出现脑栓塞时,通过头颅 CT 可协助诊断。

（4）心功能检查:

1）心电图:可见右心房、右心室扩大,ST－T 波变化。

2）超声心动图:彩超见右心房、右心室扩大,心肌缺氧,心排出量减少,心肌劳损等。

（5）血气分析:可显示代谢性酸中毒或呼吸性酸中毒或混合性酸中毒。

（6）死亡后诊断:

1）抽取右心室血液:置试管内离心沉淀后,取出沉淀物上层作涂片检查,如找到羊水中有形成分,即可确诊。

2）尸体解剖:肉眼可见肺水肿、充血或肺泡出血伴局限性肺不张,心内血液不凝固,其他脏器亦有水肿。特殊染色在肺小动脉或毛细血管内可见到羊水有形物质栓塞,甚至在肾、心、脑组织中亦可见到,另外约有 50％病例在子宫或阔韧带血管内可见到羊水有形物质。

（7）肺动脉造影术:肺动脉造影是诊断肺动脉栓塞最正确、最可靠的方法,阳性率达85％～90％,可以确定栓塞的部位及范围。X 线征象:肺动脉内有充盈缺损或血管中断,局限性肺叶、肺段血管纹理减少呈剪支征象。由于肺动脉造影行肺动脉导管插入还可以测量肺动脉楔状压以提示有无右心力衰竭存在,正确得到肺动脉压及心排出量的检查结果,对辅助诊断有帮助。但羊水栓塞往往病情来得急骤,很快发生呼吸窘迫及循环衰竭,继之很易紧跟发生 DIC,往往来不及亦不宜行肺动脉插管,除非心肺功能恢复,病情稳定,DIC 纠正,为明确肺栓塞情况,同时对心肌收缩恢复进一步指导治疗时应用。因其有一定并发症如心脏穿孔、心律失常、支气管痉挛、血肿等,虽国外有报道,我国目前抢救羊水栓塞还鲜有应用者。

(8)羊水栓塞的早期诊断:并非所有的羊水栓塞患者都表现为突然的循环衰竭和死亡,它是从亚临床表现到快速死亡的一组疾病,由于对羊水栓塞发病机制的新认识及新的诊断技术的开展,如何应用这些诊断技术来早期诊治不典型的羊水栓塞患者,找到有效方法治疗并控制其发展,有待更深入的研究。

1)检测母亲外周血浆 STN 抗原浓度以及肺组织中的 STN 抗原:STN 抗原为神经氨酸-N-乙酰基半乳糖抗原,是胎粪中的特征性成分,有学者认为羊水栓塞的发生与进入母血循环的 STN 抗原量有关,含大量的 STN 抗原的羊水或者含相当分量的胎粪液体进入母体循环,或者含相当分量的 STN 抗原但量更大的清亮羊水进入母体循环才可导致羊水栓塞的发生。因此,用灵敏的放射免疫竞争法定量测定血清中 STN 抗原,是一种简单、敏感、非创伤性的诊断羊水栓塞的手段。

2)检测锌-粪卟啉:Zncp-1 是胎粪的成分之一,可通过荧光测定法在高压液相色谱仪上测定。有学者发现羊水栓塞患者血 Zncp-1 明显升高,因此认为测定 Zncp-1 是一种快速无损伤、敏感的早期诊断方法。

3)检测母血中的组织因子辅助诊断羊水栓塞:随着近年来对羊水栓塞的研究,认为只有当含有异常成分的羊水进入母体循环或母体对羊水产生特殊反应时,方可引起羊水栓塞的症状,而这些所谓的异常羊水是指羊水中可能含有的生物活性物质,如一些体液因子如组织因子、其他凝血因子、白三烯等。羊水中组织因子的来源并不清楚,理论上可以通过检测母血中的组织因子来辅助诊断。

七、鉴别诊断

羊水栓塞的鉴别诊断主要包括:

(一)易导致发生呼吸窘迫综合征(ARDS)的疾病

肺栓塞(血栓、气体、脂肪栓塞)、肺水肿、麻醉并发症、误吸等。

(二)低血压及休克相关综合征

麻醉平面控制不良、感染性休克、出血性休克、过敏反应、心肌梗死、心律失常。

(三)出血及凝血功能障碍疾病

DIC、胎盘早剥、子宫破裂、宫缩乏力。

(四)神经系统或癫痫相关症状

子痫、癫痫、脑血管意外、低血糖等。

八、治疗

羊水栓塞的治疗要及时、迅速,因多数羊水栓塞患者主要死于急性肺动脉高压及右心力衰竭竭后所致的呼吸循环衰竭和难于控制的凝血功能障碍,因此应按以上两个关键问题采取紧急措施,边救治边确诊,迅速高效组织抢救,注意多学科合作。羊水栓塞的急救原则包括:保持气道通畅、维持有效氧供、积极抢救循环衰竭、纠正凝血功能障碍,适宜的产科干预。

（一）纠正呼吸循环衰竭

1.纠正缺氧

遇有呼吸困难与青紫，立即呼气末正压给氧，保持血氧饱和度在 90％以上，以改善肺泡毛细血管缺氧，有利预防肺水肿的发生，以减轻心脏负担，改善脑、肾等重要脏器缺氧有利患者复苏。正压给氧效果不好或意识丧失者，可行气管插管或气管切开、必要时人工呼吸、保证氧气的有效供应。

2.纠正肺动脉高压

为了减轻肺血管及支气管痉挛，以缓解肺高压及缺氧，应立即选用下列药物：

（1）盐酸罂粟碱：首次用量 30～90mg/d，加在 5％～10％葡萄糖溶液 250～500mL 中静脉滴注，每日总量不超过 300mg。此药直接作用于平滑肌，解除肌张力，血管痉挛时作用更为明显。对冠状动脉、肺动脉、脑血管均有扩张作用。与阿托品同时应用，可阻断迷走神经反射、为解除肺高压的首选药物。因在低氧情况下血管平滑肌对解痉药物敏感性差，所以在迅速改善缺氧状况下用药效果会更好。

（2）阿托品：用 1～2mg 加在 5％～10％葡萄糖溶液 10mL 中，每 15～30 分钟静脉注射 1次，直至患者面部潮红或症状好转为止。这类药物可阻断迷走神经反射引起的肺血管痉挛及支气管痉挛，促进气体交换，解除迷走神经对心脏的抑制，使心率加快，改善微循环，增加回心血量、兴奋呼吸中枢，与肺动脉解痉药有协同作用。若心率在 120 次/分以上慎用。

（3）氨茶碱：250mg 加入 5％～10％葡萄糖溶液 20mL 中静脉缓慢推注，可解除肺血管痉挛。松弛支气管平滑肌，减低静脉压与右心负担，兴奋心肌，增加心搏出量，多在肺高压，心力衰竭、心率较快和支气管痉挛时应用，必要时可重复使用。

（4）α肾上腺素能抑制剂的应用：可用酚妥拉明（酚胺唑啉），以 0.3mg/min 的速度静脉点滴注入，一般应用 5～10mg，观察症状有无改善，再根据病情决定用量，可达到解除肺血管痉挛，降低肺动脉阻力，以降低肺动脉高压。

3.防止心力衰竭

如下所述。

（1）为了保护心肌及预防心力衰竭，当心率超过 120 次/分者，除用冠状动脉扩张剂外，应及早使用强心剂，常用毛花苷 C0.2～0.4mg，加在 5％葡萄糖溶液 20mL 中，静脉推注，或加入输液小壶内滴注，必要时 4～6 小时重复 1 次。每日总量小于 1.2mg。以利于加强心肌收缩，维持足够的心排出量及血压，保证重要脏器血供。

（2）营养心肌药物：羊水中的内皮素能直接抑制心肌，它还是一种内皮缩血管肽，不但能使冠脉、肺动脉收缩，也能使气管、支气管收缩，羊水栓塞时循环中内皮素过高，可引起急性心肌梗死、心源性休克、蛛网膜下隙出血等，因此，在抗心力衰竭的同时，应进行心肌保护的治疗，可用辅酶 A、三磷腺苷（ATP）和细胞色素 C 等营养心肌药物，以减轻多种因素对心肌的损害。

（二）抗过敏

应及早使用大量抗过敏药物，肾皮质激素可解除痉挛，改进及稳定溶酶体，不但保护细胞并抗过敏反应。近年来研究认为多器官功能衰竭与核因子－KB（NF－KB）的核异位并活化有关，地塞米松能抑制 NF－kB 活性，因此可在预防多器官功能衰竭中发挥重要作用。常用：

地塞米松 20mg 静脉缓注后,再用 20mg 加在 5%葡萄糖溶液中静脉滴注;亦可用氢化可的松 200～300mg 加在 5%～10%葡萄糖溶液中静脉点滴,根据病情可重复使用。

(三)抗休克

发病早期休克因过敏反应、迷走反射、肺动脉高压、DIC 高凝所致,后期可因心力衰竭、呼吸衰竭、出血所致。休克时可出现相对性或绝对性血容量补足,因此补充血容量也很重要,早期以补充晶体、胶体液为主,晚期伴出血时,如果血红蛋白下降到 50～70g/L,血细胞比容下降到 24%以下则需输血。如果血容量基本补足,血压仍不上升,可考虑应用升压药物,常用者有以下两种:

1.多巴胺

10～20mg 加在葡萄糖溶液内静脉点滴,根据血压情况调整剂量,此药在体内为合成肾上腺素的前身,有 β 受体兴奋作用,低浓度时亦有 a 受体兴奋作用,可增强心肌收缩力,增加心搏出量,使血压上升,又有扩张血管功能,特别是肾血流量,故为治疗低血压休克特别伴有肾功能不全、心排量降低而血容量已补足患者的首选药物。

2.间羟胺

β 受体兴奋剂,可增加心肌收缩,心率及心排出量而起升压作用,一般用 20～80mg,加入葡萄糖溶液中静脉点滴,与多巴胺合并使用效果较好。

3.其他

在抗休克同时应注意以下两点:

(1)纠正酸中毒:缺氧情况下必然有酸中毒,常用 5%NaHCO$_3$ 200～300mL 静脉点滴,纠正酸中毒有利于纠正休克与电解质紊乱。

(2)抢救休克时,应尽快行中心静脉压测定,一方面可了解血容量的情况,以便于调整入量,另一方面可抽血检查羊水中有形成分及检测有无 DIC,一般以颈内静脉下段穿刺插管较好,操作方便,避免误差。

(四)防治 DIC、继发性纤溶

在发病早期尤其对诱因不能去除者应使用预防性肝素,防止新的微血栓形成,保护肾脏功能,首次 0.5～1mg/kg,加入 100mL 液体内静脉滴注,1 小时内滴完,4～6 小时后酌情再次应用。在出血多消耗性低凝阶段和纤溶亢进阶段则应在小剂量肝素基础上同时补充凝血物质如凝血因子复合物、纤维蛋白原、新鲜冰冻血浆、血小板悬液及其他凝血物质。近年来,有人主张用冷沉淀物,特别是对缺乏纤维蛋白原或 AFE 继发呼吸窘迫综合征的产妇更有作用。

(五)防止肾衰竭

羊水栓塞的患者经过抢救度过肺高压及右心力衰竭、凝血功能障碍等几个阶段后,常会因休克及 DIC 使肾脏受到损害,部分患者往往死于尿毒症,故在一开始抢救过程中则应随时注意尿量,使每小时尿量不少于 30mL 为宜。如休克期后血压已回升、循环血容量已补足时,仍出现少尿(<400mL/d),需尽早应用利尿剂。

1.利尿剂

如下所述。

(1)呋塞米 20mg 静脉推注,短期内无效,可加倍再次应用。

(2)甘露醇 250mL 静脉点滴,半小时内滴完。

(3)依他尼酸钠 50~100mg 静脉滴注。

2.血液透析

应用利尿剂后尿量仍不增加,表示肾功能不全或衰竭,按肾衰竭原则处理,及早给予血液透析治疗。

(六)防治多器官功能障碍综合征

羊水栓塞引起的休克比较复杂,与过敏性、肺源性、心源性及 DIC 等多种因素有关,故处理时必须综合考虑。包括重要脏器功能的检测和保护、预防感染等。

(七)产科处理

羊水栓塞发生后,原则上应先改善母体呼吸循环功能,纠正凝血功能障碍,待病情稳定后即应立即结束妊娠,如妊娠不予及时终止,病情仍有恶化之可能。

(1)如在第一产程发病则首先稳定生命体征,待产妇血压脉搏平稳后,迅速结束分娩,评估胎儿不能立即娩出,则应行剖宫产术结束分娩。

(2)如在第二产程中发病,即刻阴道助产娩出胎儿,无论何种分娩方式均应做好新生儿窒息复苏准备。

(3)如产后发病、大量子宫出血或病情重,短时间内出血反复加重不能控制时,应在输新鲜血与抗休克同时行子宫切除术。手术本身虽可加重休克,但切除子宫后,可减少胎盘剥离面大血窦的出血,且可阻断羊水及其有形物进入母血循环,对抢救与治疗患者来说均为有力措施。

(4)关于子宫收缩制剂的应用:产妇处于休克状态下肌肉松弛,子宫平滑肌对宫缩剂不敏感,无论缩宫素、前列腺素或麦角制剂的使用都会收效甚少,同时又可能将子宫血窦中的羊水及其有形物质再次挤入母体循环而加重病情,故应结合患者具体情况及用药反应,果断地决定宫缩制剂的取舍。

(八)预防感染

羊水栓塞者,由于休克、出血、组织缺氧等,其机体体质迅速下降,抗感染能力低下,同时这类患者往往有一定感染因素存在,常常需要手术操作(剖宫产、阴道助产术等),应积极预防肺部感染和宫腔感染,在应用抗生素时应注意选择对肾功能无损害的药物。

(九)治疗新进展

近年来,体外循环、血液透析、体外膜肺氧合、主动脉内球囊反搏、一氧化氮治疗、辅助人工心脏、重组活化因子 VIa 的应用成为抢救羊水栓塞开辟了新途径。有报道对严重心肺功能障碍患者应用体外循环,NO 吸入也可提高存活率。鉴于羊水栓塞时血管活性物质、组织因子等在病理变化中的作用,也有用血浆置换治疗成功的报道。

九、预防

(1)注意诱发因素:有前置胎盘、胎盘早剥、妊娠过期、胎儿窘迫、胎膜早破等并发症时,应提高警惕,争取尽早发现与诊断羊水栓塞。

(2)早期识别轻型一过性症状,如宫缩剂静脉滴注后出现过敏反应,产程或手术中氧饱和度突然下降,无原因的产后出血、血液不凝,分娩过程中有胸闷、发绀、低血压等低氧血症的症状。

（3）重视迟发性羊水栓塞的临床表现。

（4）人工破膜时应避开宫缩最强时期，且人工破膜时不应兼行剥膜，以免剥膜损伤小血管，破膜后羊水易直接与受损的小静脉接触，宫缩增强时羊水被挤入母血循环。

（5）避免在娩出胎儿过程中强力按压腹部及子宫，以防羊水被压入母体血液循环。

（6）掌握剖宫产指征

（7）剖宫产手术中动作应准确轻柔，子宫切开后及时吸净羊水再娩出胎儿，以免羊水进入子宫创口开放的血窦内。

（8）正确使用缩宫素：严格掌握缩宫素应用指征。用缩宫素引产或加强宫缩时，必须有专人观察，随时调整缩宫素剂量与速度，避免宫缩过强，特别对胎膜早破或人工破膜后使用缩宫素者更应注意。对有产程加速指征者宜人工破膜 30 分钟后观察宫缩无好转再用宫缩剂。产程中高张力性宫缩或出现宫缩过强且羊膜囊明显者不宜滴注宫缩剂和灌肠。

（9）有宫缩过强时，可适当考虑应用镇静剂，如哌替啶 100mg 肌内注射或地西泮 10mg 静脉注射。

（10）做大孕周人工流产钳夹手术时，应先破膜，待羊水流净后再钳夹。

第九章　产褥期并发症

第一节　产褥期感染

产褥期感染是指分娩后生殖道的感染,又称产褥热。产褥期感染是产褥期最严重的并发症,发病率1%～8%。由于产褥期发热绝大多数系产褥感染引起,因此,可将产褥期发热作为产褥感染的一种指标。规定在分娩24小时后至10天内即产后2～10天,测量体温,每日至少4次,凡体温有两次达到或超过38C者,称为产褥病率。产后出血、妊娠期高血压疾病及产褥感染是引起孕产妇死亡的三大主要原因。在美国妊娠相关的死亡约13%与感染相关,感染是其第5位死亡原因,而大约40%的感染相关的母体死亡是可以阻止的。朱丽萍等分析上海剖宫产孕产妇死亡原因,产褥感染占8%,为导致剖宫产死亡的第6位原因。

产褥期感染需与以下疾病进行鉴别:

呼吸系统感染:产后呼吸系统感染多见于剖宫产后。发热常见于产后24小时内。常见疾病包括上呼吸道感染、肺不张、吸入性肺炎以及细菌性肺炎。临床症状包括鼻塞、流涕、咽痛、声音嘶哑、咳嗽、咳痰及胸痛等。根据病史和体检多可明确诊断,必要时进行胸部X线检查协助诊断。

泌尿系统感染:泌尿系感染包括尿道炎、膀胱炎及肾盂肾炎等,患者出现尿急、尿频、尿痛、血尿及腰痛,严重感染者出现高热、寒战及肋脊痛、恶心、呕吐。化验检查中有红细胞及白细胞,尿细菌培养有细菌生长,一般不难做出诊断。由于导尿可引起泌尿系感染,故不主张为了诊断而进行导尿,可在清洁外阴后留取中段尿进行细菌培养和显微镜检查。

乳腺内乳汁淤积:由于乳腺内乳汁淤积所致的发热一般不超过24小时,体温也很少超过39℃。相反,由乳腺炎所致的发热体温常超过39℃,持续时间也超过24小时。

药物热常:见于应用青霉素或应用头孢菌素的产妇。患者表现为非特异的体温升高,脉率和白细胞常在正常范围,体格检查常无阳性发现。

血栓形成:产后轻微的体温升高也可能与腿部表浅或深部静脉的血栓形成有关。

一、会阴阴道及子宫颈感染

尽管会阴局部极易被细菌污染,但会阴部位感染发生率很低,会阴侧切伤口感染是会阴部最常见的感染。阴道感染和子宫颈感染常和会阴感染和子宫感染并存。虽然罕见,但是外阴切口的感染也会导致中毒性休克发生而危及生命。

(一)感染诱因

一般而言,会阴侧切伤口越大,产道裂伤越严重,则发生会阴部感染的概率越大。常见引起会阴伤口感染的因素包括:手术助产(包括产钳术、胎吸术及臀助产术等)、会阴伤口缝合缺陷(包括血肿形成及异物等)以及其他与感染有关的因素包括贫血、出血性疾病、阴道感染(包括人乳头瘤病毒感染)和糖尿病、吸烟等。

(二)微生物学

正常育龄期和孕期妇女下生殖道内寄生有大量微生物,包括某些条件致病菌。目前认为,阴道内常见共栖菌包括:芽孢杆菌属、棒状杆菌属、类白喉杆菌、乳酸杆菌属及未分组链球菌。致病菌包括:金黄色葡萄球菌、表皮葡萄球菌、B组链球菌、粪肠球菌大肠埃希菌、产期肠杆菌、阴沟肠杆菌、阴道加德纳菌、肺炎克雷伯菌、摩根杆菌、奇异变形菌、真细菌属、消化链球菌、消化球菌、双向拟杆菌、脆弱拟杆菌、产黑色素拟杆菌、卵形拟杆菌、普通拟杆菌、多形拟杆菌及坏死梭杆菌等。此外,还可能有念珠菌、沙眼衣原体及支原体等。会阴侧切伤口感染多系需氧和厌氧菌所致的混合感染。葡萄球菌和大肠埃希菌是引起会阴、阴道及子宫颈感染最常见的细菌。由于会阴局部极易被细菌感染,在解释会阴侧切伤口感染部位细菌培养结果时要特别注意。

(三)临床表现和诊断

会阴裂伤或会阴侧切口感染时,会阴部出现疼痛,排尿困难,伴有或不伴有尿潴留。影响产妇活动,常不能取坐位,且可有发热,伤口局部充血水肿,伤口边缘稍有裂开,并有脓性分泌物流出,压痛明显。缝线拆除后伤口裂开,有脓性分泌物流出,如未及时拆除缝线,则感染可向深部蔓延。在重症病例,整个外阴部水肿,表皮溃疡并覆盖有分泌物。

阴道裂伤可能直接发展为感染,或由会阴感染发展而来。第二产程过分延长时,胎先露长时间压迫可引起局部组织缺血坏死。感染部位较深时,可引起阴道旁结缔组织炎,严重时引起阴道壁粘连和瘢痕。阴道感染时,出现阴道部疼痛,甚至出现畏寒、发热及脉速等全身症状。阴道黏膜出现充血、水肿或溃疡。严重者组织大片坏死脱落,甚至形成尿瘘。宫旁发展可以形成淋巴管炎。

宫颈裂伤很常见,但很少发展为明显的感染,可能表现为子宫炎。严重裂伤如宫颈裂伤延至阔韧带时,有可能出现感染,引起淋巴管炎、宫旁组织炎,甚至败血症。

按感染的深浅,将会阴侧切口感染分为四度:①单纯性感染:感染限于会阴侧切口切缘部位皮肤及浅筋膜,不包括皮肤坏死及全身症状,局部不形成水疱;②浅筋膜感染:感染达到浅筋膜,可出现全层皮肤充血和水肿,不包括皮肤坏死及严重全身症状,局部不形成水疱;③坏死性筋膜炎:多见于A群溶血性链球菌、革兰阴性需氧菌和各种厌氧菌感染,常常出现浅筋膜坏死。可出现全层皮肤充血和水肿,在严重病例,营养局部的血管阻塞,局部形成水疱、溃疡、局部发紫及显著的皮下坏死,可出现捻发音;④坏死性肌炎:浅层筋膜至深部肌肉出现坏死,多见于芽孢梭形杆菌感染,但在感染部位也可发现并发其他细菌感染。上述会阴侧切伤口感染分度亦适用于会阴和阴道裂伤感染。

(四)处理

会阴和直肠细菌培养对患者处理帮助甚少,深部组织直接涂片革兰染色镜检有助于患者处理。

1.会阴部感染处理要点

如下所述。

(1)引流通畅:及时拆除伤口缝线,否则会导致感染扩散,形成阴道旁和子宫颈旁结缔组织炎。

(2)尽早坐浴:每日至少予1:5000高锰酸钾冲洗伤口或坐浴2次。

(3)应用广谱抗生素:所选抗生素应同时对链球菌、粪肠球菌、坏死梭杆菌及类杆菌有效。一般与抗生素治疗24~48小时后好转,对治疗反应差或患者一般情况不良者,应及时行清创术。

(4)伤口疼痛者可用止痛剂。

(5)支持治疗(包括呼吸、循环及营养等)。

(6)高压氧治疗:限用于由芽孢梭菌感染所致的坏死性筋膜炎或肌炎。

2.会阴侧切伤口裂开早期修补术

对会阴伤口裂开一般主张在产后3~4个月后修补。但最近研究发现,早期修复同样可获得满意效果。Ramins等报告Parkland医院对会阴侧切伤口裂开进行早期修补术的手术成功率为94%(32/34例)。Uygur等报告了相似的较高的成功率。董金林等报告对会阴及腹部感染伤口及时扩创及二期缝合,成功率达95.5%。少数情况下可能需要进行肠管改道以利于愈合。

会阴侧切伤口裂开早期修补术要点:

最为重要的是手术切口一定要充分清洁,没有感染。一旦没有发热,外阴切口的表面没有感染、表面无渗出,并长出新鲜粉红色肉芽组织,就可以进行修复手术。

(1)术前准备:完全打开伤口;拆除所有缝线;清创伤口(充分的止痛或麻醉—局部麻醉或全身麻醉);每日聚维酮碘溶液冲洗伤口两次或1:5000高锰酸钾冲洗伤口或坐浴2~3次(一般需4~6天);肌内注射或静脉滴注广谱抗生素。对会阴4度裂伤感染者需术前准备肠道。

(2)手术:直肠黏膜下组织用3-0或4-0肠线缝合;直肠阴道隔用2-0或3-0肠线缝合;肛门外括约肌用7号丝线缝合。

(3)术后处理:术后每日行1:5 000高锰酸钾溶液坐浴;修补直肠黏膜者术后禁食48~72小时,之后继续进食无渣半流饮食3天;胃肠功能完全恢复后出院;避免性生活直至愈合(一般术后6周)。

(五)并发症

坏死性筋膜炎是一种罕见的会阴和阴道伤口感染的致命性并发症,深部的软组织感染包括肌肉和筋膜。有糖尿病、免疫抑制的患者是高危人群,但是正常的妇女也可以发生这种严重的感染。外阴切开术的坏死性筋膜炎可以包括表面的和深部筋膜的多层组织,有可能发展到大腿、一侧臀部、腹壁。除外少部分严重的感染是A族β溶血性链球菌引起,在产后早期即发生;大部分这种感染的典型表现在产后的3~5天之前都没有明显的症状,很难分辨无害的表浅外阴感染和预后不良的表面感染。当高度怀疑患有这种疾病时,手术探查有时会挽救生命。有学者强烈建议早期的探查。当疾病进展,患者可以出现败血症、毛细血管渗漏、血液浓缩、循环衰竭,可以迅速进展至死亡。

早期的诊断、清创术、抗生素治疗、严密的监护,这些是治疗成功的关键点。手术包括扩大清创术。

二、产后子宫感染

产后子宫感染过去曾被称为产后子宫内膜炎、产后子宫肌炎及产后子宫旁组织炎。感染常累及子宫蜕膜子宫肌层及子宫旁组织。故被称为子宫炎伴盆腔蜂窝织炎。分娩方式是子宫感染发生的一个最有意义的相关因素。在法国感染相关的病死率剖宫产比阴道分娩高出将近25倍。从因为切口并发症及子宫内膜炎再次入院治疗的比率来看,计划性剖宫产比计划性阴道分娩要高很多。

阴道分娩:Parkland 医院对 5000 例阴道分娩的产妇进行为期 6 个月的随诊,需要进行治疗的产后子宫炎发生率为 1.3%,但有高危因素(包括破膜时间延长、产程延长、胎儿内监护及多次阴道检查)阴道分娩产妇产后子宫炎发生率达 6%。如果有绒毛膜羊膜炎,产妇阴道分娩后子宫炎发生率为 13%,徒手剥离胎盘后产褥期子宫炎的发生率上升 3 倍。

剖宫产的抗生素预防性应用:在全世界的范围内几乎都在进行剖宫产的单剂量围手术期抗生素的预防应用。美国妇产科学会推荐产后感染高风险患者应用抗生素预防感染。在过去的 30 年中这种单次剂量抗生素预防感染有效地降低了产后感染的发生率及严重程度。剖宫产术后感染的高风险因素包括:产程延长、胎膜早破、多次宫颈检查及胎儿内监护。有上述所有高危因素但没有进行围手术期预防感染的妇女大约有 90%会发生严重的盆腔感染。

(一)感染高危因素

与产后子宫感染发病有关的高危因素包括:剖宫产、破膜时间延长(>24 小时)、产程时间(>12 小时)、贫血、肥胖、营养不良(包括低蛋白血症)、临近预产期性交、宫内感染、胎儿内监测(>8 小时)、低社会经济状况、急诊手术、全身麻醉、产后出血、阴道指诊检查次数、并发阴道炎、细菌性阴道病、子宫颈炎和不良妊娠结局(包括死胎、早产、新生儿病率和低体重儿)。其他与感染风险增加相关的因素还包括下述情况的剖宫产:多胎妊娠、母亲年龄过小、肥胖症、过长的产程诱导时间、羊水胎粪污染。其中阴道助产手术、剖宫产、破膜时间延长和产程延长是引起产后子宫感染最重要的原因,在三者同时存在时,产后子宫感染的发生率可达 85%,最近注意到早产时应用多疗程糖皮质激素与产后子宫感染有关。Jacobsson 等证实在孕早期有细菌性阴道炎的妇女产褥感染的风险提高 3 倍。

(二)微生物学

尽管孕产妇阴道和子宫颈内存在细菌,但在破膜前子宫腔内常保持无菌,破膜后下生殖道的细菌可上行进入子宫腔内。Gilstrap 和 Cunningham 对破膜 6 小时及以上的产妇在剖宫产时进行羊水细菌培养,培养出需氧菌和厌氧菌者占 63%,仅培养出厌氧菌者占 30%,仅培养出需氧菌者占 7%。厌氧菌者革兰阳性球菌(包括消化链球菌和消化球菌)占 45%;类杆菌占 9%;芽孢梭形杆菌属占 3%。需氧菌以革兰阳性球菌为主,包括:肠球菌占 14%,B 族链球菌占 8%,大肠埃希菌占 9%。

在产后子宫感染产妇子宫腔内分离出的常见细菌包括:B 族链球菌、粪肠球菌、大肠埃希菌及拟杆菌属细菌;其次出现的细菌包括枸橼酸杆菌属、不动杆菌属及假单胞菌属细菌。外源性病原体包括淋病奈瑟菌、A 族链球菌及沙眼衣原体。产后子宫感染常由包括需氧菌和厌氧菌的多种细菌感染引起。另外,常见于下生殖道的人型支原体、解脲脲原体及阴道加德纳菌也可能与产后子宫感染有关。Udagawa 综述 30 例分娩前后 A 族链球菌感染,17 例在临产前产时或产后 12 小时内出现感染表现,其孕产妇和新生儿病死率分别为 88%和 60%。13 例在产后病情加重者产妇病死率为 55%,没有围产儿死亡。通常来说感染是多种微生物的,互相有增效协同作用。其他促进毒性作用的因素包括血肿形成及组织失活。

(三)病理

阴道分娩后的产褥感染包括胎盘部位、蜕膜、邻近的子宫肌层、宫颈阴道的裂伤。手术后子宫感染发生主要与细菌污染、手术创伤、异物（缝线）及合适的厌氧环境等有关。由于病原体由胎盘剥离面侵入，扩散到子宫内膜层，引起急性子宫内膜炎，炎症可累及邻近的浅表肌层，感染扩散时可侵及深部肌层乃至浆膜层，因此子宫内膜炎多半有子宫肌炎。

(四)临床表现和诊断

发热是产后子宫炎的最重要的诊断标准。伴有寒战的发热提示菌血症。临床表现因入侵细菌的毒力和产妇抵抗力而不同。患者通常会主诉腹部疼痛，在腹部和双合诊检查会发现子宫、宫旁触痛，可能出现恶露量多，混浊而有臭味，子宫复旧延缓。但 A 族 β 溶血性链球菌感染等经常是恶露没有增多，无异味。

(五)并发症

1.盆腔结缔组织炎

由于子宫内膜炎、子宫肌炎经淋巴扩散或宫颈阴道深度裂伤后感染蔓延引起。炎症渗出物沿阔韧带扩散，向外可达侧盆壁，向上经子宫角部达髂窝，向后至直肠阴道隔（在宫颈后形成较硬的肿块）。产妇多见于产后了～4 天出现子宫内膜炎症，持续数日后体温持续上升，伴有寒战，并出现单侧或双侧下腹疼痛及肛门坠胀，检查发现宫旁一侧或双侧结缔组织增厚触痛，也可有肿块形成，肿块多与子宫紧密相连，自宫旁直达盆壁，质地随病情延长而变硬。感染如限于一侧，子宫可被推向对侧，若在子宫周围，则子宫被固定于盆腔中部，有时直肠阴道隔、直肠周围及子宫骶骨韧带等组织都有炎症浸润，检查见局部组织增厚，触痛明显。

2.腹膜炎

多由于子宫感染引起，常发生子宫炎和子宫切口坏死及裂开。有时与手术中的肠管副损伤有关，有时与子宫旁或附件的脓肿破裂有关。在阴道分娩后很罕见。也可继发于盆腔结缔组织炎及血栓性静脉炎。子宫切口的蜂窝织炎可以导致坏死和切口的裂开，化脓组织的挤压通常会导致腹膜炎。因为产后的子宫炎伴有蜂窝织炎时是典型的腹膜后感染，腹膜炎的证据常提示子宫切口坏死的可能，或者肠管损伤，或者其他的裂伤。在产后的妇女有一点很重要：产褥期的腹膜炎由于腹壁来源于妊娠的松弛状态，腹部触诊的"僵硬感"可以不明显。疼痛可以是严重的，但是腹膜炎的首现症状经常还表现为麻痹性肠梗阻。

3.腹腔脓肿、盆腔脓肿

由于腹膜表面有渗出的纤维素覆盖，容易引起腹腔内脏器与肠管粘连，形成局部脓肿如膈下脓肿、肠区间脓肿及子宫直肠窝脓肿。子宫直肠窝形成脓肿时，可在子宫直肠陷凹或在腹股沟上方出现有波动感的包块，触痛明显。脓肿可自行穿破。引起暴发性弥散性腹膜炎。盆腔脓肿也可见于阴道产后。

4.腹部伤口感染、腹部伤口裂开

McNeely 等分析 Hutzel 医院 8 590 例剖宫产手术病例，27 例发生筋膜层裂开，约1：300。通常表现为术后第 5 天出现伤口渗液。约 2/3 的病例存在伤口感染或并发局部组织坏死。大多数患者同时存在子宫感染。

5.产褥期败血症及中毒性休克

表现为急性发热性疾病伴有多个器官功能的紊乱,病死率可达 10％～15％。临床表现通常有发热、头痛、精神错乱、红斑皮疹、皮下水肿、恶心、呕吐、水样泻、明显的血液浓缩、肾衰竭、肝脏衰竭、弥散性血管内凝血、迅速出现的循环衰竭。再复原过程中,皮疹覆盖区域发生蜕皮。几乎所有的患者均发现有金黄色葡萄球菌。在一些病例感染不明显,黏膜表面的菌群可能为感染来源。大约有 10％～20％的妊娠妇女有阴道金黄色葡萄球菌。Robbie 等报道的中毒性休克的病历与双酶梭状芽孢杆菌感染有关。有一些报道是 A 族 β 溶血性链球菌感染引起。当引起发热的外毒素增强时,链球菌的中毒性休克的感染明显复杂严重,尤其是血清型 M1 和 M3 型的毒力强。延迟的诊断治疗与母体或胎儿的死亡相关。中毒性休克的原则性治疗是支持疗法,允许血管内皮损伤修复。抗生素治疗包括覆盖葡萄球菌和链球菌的药物。当有盆腔感染的证据时,抗生素治疗一定是对多种微生物感染的联合治疗。伴有这些感染的患者常常需要清创术或者子宫切除。由于毒力强,病死率相应较高。

(六)实验室检查

1.血液检查

产妇血白细胞总数于产褥早期仍较高,可达 20 000 个/mm³,周围血白细胞总数增高及分类核左移常常预示感染。但在严重产褥感染时,由于骨髓抑制,血白细胞总数及中性粒白细胞可不增高。白细胞增多可能 15 000～30 000 个/μl,但应注意剖宫产本身可以增加白细胞数量。

2.尿液分析

由于泌尿道感染的临床表现常和轻型子宫内膜炎者相似,应对所有产后子宫内膜炎患者进行尿液分析,在正确采集尿液标本情况下,如果发现脓尿或菌尿,则应同时针对泌尿道感染进行治疗,并送尿液进行培养。

3.微生物学检查

消毒会阴后暴露子宫颈,从子宫颈采集标本进行需氧菌和厌氧菌培养沙眼衣原体人型支原体和解脲脲原体的检测。尽管常常可从子宫颈甚至子宫腔培养出细菌或其他病原体,但这些微生物并不一定是引起产后子宫腔感染的病原体,故应谨慎解释所得到的微生物学检查结果。

4.其他检查

B 超检查有助于确定是否存在:①子宫腔胎盘胎膜残留;②子宫旁包块;③子宫直肠窝积液血肿或积脓;④腹部切口积液;⑤检查可能存在的子宫感染并发症如宫旁蜂窝织炎、伤口感染、盆腔脓肿及感染性盆腔静脉炎等。

(七)处理

1.一般治疗

产妇取半卧位,有利于恶露排出及将炎症局限于盆腔内。重症病例可少量多次输血,注意补充热量及水分,饮水不足可经静脉补液,注意纠正水电解质紊乱及低蛋白血症,高热时应采取物理降温。

2.抗生素治疗

治疗产后子宫感染宜选择广谱抗生素,同时要考虑药物对哺乳的影响。对阴道产后轻度子宫感染可选择口服抗生素,对中重度子宫感染,特别是剖宫产后子宫感染应选择静脉滴注或肌内注射抗生素。大约90％的女性在应用一种药物治疗后在48～72小时内会明显好转。在这一时间后的持续性高热常提示有难治性盆腔感染(宫旁蜂窝织炎、腹部切口或盆腔脓肿、感染性血肿、感染性盆腔血栓性静脉炎等)。胃肠外应用抗生素治疗停止后不需要进一步口服抗生素治疗。

抗生素选择原则:最好根据细菌培养结果和药敏试验选择抗生素,然而治疗往往需在得到细菌培养前开始,因此必须根据经验选择抗生素。Dizerga等研究发现克林霉素＋庆大霉素对95％的患者有效果,这一用法目前仍被认为是对大多数情况下的标准治疗。尽管应用这一药物组合,肠球菌感染可能持续存在,所以在最初时或如果48～72小时没有效果时对克林霉素－庆大霉素的组合还加上氨苄西林。庆大霉素一日一次的剂量用法与每8小时一次的剂量用法效果相似。由于庆大霉素有肾毒性和耳毒性的潜在风险,当患者肾小球滤过功能下降时,一些学者推荐应用克林霉素和二代头孢治疗,也有学者推荐应用克林霉素和氨曲南单酰胺菌素复合物与氨基糖苷类取得相似的效果。β－内酰胺抗生素的范围包括对许多厌氧病原体有效。包括头孢类比如头孢西丁、头孢替坦、头孢噻肟;广谱青霉素比如哌拉西林、替卡西林、美洛西林。除了过敏反应外,β－内酰胺抗生素在遗传学上是安全的,在主要的毒性作用方面是安全的。β－内酰胺酶抑制剂克拉维酸、舒巴坦和他唑巴坦已经被加入氨苄西林、阿莫西林、替卡西林、哌拉西林已扩展它们的有效范围。甲硝唑对厌氧菌有更好的治疗效果。氨苄西林和氨基糖苷类以及甲硝唑的组合在严重的盆腔感染时对大多数的微生物都覆盖有效。亚胺培南是碳青霉烯类有着广谱的覆盖范围,对子宫炎相关的绝大多数微生物覆盖有效。西司他丁可以抑制亚胺培南在肾脏的代谢,二者组合对绝大多数的子宫炎有效,但宜作为保留抗生素,限用于盆腔脓肿及其他抗生素治疗无效的严重感染。

3.盆腔蜂窝织炎

在大多数的宫旁蜂窝织炎的妇女,广谱抗生素持续治疗会有明显的临床改善。典型病例5～7天发热好转,但有些病例时间会更长些。硬结的吸收大约需要数日～数周。当怀疑子宫切口坏死考虑手术探查。在一些少见的情况下,进行子宫的清创术和切口的再次缝合效果满意。但大多情况下,需要进行子宫切除和手术清创,并且术中难度较大,可以出现明显的失血。在明显的炎症过程中,宫颈和子宫下段也包括在内,可扩展至盆壁,围绕一次或双侧的输尿管。

4.腹膜炎的治疗

如果感染是来源于未受损的子宫而扩展至腹膜,通常来说单纯的抗生素治疗即足够了。但是如果腹膜炎是来自于子宫切口的坏死或肠管的损伤,一定要进行手术治疗。

5.腹腔、盆腔脓肿的治疗

经抗生素治疗无效的病应考虑腹腔盆腔脓肿的可能,需做仔细的妇科检查和B超检查明确诊断。常见的脓肿包括:膈下脓肿、肠区间脓肿及子宫直肠窝脓肿。以子宫直肠窝脓肿多见。根据脓肿位置及时经穹隆或经腹壁切开引流。广泛腹腔、盆腔脓肿经腹引流时可取腹正中切口,用热盐水自横膈至盆腔完全冲洗,游离回肠－盲肠联合至十二指肠－空肠曲等肠管,术毕另切一小口留置 2～3 根双腔引流管,分别至膈下、腹腔及子宫直肠窝内。术中发现子宫严重感染者需切除子宫,为保证盆腹腔引流,应开放阴道断端。少数情况下,宫旁的蜂窝织炎发生化脓,形成波动性的阔韧带脓肿,可以进行 CT 引导的细针穿刺引流。

三、剖宫产术后腹部伤口感染

剖宫产术后腹部伤口感染常常与应用抗生素治疗子宫炎失败有关。应用抗生素预防感染的剖宫产患者手术后伤口感染发生率为 2% 或更低。治疗子宫炎的患者,若出现体温持续性升高,应考虑是否存在切口的感染。

(一)感染诱因

与剖宫产术后腹部伤口感染有关的因素包括:肥胖、糖尿病、营养不良、手术止血不.良、血肿形成、缝线过密(引起组织缺血及坏死)、异物(缝线)、贫血、破膜时间延长(>24 小时)、产程时间(>12 小时)、羊膜腔感染、胎儿内监护(>8 小时)、手术时间过长(>1 小时)、应用糖皮质激素及免疫抑制剂、急诊剖宫产术后腹部伤口感染率高于选择性剖宫产手术者。

(二)病理

引起腹部伤口感染的细菌种类常常与剖宫产术中从羊水中培养出的细菌相似,但偶尔也有医院获得性感染。引起腹部伤口感染的细菌可来自局部皮肤或产妇下生殖道菌群。腹部伤口感染包括腹壁伤口蜂窝织炎、腹壁伤口脓肿及腹壁伤口坏死性感染。腹部伤口蜂窝织炎常由 A 族溶血性链球菌感染所致,临床上不出现局部积脓。腹壁伤口脓肿是最常见的腹部伤口感染类型,由 A 族溶血性链球菌以外的细菌感染所致。腹壁伤口坏死性感染是最严重的腹部伤口感染类型。根据引起感染的病原体不同,分为芽孢梭菌感染和非芽孢梭菌感染,后者亦被称为非芽孢梭菌性厌氧菌性蜂窝织炎或革兰阴性厌氧菌性皮下坏疽。芽孢梭菌感染常因手术污染引起。感染可限于皮下组织或累及浅层筋膜,称为蜂窝织;感染累及筋膜时,称为坏死性筋膜炎;如果感染累及深层组织、筋膜和肌肉,称为坏死性肌炎。芽孢梭菌感染时可产生大量外毒素,导致正常组织特别是肌肉发生坏死,使细菌更易进入。这些外毒素可导致肾小管发生坏死、溶血性血红蛋白尿、无尿及进行性加重的黄疸。这些外毒素亦具有神经毒性,可导致患者谵妄和昏迷。

(三)临床表现和诊断

腹壁伤口蜂窝织炎常在术后 24 小时出现,患者表现为高热及心动过速。炎症范围可迅速扩大,发展成典型的蜂窝织炎。腹壁伤口脓肿形成常于手术后第 4 天出现发热,在大多数情况下,患者并发有子宫感染及同时应用抗生素,患者体温可持续升高,常出现伤口疼痛,局部组织红肿、压痛,严重感染时可出现局部组织坏死或腹部伤口裂开。芽孢梭菌坏死性感染的潜伏期通常为 2～3 天,也有在感染 6 小时内出现症状者,最早出现的症状为进行性加重的疼痛。感染早期表现为局部水肿和压痛,局部引流物为污浊、有臭味的含大量细菌但多形核白细胞极少的血清样液。伤口局部存有气体,在水肿部位可出现捻发音,感染初期伤口邻近皮肤色泽正常,但伴随伤口肿胀,伤口邻近皮肤变为黄色或青铜色。可出现体温升高,但通常低于 38.3℃,在休克时患者可表现为体温不升。常在疼痛出现后不久即出现全身不适、苍白及出汗。进一步出现脉速、血压下降休克、肾衰竭、谵妄及昏迷。非芽孢梭菌坏死性感染也常与术后第 3 天表现明显,典型表现为从伤口渗出黑色伴臭味的水样物。X 线检查可见局部软组织有气体聚积。在感染初期很难鉴别坏死性蜂窝织炎、坏死性筋膜炎和坏死性肌炎。腹部伤口坏死性感染目前已很罕见,一旦出现,则十分严重,即使及时应用广谱抗生素,病死率仍高达 20%～50%。及早识别坏死性感染及败血症可降低患者病死率。

(四)处理

在开始抗生素治疗前首先要对感染伤口进行需氧菌和厌氧菌的培养,同时取伤口分泌物涂片进行革兰染色涂片显微镜检查,初步确定致病菌为革兰阳性菌或革兰阴性菌或混合感染。

1.腹部伤口脓肿

首先要拆除伤口缝线,否则会导致感染扩散。抗微生物治疗常需联合应用抗生素或选用广谱抗生素,抗生素选择原则同子宫感染。

2.蜂窝织炎

处理蜂窝织炎时无须打开伤口及引流。关键是诊断和抗生素选择。尽管蜂窝织炎多为单一细菌感染所致,临床上仍选择广谱抗生素,如替卡西林/克拉维酸、氨苄西林/舒巴坦、头孢西丁、头孢唑肟或头孢替坦等。这些抗生素可同时对革兰阳性球菌和革兰阴性菌有效。

3.坏死性感染的治疗

广谱的抗生素及迅速的表面清创术十分重要,清创要达到健康的流血的组织。在扩大性清创术中,为了闭合表面的切口,有时需要应用人工合成网眼补片。少数病例需要多次清创,并附以高压氧舱治疗。

4.感染伤口换药

不主张局部应用抗生素。局部切口护理每日 2～3 次,大多数情况下 4～6 天后可以进行二次缝合。通常二次缝合 10 天后,缝线可以拆除。

四、产后血栓性静脉炎

产后血栓性静脉炎多发生在产褥感染的同时或之后,分为盆腔内血栓性静脉炎和下肢血栓性静脉炎。Brown 分析 Parklancl 医院 45000 例产科病例,感染性血栓性静脉炎的发生率为1∶3 000,其中剖宫产者为 1∶800,阴道产者为 1∶9 000。与血栓形成有关的因素有静脉内血流缓滞、静脉壁损伤和高凝状态。病原体多为厌氧菌。

(一)病理

产褥感染可以沿着静脉蔓延,并且引起血栓形成,常伴发淋巴管炎。由于卵巢静脉引流子宫上部分的血流,常为胎盘附着部位,因此卵巢静脉可能波及。子宫胎盘附着面的血栓感染向上蔓延可引起盆腔内血栓性静脉炎,可累及卵巢静脉、子宫静脉、髂内静脉、髂总静脉及阴道静脉,尤以卵巢静脉最常见。左侧卵巢静脉炎可扩展至左肾静脉甚至左侧肾脏,右侧卵巢静脉炎则扩展至下腔静脉。子宫静脉炎可扩展至髂总静脉。下肢血栓性静脉炎系盆腔静脉炎向下扩展或继发于周围结缔组织炎症所致。血栓性静脉炎的病程常持续较久,最后炎症消退,血栓机化。感染血栓脱落进入血液循环,引起脓毒血症、感染性休克及脓肿形成,其中以肺脓肿、胸膜炎及肺炎最为常见。其次为肾脓肿(好发于左肾);也可累及皮肤和关节引起局部脓肿。

(二)临床表现和诊断

有盆腔感染性血栓性静脉炎的患者,应用抗生素治疗后盆腔感染多会有所好转,然而还持续发热。有的患者有一侧或者双侧的下腹部疼痛,但有些患者除了寒战之外没有别的症状。

子宫活动受到限制,移动宫颈时可引起患侧疼痛,有时可扪及增粗及触痛明显的静脉丛。有少数人表现为急性腹痛,开腹探查后方能确诊。诊断可以通过盆腔 CT 或者 MRI 影像学检查确诊。在影像学方法可以应用之前,有学者推荐应用肝素实验:如果静脉应用肝素之后发热减轻,即认为诊断盆腔静脉炎。但这一说法后来学者持否定态度。下肢血栓性静脉炎:下肢血栓性静脉炎的临床症状随静脉血栓形成部位而有所不同。患者多于产后 1～2 周出现持续发热和心动过速。髂静脉或股静脉栓塞时,影响下肢静脉回流,出现下肢疼痛、肿胀、皮肤发白、局部温度升高及栓塞部位压痛,有时可触及硬索状有压痛的静脉。小腿深静脉栓塞时出现腓肠肌及足底部疼痛和压痛。血栓感染化脓时形成脓毒血症,导致感染性休克、肺脓肿、胸膜炎、肺炎及肾脓肿等,出现相应的症状和体征;也可累及皮肤、关节引起局部脓肿,或因过度消耗、全身衰竭而死亡。

(三)辅助检查

1.下肢静脉压测定

正常人站立时下肢静脉压为 130cm H_2O,踝关节伸曲活动时,压力下降为 60cm H_2O,停止活动 20 秒后压力回升。下肢主干静脉有血栓形成阻塞时,无论患者休息或活动,下肢静脉压力均明显升高,停止活动后压力回升时间一般为 10 秒。

2.其他检查方法

包括下肢静脉造影和超声多普勒下肢血管血流图测定,下肢静脉造影对诊断有确诊价值;CT 和磁共振检查可诊断血栓性静脉炎者。

(四)处理

(1)卧床休息,抬高患肢。下肢静脉栓塞时局部可敷中药活血化瘀。

(2)积极控制感染,选择对需氧菌和厌氧菌均有较强作用的抗生素。

(3)有学者推荐应用肝素治疗,但也尚在争论中。支持肝素治疗的学者认为经大量抗生素治疗后体温仍持续不降者,可加用肝素治疗。每 6 小时静脉滴注肝素 50mg,24～48 小时后体温即可下降,肝素需继续应用 10 天。如肝素治疗无效,则需进一步检查有无脓肿存在。但Brown 等在 14 个患者的随机研究中,肝素和抗生素联合治疗感染性盆腔血栓性静脉炎,并不能加快恢复或改善预后。对于较轻的静脉血栓性静脉炎也没有需要长期抗凝的证据。

(4)外科疗法如不断有化脓性血栓播散,可结扎发生栓塞性静脉炎的卵巢静脉或下肢静脉。

(五)预防

(1)鼓励产妇产后早下地活动,不能离床活动者应在床上活动下肢。

(2)预防和积极治疗产褥感染。

五、感染的预防

(一)围手术期抗生素预防

围手术期抗生素的预防应用明显降低了手术后盆腔和切口的感染。大量的研究显示预防性抗生素的应用使盆腔感染率下降 70％～80％。美国妇产科学会推荐单次剂量的氨苄西林或一代头孢,认为与广谱的药物(包括第二代及第三代头孢菌素)或多次剂量的药物应用有效性相同。我们推荐在术前 2 小时内选用第一代头孢菌素(如头孢唑林,1～2g)或氨苄西林(2g)

预防手术感染,头孢唑林对葡萄球菌的作用优于氨苄西林。在手术 24 小时内重复给药 1～2 次。对青霉素类过敏的患者,可不用抗生素或在胎儿娩出后选用甲硝唑(0.5g)或联合应用庆大霉素或克林霉素。近期有报道认为阿奇霉素加上标准的单剂量预防性用药明显减少剖宫产后的子宫炎。但这些研究需要被进一步的证实。已知有新青霉素耐药的金黄葡萄球菌感染的妇女在头孢药物的基础上给予万古霉素。

Classen 等认为术前 2 小时之内预防性应用抗生素的患者中发生外科伤口感染率最低。另外有研究显示在皮肤切开前给予药物比在脐带结扎后给药,能使感染率降得更低。应定期对常规应用于预防术后感染的抗生素进行药敏监测,对已发生手术感染者应选择治疗用抗生素。

(二)局部药物应用的研究

有研究显示分娩过程中用氯己定冲洗阴道并不能降低产后感染的发生率。同样的,在剖宫产术前聚维酮碘消毒阴道,并不能降低发热、子宫炎或腹部切口感染的发生率。相反,也有报告认为剖宫产术前聚维酮碘阴道清洗降低感染率,由 14% 降至 7%。有报道术前给予 5g 甲硝唑胶联合围手术期预防用药,子宫炎的发生率从 17% 降至 7%,但对发热率和切口感染率没有明显影响。

(三)阴道炎治疗

无症状性阴道感染的产前治疗并不阻止产后的盆腔感染。

(四)手术技巧

为降低产后感染率一些手术技巧被研究。比如胎盘自然剥离相比人工剥离感染率更低,但是胎盘娩出后更换手套并没有作用。关闭子宫切口时子宫外置有可能降低发热的发生率。子宫单层缝合和双层缝合在感染发生率方面没有差异。在肥胖妇女皮下组织的缝合虽然并不降低切口感染的发生率,但是可降低切口裂开的发生率。

第二节　晚期产后出血

产后 24 小时,在产褥期内发生的子宫大量出血,称为晚期产后出血。晚期产后出血是产科常见的并发症,多数病情不是很凶险,导致产科医生和产妇忽视阴道持续不多量的出血。因失血过多导致重度贫血,甚至发生失血性休克,降低产褥期女性的机体抵抗力,引发产褥感染,甚至危及生命安全。以产后 1～2 周期间发病者居多,但也有迟至产后 6 周发病者。子宫出血持续或间断的少量或中等量,也可表现为一次性急骤大量出血,同时有凝血块排出。晚期产后出血的出血量,至今尚无统一规定,也缺乏统一标准。晚期产后出血的发病率为 0.3%～0.7%。

一、病因

(1)副胎盘稽留、部分胎盘残留和(或)大部分胎膜残留是引起晚期产后出血最常见的原因。大量子宫出血通常发生在产后 7～10 天左右。由于副胎盘或残留的胎盘组织发生坏死,表面有纤维蛋白析出沉着,出现变性、机化直至形成胎盘息肉。当胎盘息肉坏死脱落时,暴露基底部血管而引起大量子宫出血。残留胎盘也可以作为异物使局部发生异物反应,局部组织纤维化、机化形成肉芽肿,导致长期慢性出血。

(2)蜕膜残留:子宫蜕膜在正常情况下于产后1周内发生退行性变,坏死脱落,并随恶露一起排出。若产妇为双子宫、双角子宫等先天畸形,常使宫腔内大面积蜕膜长时间残留,影响子宫复旧,容易继发子宫内膜炎症,而引起晚期产后出血。多数发生于产后2周左右,出血不急,出血量较少。

(3)子宫胎盘附着部位感染、复旧不全:这种情况不是胎盘本身的病变。通常在正常情况下,胎盘附着部位在胎盘娩出后随子宫体积明显缩小而迅速缩小,子宫肌纤维的收缩及缩复作用,使该部位的血管收缩,内皮细胞增生,血管壁玻璃样变和血栓形成,使管腔变窄并闭塞。胎盘附着部位边缘的子宫内膜向内生长,底蜕膜深层残存的腺体及腺体间结缔组织和子宫内膜重新生长,使子宫内膜得以逐渐修复,完成全过程约需6周时间。若胎盘附着部位发生感染,影响创面修复和子宫复旧,表面血栓脱落致使血窦重新开放,引起子宫胎盘附着部位大量出血,这种原因所致的出血,多发生在产后2~3周,表现为突然大量的阴道流血。

(4)剖宫产术后子宫切口裂开:近年我国剖宫产率明显增高,目前接近50%,个别医院甚至超过了80%,术式几乎均采取子宫下段横切口,致使切口裂开造成晚期产后大量出血病例屡见不鲜,多发生在术后2~4周,表现为突然发生的无痛性大量阴道流血,并反复发作,患者易发生休克。造成子宫切口裂开的主要原因有:

1)子宫切口感染:子宫下段横切口距阴道很近,若为宫内感染或胎膜早破病例,加之产程延长、术中或术后失血量过多等诱因引起子宫切口及周围感染。任何原因造成的子宫切口感染,最终结局是切口裂开,这是因为切缘组织坏死、脱落,切口不能按时愈合,切口裂开后加重感染二者互为因果,互相影响使切口难以愈合。组织坏死脱落血管重新开放而致大量出血。此外,产妇并发阴道感染或有全身感染,也是增加子宫切口感染发生的因素。

2)剖宫产子宫下段切口过高或过低:若子宫下段切口过高,则切口相当于解剖学内口(即子宫下段上端)水平。当胎儿娩出后,由于子宫体下部的收缩及缩复作用弱,使切口上缘变厚且短缩,而切口下缘为子宫下段,其收缩及缩复作用弱,使切口下缘薄且被拉长,造成切口,上下缘厚薄相差悬殊,缝合时极难按解剖层次对齐,致使创面接触不良,影响切口愈合过程,造成切口愈合不佳而裂开出血。若子宫下段切口过低,则切口相当在组织学内口(即子宫下段下端)水平,胎儿娩出后,切口下缘(为结缔组织占90%、肌组织仅占10%的子宫颈部)局部血液供应不良,组织愈合能力差,导致切口不易愈合。不论子宫下段切口过高或过低,若并发感染更容易发生晚期子宫切缘出血。

3)切口偏向左侧:因盆腔左侧为乙状结肠占据,妊娠末期的子宫常呈不同程度的右旋,切开子宫前若未将子宫先复位,使切口偏向左侧,容易损伤子宫左侧血管,或该部位的血管被缝扎,致使局部血运不良,发生坏死,再并发感染极易发生晚期子宫切缘出血。

4)子宫下段切口缝扎不正确:切口缝扎不好,包括术中止血不彻底,未能将活跃性出血的血管分别结扎或虽缝扎但未扎紧;未能将子宫切口两角部的回缩血管缝扎,局部形成血肿;缝线结扎过紧或缝扎组织过多过密,致使子宫切缘肌组织坏死;缝线结扎过松血管闭合不好,均是因缝扎不正确影响子宫切口愈合的重要因素,导致晚期子宫切口多量出血。

（5）产妇患重度贫血($Hb<60g/L$)、重度营养不良、子宫黏膜下肌瘤、产后绒毛膜癌等,均可引起晚期产后出血。

二、病理

(一)胎盘组织残留

肉眼可见宫腔刮出物为残留的坏死胎盘组织与凝血块混在一起,时间过久可形成胎盘息肉。镜下见息肉外周有血液成分,中央部分有很多退化的绒毛埋在机化的血块中,见到绒毛即可确诊为胎盘组织残留。胎盘息肉可像赘生物样向宫腔突出。

(二)蜕膜组织残留

肉眼可见宫腔刮出物为坏死蜕膜混以纤维素。镜下见玻璃样变的蜕膜细胞及红细胞,特点是见不到绒毛组织。

(三)阴道出血形式和阴道出血量

各种原因引起的晚期产后出血均无特定的流血形式和出血量,各有不同。或是阴道少量持续不断流血,或是阴道突然大量流血。胎盘残留常是多次反复阴道少量流血,表现为恶露经久不净,也可以是突然阴道大量流血。子宫胎盘附着部位复旧不全多为突然多量流血且持续不断。胎盘息肉的阴道流血特点则是间歇流血或持续不断流血,后者更常见。子宫切口裂开的阴道流血多是突然、大量,可在短时间内处于失血性休克状态。

(四)阴道流血量过多可造成严重贫血

重症可致失血性休克,甚至危及生命。由于产妇抵抗力降低,极易并发感染、发热及恶露增多,伴有臭味。

(五)妇科检查

子宫复旧不良,子宫大且软,宫口松弛,有时在宫颈内口处可触到残留组织若并发感染,子宫有压痛。对有子宫下段剖宫产史的产妇,检查时可用阴道内的手指轻触切口部位有无裂口,可以协助确诊。

(六)辅助检查

如下所述。

（1）B超检查能提高晚期产后出血病因诊断的准确性:观察子宫整体形态、大小,宫腔内有无残留物,以及剖宫产子宫下段横切口愈合状况等,有助于确定有无胎盘残留和子宫切口裂开。

（2）宫腔分泌物涂片检查:有条件行宫腔分泌物培养并行药物敏感试验,有助于确定病原微生物的种类及选用有效的抗生素。

（3）血红细胞计数及血红蛋白值,有助于确定贫血程度。血白细胞总数及分类,有助于轻微感染的诊断。

（4）尿妊娠试验:有助于诊断胎盘残留及除外绒毛膜癌。

（5）病理检查:将刮出的子宫内容物在镜下检查,见到变性绒毛或混有新鲜绒毛,而无胎盘附着部位的血管病变,诊断为胎盘残留。镜下见蜕膜坏死区混以纤维素、玻璃样变性蜕膜细胞和红细胞等,而无绒毛则诊断为蜕膜残留。镜下见蜕膜或子宫肌层内有壁厚、玻璃样变性的血管,管腔扩大,血管内栓塞不完全,而无胎盘组织,有时再生的内膜及子宫肌层有炎性反应,诊断为胎盘附着部位复旧不全。

四、治疗

首先应详细询问病史,包括胎产次、分娩方式、分娩过程、胎儿大小、胎盘是否完整等,以分析出血的原因,制定相应的治疗方案。因阴道长时间流血或大量流血,应在纠正贫血补充血容量的同时,给予子宫收缩剂加强宫缩和广谱抗生素抗感染。若出现失血性休克,应立即抢救,输液、输血,积极纠正休克,并按病因进行处理。

(一)怀疑为胎盘残留、胎膜残留、蜕膜残留或子宫胎盘附着部位复旧不全者

广谱抗生素静脉滴注的同时,清除宫腔内容物多能奏效。若有较大的胎盘组织残留,可先用卵圆钳钳夹,再用大刮匙刮宫。操作前应及时输液、输血,操作应轻柔,防止宫壁损伤或子宫穿孔及炎症扩散。因刮宫有可能引起多量子宫出血,应做好开腹手术的术前准备。术中可选用前列腺素 E_2 液注入宫腔内,也可选用静脉滴注缩宫素。刮出物应送病理检查,以明确病因诊断。术后应继续应用广谱抗生素和子宫收缩剂。

(二)诊断为剖宫产术后子宫出血

若流血量少或稍多,应住院给予广谱抗生素及子宫收缩剂,严密观察阴道流血量是否显著减少。若出现阴道大量流血则需及时抢救。怀疑胎盘胎膜残留行刮宫术需慎重,因剖宫产组织残留机会极罕见,且刮宫还可能造成原切口再损伤导致更多量出血。若已确诊为子宫切口再裂开,应尽快行开腹探查术。若术中见子宫切缘组织坏死范围不大,炎性反应不严重,切口周围组织血供良好,患者又无子女,可行切口扩创缝合以及子宫动脉或髂内动脉结扎止血而保留子宫。若术中见组织坏死范围广泛,炎性反应严重,有盆腔严重感染或全身感染、中毒症候则应切除子宫,由于病灶在子宫下段,原则上以子宫全切除术为宜。若考虑行子宫次全切除,切除部位必须低于原子宫下段横切口,留下的宫颈残端组织必须新鲜。近年采用经皮双髂内动脉栓塞术,对晚期产后出血保守治疗无效病例显示出确切疗效。术中应放置引流,术后应给予足量广谱抗生素。

(3)若确诊为绒毛膜癌,则进行化疗。如严重感染,保守治疗无效时,需行子宫切除术。

(五)预防

(1)正确处理第三产程,掌握胎盘娩出的要领,若未出现胎盘剥离征象,切忌用手强拉脐带及胎盘。胎盘娩出后,应按常规仔细检查胎盘、胎膜及有无副胎盘,若怀疑有胎盘残留或大部分胎膜残留,应及时行手取胎盘胎膜,术后给予足够剂量广谱抗生素和子宫收缩剂。

(2)严格掌握剖宫产指征,降低剖宫产率。若行剖宫产术,应合理选择切口,避免子宫下段横切口两侧角部撕裂,切口按解剖层次缝合,不宜缝合过多过密,避免发生术后组织坏死而影响愈合。

(3)术后 B 超检查子宫切口愈合声像图,可为临床处理提供参考,对防治晚期产后出血有一定价值。

(4)产褥期注意纠正子宫后倾后屈位置,纠正贫血,增强营养,提高机体抵抗力,有助于降低晚期产后出血的发生率。

(5)尽量避免人工流产及宫腔操作,以防分娩时胎盘粘连及残留。

第三节 子宫复旧不全

子宫复旧不全是产后较常见的并发症,胎儿、胎盘娩出后子宫开始恢复到妊娠前的状态,这一过程称为子宫复旧。正常的子宫复旧主要是子宫肌纤维收缩,子宫体积逐渐缩小。一般产后一周子宫缩小到孕 12 周大小,在耻骨联合上方刚可扪及。产后 2 周子宫缩小进入盆腔,在耻骨联合上方已经触不到子宫底。在产后 5~6 周后子宫基本恢复到孕前大小。子宫复旧时子宫肌层内的血管管腔狭窄甚至栓塞,使局部血液供应减少,子宫肌细胞缺血发生自溶而逐渐缩小胞质减少,在肌纤维收缩的同时伴有子宫平滑肌细胞体积缩小,而非平滑肌细胞数量的减少。产褥期结束时(约相当于产后 6 周)子宫平滑肌细胞体积缩小至晚期妊娠时的 1/20,但一般仍比非孕时子宫平滑肌细胞体积要大一些。当上述过程因某种原因出现障碍时即发生子宫复旧不全。

一、病因

任何影响子宫收缩的因素均会导致产后子宫复旧不全,常见的引起子宫复旧不全的原因主要有:

(1)胎盘、胎膜残留、蜕膜脱落不全可致子宫内膜炎、子宫肌炎甚至盆腔感染。

(2)子宫肌瘤:如较大的子宫肌壁间肌瘤、子宫腺肌瘤。

(3)子宫过度屈曲,恶露排出不畅,影响子宫收缩。

(4)胎盘面积过大(如多胎妊娠、前置胎盘等)影响子宫复旧,因胎盘附着部位的肌层较薄子宫收缩力明显减弱。

(5)多产妇因多次分娩使子宫纤维组织相对增多,子宫收缩力下降。

(6)产后尿潴留致膀胱过度充盈,影响恶露排出。

(7)分娩过程中有宫腔手术操作,如胎血粘连时人工剥离胎盘术,使子宫肌层受到不同程度的创伤,可影响子宫收缩或增加产后感染。

上述因素有时互为因果,或合并存在,可直接或间接引起子宫复旧不全。如部分胎盘胎膜残留,可增加产后感染导致子宫内膜炎、子宫肌炎或盆腔感染,由于子宫过度后屈或侧屈导致的恶露不易排出体外,子宫壁间肌瘤、子宫肌腺病,妊娠期子宫过度膨胀如多胎妊娠、羊水过多、巨大胎儿,因可直接影响子宫平滑肌收缩而出现子宫复旧不全。

二、临床表现

(一)症状

血性恶露持续时间延长,从正常的仅持续 3~5 天,延长至 7~10 天,甚至更长。若病因为胎盘或胎膜残留,则血性恶露持续时间长,而且血量也明显增多,常并发有不同程度的感染,此时恶露常混浊或伴有臭味。有时恶露时断时续,恶露性状也不一样,量时多时少,性状时暗时红,有时可出现晚期产后出血。有时恶露中能见到坏死的残留胎盘组织和(或)胎膜组织一起排出。若有脓性分泌物流出提示伴有子宫内膜炎症。常伴有腰痛及下腹部坠痛感,有少数患者血性恶露量极少,而主要是下腹部出现剧烈疼痛。

(二)体征

妇科双合诊检查,常发现宫颈较软,子宫较同时期正常产褥子宫增大、质软,子宫可呈后倾后屈位并有轻重不等的压痛。压痛较重者提示可能并发有子宫内膜炎、子宫肌炎或盆腔感染,若炎症扩散到附件区也可也有不同程度的压痛。

三、并发症

主要并发症为感染,包括子宫内膜、盆腔及全身感染。

四、诊断

根据上述临床表现,加上有宫腔手术操作等病史,子宫复旧不全的诊断常无困难,B超检查可以了解子宫大小、位置及子宫内血流情况。有时可见到子宫较大且子宫腔内有残留胎盘或残留胎膜影像,则可确诊为胎盘残留或胎膜残留所致的子宫复旧不全;若见到子宫肌壁间肌瘤或子宫腺肌瘤影像即可确诊子宫复旧不全的病因。若B超无异常发现可行诊断刮宫术,将刮出组织送病理检查可协助明确病因。同时可以取宫腔或阴道分泌物进行细菌学检查,以明确有无感染,给治疗提供病原学依据。

(五)鉴别诊断

主要与其他病因所致的阴道流血及腹痛进行鉴别,如滋养细胞肿瘤、产褥感染、其他部位感染等相鉴别。

(六)治疗

(1)子宫复旧不全时,均应给予子宫收缩剂。最常用的药物有:缩宫素10～20U,2次/天肌内注射;麦角流浸膏2mL,3次/天,口服;益母草颗粒剂2g,3次/天,冲服;生化汤25mL,2～3次/天,口服;

(2)确诊为部分胎盘残留或大部分胎膜残留所致子宫复旧不全时,应力争使宫腔内残留物完全彻底排出。通常在残留物排出前已伴有子宫内膜和(或)子宫肌层轻度感染,故应先行抗感染治疗,可口服头孢拉定0.5g,4次/天,和甲硝唑0.2g,3次/天,口服,感染控制后再行刮宫术,以免感染扩散。若感染严重应行静脉抗生素治疗的同时行刮宫术。若炎症已被控制,应全面彻底地刮除残留组织及子宫蜕膜,以达到止血和进行病理检查的双重目的,还应注意排除滋养细胞肿瘤。若感染没有控制,患者一般情况不佳时应抗感染治疗的同时适度清宫,之后继续抗感染治疗直到感染满意控制后再行彻底清宫术。术后继续给予子宫收缩剂促进子宫收缩,并继续应用广谱抗生素治疗直至症状消失。

(3)子宫复旧不全的原因为子宫肌瘤或子宫腺肌瘤时,主要是应用子宫收缩剂若治疗,若治疗无显著效果,阴道仍持续长时间较多量流血,且患者无生育要求时可考虑切除子宫。

(七)预防

(1)正确处理第三产程:胎盘及胎膜娩出后,应认真仔细检查娩出的胎盘胎膜是否完整,并注意检查胎盘胎儿面边缘有无断裂血管及破损以便能够及时发现副胎盘或部分胎盘组织残留。若怀疑有副胎盘、部分胎盘残留或大部分胎膜残留应在严密的无菌操作下伸手入子宫腔内取出全部残留组织。或用无齿卵圆钳进宫腔钳夹出残余的胚胎组织。若检查胎膜后确认仅有少许胎膜残留,产后可及时应用子宫收缩剂及抗生素,等待其自然排出及预防感染。

(2)为避免产后尿潴留,嘱产妇于胎盘娩出后4小时内及时排尿。若产后6小时仍不能自行排尿并诊断为尿潴留时,应及时处理,必要时导尿。子宫后倾后屈位,每天应行胸膝卧位 2 次,每次 15～20 分钟予以纠正。

(3)若无禁忌应鼓励产后母乳喂养,可以促进子宫复旧。注意产褥期卫生,保持外阴部清洁卫生,预防产褥感染。在正确指导下尽早开始做产后保健操。

(4)应加强分娩及产褥期护理,尽可能预防子宫复旧不全的发生。产后应避免长时间仰卧位,应尽早下床活动。流血量多或长期流血不止者,应行 B 超检查,如发现宫腔内有残留物,应行清宫术。刮出物送病理检查。如有发热、白细胞增高者,可能已有感染发生,应在做宫腔内容物细菌培养的同时,开始大剂量广谱抗生素治疗,确实经保守治疗无效者亦可考虑手术治疗。根据肌瘤的情况可行肌瘤挖除,很少需要子宫切除者。

第四节　产褥中暑

一、概述

产褥中暑指产褥期产妇在高温、高湿和通风不良的环境中体内余热不能及时散发,引起以中枢性体温调节功能障碍为特征的高热、水电解质平衡紊乱、循环衰竭与神经系统功能损害。产后皮肤汗腺排泄功能旺盛,产妇借此排出体内潴留的水分,因此有显著的利尿现象,出汗也特别多,可以经常见到产妇衣、被为汗水浸湿,以夜间睡眠和初醒时更明显,夜间尤甚。出汗也是一种散热方式,当环境温度超过 35C 时,机体依靠大量汗液蒸发进行散热。在汗液、尿液、乳汁、恶露的排出过程中,大量水分、电解质等随之丢失,需及时补充。重度产褥中暑是孕产妇死亡的原因之一。在怀孕以及产后阶段孕产妇在生理上和心理上都有着较大的变化,有调查表明:400 名孕妇在怀孕阶段所受的关注度要明显高于产后,焦虑、燥热等多见于年轻产妇,厌食、失眠则在年纪稍大产妇中比较常见。因此,不应该忽视产后阶段对产妇的关心和合理照料。

随着全球气候变暖,高温气候持续时间延长,产褥中暑成为产科的常见病。产褥中暑是可以预防的,关键是做好卫生宣教、围生期保健工作,告诫产妇必须破除旧风俗习惯,居室要通风,衣着要适宜并及时补充钠盐。作为医护人员动态观察病情变化,积极采取相应的治疗与护理措施,有效地控制病情的发展,使受累器官避免进一步损伤,此外,还要预防和积极治疗产褥感染,让患者得到尽快的恢复。

二、诊断

(一)中暑前兆

口渴、多汗、四肢乏力、恶心、呕吐、头晕、眼花、胸闷心悸;体温轻、中度增高。若能及时将产妇移至通风处,减少衣着,补充盐水,可很快好转。

(二)轻度中暑

产妇体温增高达 38.5℃以上,剧烈头痛,恶心,胸闷加重,脉搏、呼吸加快,无汗,尿少,全身可满布汗疹。此时如能得到适当治疗,多能恢复。

(三)重度中暑

体温达 40℃ 以上,出现中枢神经系统症状,如嗜睡、谵妄、抽搐、昏迷等,可有呕吐、腹泻及多部位出血。体检发现:面色苍白、心率快、呼吸急促、血压下降、对光反射,神经生理性反射减弱或消失,脉搏细数,继而进入昏迷状态。持续谵语、惊厥,血压下降,面色苍白,瞳孔缩小,对光反射、膝反射减弱或消失是危急症候,如抢救不及时,可于数小时内因呼吸循环衰竭、脑水肿而死亡。夏天高温季节多见发病。夏季天气炎热,但是一些旧风俗习惯却要求产家紧闭门窗,产妇深居室内,包头盖被,穿长袖衣、长裤,紧扎袖口、裤脚,且滴盐不进,只进食一些红糖伴稀饭、干苋菜等。当夏季气温骤升,住房矮小,室温过高,度很大,产妇出汗散热又受到严重障碍时,将导致体温中枢调节失常,结合产妇居住环境不通风及衣着过多,出现上述典型临床表现多能诊断。应注意与产后子痫和产褥感染、败血症等相鉴别。产褥感染产妇可以发生产褥中暑,产褥中暑患者又可以并发产褥感染。

三、治疗纵观

产褥期的体温多数在正常范围内,若产程延长致过度疲劳时,体温可以在产后最初 24 小时内略升高,一般不超过 38C。由于产褥期是指从胎盘娩出至产妇全身各器官除乳腺外恢复或接近正常未孕状态所需的一段时期,因此在这一时期,母体发生着一系列的变化,首先,心理上的,Noble RE 的文章指出流行病学调查显示女性(21.3%)产生情绪低落的百分比几乎是男性(12.7%)的两倍。MosesKolko EL、Roth EK 的研究更加明确地指出产后抑郁的发生率在 10%～15%,产前抑郁的患病率在城市里的贫穷人群中占到 26%,同时指出,母亲的情绪低落直接影响着胚胎及婴儿的发育生长。因此产褥期对产妇的合理健康照料是十分重要的。Ward KA、Adams JE、Mughal MZ 的研究指出了不同阶段骨骼系统的变化。产褥中暑大都系人们受旧风俗习惯影响,缺乏卫生知识,误认为产妇怕风,所以让产妇穿很多衣服,门窗关严,使产妇生活在高温、高湿的不良环境中。出汗也是一种散热方式,气温超过皮肤温度(32～34℃)时,人体散热功能受到影响,使传导、辐射停止而靠蒸发,机体依靠大量汗液蒸发进行散热。在汗液、尿液、乳汁、恶露的排出过程中,大量水分、电解质等随之丢失,需及时补充。但是旧风俗习惯怕产妇受风而要求关闭门窗,产妇深居室内,包头盖被、穿长袖衣、长裤、紧扎袖口、裤脚,使居室和身体小环境处在高温,高湿状态,严重影响产妇出汗散热,导致体温调节中枢功能衰竭而出现高热,意识丧失和呼吸循环功能衰竭。当人体处于超过散热机制能力的极度热负荷时,这样超量热积于体内引起调节及水、钠代谢障碍,从而导致前述诸症状。Haas JS、Jackson RA、nlentes－Afflick E、Stewart AL 等人对妇女从怀孕到产后的健康情况做了一项调查,结果显示,妇女的健康状况在怀孕到产后有着实质性的变化,比如,身体功能的下降,怀孕前身体功能较好,孕期有所下降,产后则又有所提高。这对给予孕产妇合理健康的照料有很好的指导意义。DaviesGAL 及 Wolfe LA 等通过大量的文献分析指出在怀孕期间和产后应进行符合生理变化需要的适当锻炼(加拿大妇产科协会的临床实践的指导方针),而不应该受旧风俗习惯的影响关门闭户,深居室内。

产褥中暑的治疗原则是立即改变高温和不通气环境,迅速降温,纠正水、电解质与酸碱紊乱,积极防治休克,补充水分及氯化钠。同时采用物理降温。首先将患者移置凉爽通风的地方,全身用冰水或乙醇擦浴,在头、颈、腋下、腹股沟、腋窝部浅表大血管分布区放置冰袋,并用力按摩四肢,促进肢体血液循环,以防止周围血液循环的瘀滞,已发生循环衰竭者慎用物理降温,以避免血管收缩加重循环衰竭。在采用物理降温的同时,应用药物降温,以氯丙嗪为最常用。其主要作用是抑制体温调节中枢,扩张血管,加速散热,松弛肌肉,减少震颤,降低器官的代谢和氧消耗量,防止身体产热过多。重视纠正脑水肿,可用 20% 甘露醇或 25% 山梨醇 250mL 快速静脉滴注。采用药物降温,当血压下降时,停用氯丙嗪改用地塞米松。药物降温的用法是将氯丙嗪 25～50mg 溶于生理盐水 500mL 中静脉滴注,在 1～2 小时内滴完。如情况紧急,可用氯丙嗪 25mg 或异丙嗪 25mg 溶于 5% 葡萄糖溶液生理盐水 100～200mL 中静脉滴注,在 10～20 分钟内注完。若在两小时内体温并无下降趋势,可重复给药。降温过程中应加强护理,注意体温、血压、心脏情况,待肛温降至 38C 左右时,应即刻停止降温。在降温的同时,应积极纠正水、电解质紊乱,24 小时补液量控制在 2 000～3 000mL,并注意补充钾、钠盐。加强护理注意体温、血压、心脏及肾脏情况。对抽搐患者可用地西泮、硫酸镁等抗惊厥、解痉,也可用地西泮 10mg 肌内注射,同时用抗生素预防感染。出现心、脑、肾并发症时,应积极对症处理。呼吸衰竭用尼可刹米、洛贝林对症治疗。心力衰竭可给予洋地黄类制剂,如毛花苷 C0.2～0.4mg 缓慢静脉滴注,必要时 4～6 小时重复。产褥中暑的关键在预防,做好卫生宣教,能识别产褥中暑的先兆症状。破除旧风俗习惯,居室保持通风,避免室温过高,产妇衣着应宽大透气,有利于散热,以舒适为度。

四、治疗

原则是迅速改变高温、高湿和通风不良的环境,降低患者的体温,及时纠正脱水、电解质紊乱及酸中毒,积极防治休克。

(一)降温

环境降温。将患者移置凉爽通风的地方,脱去产妇过多衣着,室内温度宜降至 25℃。物理降温。全身用冰水或酒精擦浴,在头、颈、腋下、腹股沟、腘窝部浅表大血管分布区放置冰袋,并用力按摩四肢,促进肢体血液循环,加速散热,若产妇神志清楚,应鼓励产妇喝冷开水或冰水。

药物降温。用氯丙嗪 25～50mg 加入生理盐水 500mL,静脉滴注,1～2 小时内滴完,1～6 小时可重复 1 次,高热昏迷抽搐危重患者或物理降温后体温复升者可用冬眠疗法,常用冬眠 1 号(哌替啶 100mg,异丙嗪 50mg,氯丙嗪 50mg)。每 30 分钟测体温 1 次,用退热药物后密切观察患者出汗情况,及时更换衣服、被褥,并温水擦浴保持皮肤清洁。使用药物降温时需监测血压、心率、呼吸等生命征,注意体温、血压、心脏及肾脏情况,降温过程中应加强护理。如血压过低,不能用氯丙嗪,可用氢化可的松 100～200mg 加入 5% 葡萄糖氯化钠注射液 500mL 静脉滴注,同时可用解热镇痛药物。一旦肛门温度降至 38℃ 左右时,应停止降温。

(二)保持呼吸道通畅

给予氧气吸入,密切观察患者的呼吸频率、深浅、血氧饱和度(SPO_2)和血气分析值以判断呼吸窘迫的程度。血氧饱和度$[SP(O_2)]<90\%$、血氧分压 $Pa(O_2)<60mmHg(7.98kPa)$ 应予以机械通气。若通过氧疗、吸痰等措施,SPO_2 保持在 94% 以上者,可不给予机械通气治疗。

(三)周围循环衰竭者

应补液,维持水、电解质及酸碱平衡。纠正水、电解质紊乱,每小时补液量控制在 2 000～

3 000mL,并注意补充钾、钠盐,输液速度宜缓慢,16 滴/分钟,以免引起肺水肿。用 5％碳酸氢钠纠正酸中毒。

(四)脑水肿

可用 20％甘露醇或 25％山梨醇快速静脉滴注。

(五)抽搐患者

应于患者口腔内置牙垫于上下齿之间防止舌咬伤,适当约束患者四肢,加床档以防坠床。同时可用地西泮 10mg 肌内注射或用 10％水合氯醛 10～20mL 保留灌肠,以此来抗惊厥、解痉。

(六)重度患者

重度患者有时并发口鼻出血、呕血,应立即经口气管插管,防止呕吐物吸入引起窒息,必要时准备呼吸机治疗,每两小时向气管内滴入 1 次生理盐水与糜蛋白酶等组成的气滴液 5mL,并翻身拍背、吸痰。

(七)给予抗生素预防感染

观察患者子宫下降情况,恶露的量、色、味,会阴切口或腹部切口愈合情况。用 1/1 000 呋喃西林液进行会阴擦洗,2 次/天,保持局部清洁,预防会阴切口感染和逆行感染,剖宫产患者注意及时换药,促进伤口愈合。患者意识尚未完全清醒前应留置导尿管,记录 24 小时出入量,应用生理盐水 200mL 膀胱冲洗必要时加抗生素,2 次/天,防止尿液中的血凝块阻塞导尿管和预防尿路感染。

第五节 产后尿潴留

一、概述

产后尿潴留即产后不能自行排尿,导致尿潴留称为产后尿潴留。2003 年,GlaVindK 及 BjorkJ 在一项临床研究中调查显示:需要通过器械助产分娩,括约肌断裂以及会阴严重撕裂伤在尿潴留观察组的发生率要明显增加。在一项国外临床研究中调查显示:通过器械助产分娩,括约肌断裂以及会阴严重撕裂伤在尿潴留观察组的发生率要明显高于对照组,并指出产后尿潴留的发生率大概为 0.7％。多数产妇于分娩后 4 ～6 小时内可以自行排尿,但有些产妇产后长时间(＞8h)膀胱充盈,而不能自行排尿,若产后 6～8 小时排尿困难,尿液点滴而下或完全闭塞不通,伴有小腹胀急疼痛,或产后多日小便不能排尽,膀胱内残留尿超过 100mL,这种现象称之为产后尿潴留。多见于初产妇,特别是手术产及行会阴切开者占多数。产后尿潴留是产科的常见并发症,大多发生在第二产程滞产时。由于胎先露,胎头对膀胱及骨盆底长时间的压迫,产程过长,造成暂时性神经支配障碍,特别是引起了膀胱三角区组织水肿,以及会阴部侧切口的疼痛反射性的盆底肌肉痉挛,或因产后腹肌松弛排尿无力,或精神因素、惧怕疼痛、不习惯卧床排尿等所引起。孕期体内潴留多量水分,需在产褥早期主要经肾脏排出,故产后最初 5 日尿量明显增多。但在分娩过程中,膀胱受压、黏膜水肿充血,肌张力降低使正常排尿反射异常、再加上会阴伤口疼痛、不习惯于卧位排尿等原因,容易发生尿潴留如尿液完全潴留膀胱,称为完全性尿潴留;如排尿后仍有残余尿液,称为不完全性尿潴留;急性发作者称为急性尿潴留;缓慢发生者为慢性尿潴留。

二、诊断

(一)病史

应询问是否有难产、手术产(如会阴侧切、胎头吸引术)史。

(二)临床表现

一般产后经过 4～6 小时,或剖宫产保留尿管,除去后 4～6 小时难以自行排尿,小便不通或点滴而下,或见有血尿,可伴有小腹胀急疼痛或尿意频频。小腹部可扪及高度充盈的膀胱,行导尿术可有小便排出,尿常规一般无异常。急性尿潴留者,下腹部膨隆,触扪膀胱区产妇有尿意、压痛,叩诊呈浊音;慢性尿潴留者,部分患者膀胱极度扩张,充满盆腔甚至达脐上,腹部压痛不明显。

(三)辅助检查

实验室检查。急性尿潴留者,尿常规正常;慢性尿潴留者,常尿液浓缩,尿比重增加,尿液中可有红、白细胞和少量的蛋白质。应与产后尿道感染相鉴别。

B超检查。小便后,膀胱内残余尿高于 100mL 即可诊断为尿潴留,应与产后小便生产障碍相鉴别。

三、治疗纵观

尿潴留是孕妇在产后阶段常见且让产妇十分痛苦的并发症,在孕期的妇女,因其膀胱发生生理的改变,而更加易于使其在分娩后几小时至数天内发生尿潴留的症状。SaultzJW 等对产后尿潴留的发生率和发病特征进行研究调查和分析得出:产后尿潴留的发生率为 1.7％～17.9％。与产后尿潴留发生的相关因素包括初次经阴道分娩、硬膜外镇痛和剖官术。最初的治疗多

采用:支持疗法来促进增强自主排尿的可能性,如心理疏导,早期下床活动,给予其相对私人安静的环境,温水冲洗外阴等。如果都没有明显作用,则可给予其留置导尿管,当膀胱充盈超过 700mL 时,由于此时很有可能反复留置导尿管或延长放置时间,因此可以预防性地使用抗生素来防止感染。

尿潴留原因分两类:尿潴留可由于尿道炎症水肿或结石、尿道狭窄、尿道外伤、前列腺肥大或肿瘤、急性前列腺炎或脓肿、膀胱肿瘤等阻塞尿道而引起;各种原因所致的中枢神经疾患以及糖尿病等所致自主神经损害都可引起尿潴留。尿潴留可继发其他疾病。①继发尿路感染:因尿潴留有利于细菌繁殖,容易并发尿路感染,感染后难以治愈,且易复发,加速肾功能恶化,例如,男性前列腺肥大和女性尿道狭窄患者,常出现部分尿潴留,但其无自觉排尿障碍,对这类患者需及早诊治,清除残留尿,有效控制尿路感染,保护肾功能。②继发反流性肾病:因尿潴留使膀胱内压升高,尿液沿输尿管反流,造成肾盂积液,继之肾实质受压、缺血,甚至坏死,最后导致慢性肾功能衰竭。

产后尿潴留是产科的常见并发症,大多发生在第二产程滞产时,多因第二产程延长,胎先露,长时间持续压迫膀胱,使膀胱底部充血水肿,膀胱肌麻痹,尿道水肿,尿道口闭塞。产后盆

腔内压力突然下降,引起盆腔内瘀血;产后腹壁松弛,盆腔空间增大,膀胱的容量也增大,膀胱对内压增高不敏感,当尿液过多时,膀胱的张力更下降,感觉性也更低,尿潴留时没有尿意,加上产程过长引起体力的大量消耗,而导致排尿困难;产前或产程中应用大剂量的解痉镇静药,如妊娠期高血压疾病应用硫酸镁、莨菪类等药物降低膀胱的张力而致尿潴留;因会阴切口疼痛,精神紧张不敢努力自行排尿,反射引起盆底肌肉痉挛。产前膀胱过度充盈,未注意护理,使膀胱紧张度及感受性降低,甚至神经麻痹,或由产科麻醉所引起。妊娠期为适应妊娠的需要,肾集合系统、输尿管均有生理性扩张。生产后体内潴留的大量水分均在产后数天经肾脏排出,故尿量明显增加。急性尿潴留,因膀胱极度扩张,如处理不及时,脊髓及排尿中枢失调,膀胱肌失去正常收缩功能。慢性尿潴留时,除排尿中枢失调外,因膀胱肌肉为克服尿道阻力,持续收缩,久之膀胱壁肌纤维增生变厚,残余尿增多,可引起膀胱输尿管反流和肾盂积水,导致肾功能损害。

由于产时及产后会应用大剂量的解痉镇痛药,那么由此而引起的是否由于这些镇痛药物的使用而增加了产后尿潴留的发生率的争论也引起了众多学者的关注。2002 年 Liang CC,Tsay PT 等人进行的一项调查研究:搜集了 110 名为减轻分娩时疼痛而使用硬膜外镇痛泵的经阴道分娩的初产孕妇作为一组;100 名相同情况下未使用硬膜外镇痛泵的初产妇作为对照组,发现使用了镇痛泵的一组,特别是膀胱充盈超过 500mL 的,与对照组比较都有明显的产程延长,高百分比的机械助产以及广泛的阴道或会阴部的撕裂伤。只有极少的产妇在产后 6 个月依然有排尿问题。2006 年,Evron S 等比较产妇分娩时使用罗哌卡因和芬太尼混合罗哌卡因患者自控硬膜外镇痛(PCEA)对产后尿潴留的影响,采用随机双盲法,将 198 例要求用硬膜外自控镇痛泵的产妇分为罗哌卡因组(R 组 n=100)和芬太尼混合罗哌卡因组(RF 组 7,n=98),分别用 0.2%罗哌卡因和 0.2%罗哌卡因加上 2μg/mL 芬太尼,临床上每小时估算一下膀胱的充盈程度。用 B 超来监测残尿量,结果显示,加了芬太尼的一组并没有增加产后尿潴留的风险并可提供良好的镇痛效果。Beilin 指出硬膜外腔分娩镇痛存在三方面争议问题:①剖宫产率是否会增加,少数人认为可能增加,但多数人认为与其他分娩镇痛方法并无差别。②母乳喂养困难问题,多数人认为分娩镇痛好,产妇心情也好,母亲与新生儿接触提前,这样有助于顺利哺乳成功。③是否会引起并发症,有人报告产妇体温上升 0.07℃/h,多数人认为体温的变化微小,无显著性差异。

由于尿潴留不仅可以导致尿路感染,膀胱麻痹,体内代谢废物积聚,也影响产后子宫的恢复,致阴道出血量增多,易导致产后泌尿道感染。它增加了产妇的痛苦,故应及时处理。

Zaki MM 等曾报道,在产后尿潴留的诊断标准上并没有统一意见,但在分娩期和产后对膀胱的护理很重要,要密切观察并及时给予处理。其治疗原则为:为防止尿潴留发生,应鼓励产妇尽早自解小便。产后 3~4 小时即应让产妇排尿。若排尿困难,应解除怕排尿引起疼痛的顾虑,鼓励产妇坐起排尿,用热水熏洗外阴,用温开水冲洗尿道口周围,或按摩膀胱,诱导排尿。下腹置热水袋,针灸以及肌内注射新斯的明均可起到促使排尿的作用。若使用上述方法均无效时应予导尿,必要时留置导尿管 1~2 日,因导尿法可能造成尿路感染,因此一般不要轻易导尿,如膀胱充盈超过 700mL 时可用此法,并留置导尿管,24 小时后多能自行排尿。注意产褥期会阴伤口处理,避免伤口水肿、感染而刺激尿道。饮食宜清淡且富于营养,忌食生冷寒凉及辛辣、香燥之品,产后短时间内多饮汤水,从而引起尿意。

四、治疗

(一)心理疏导

解除产妇的紧张心理,让产妇树立信心,用温水冲洗外阴,按摩腹部膀胱膨隆部,以推压手法环形按摩 5 分钟左右,此方法简便易行,无不适感,同时还可促进子宫收缩,减少产后出血。可让产妇听到流水声刺激其尿意而促进排尿;让产妇精神放松,采取自己习惯的排尿体位;产后要尽早鼓励产妇多饮水,及时下床解小便。

(二)热敷疗法

用消毒的湿热巾敷于肿胀的尿道口及下腹部,促使尽快消肿,按摩膀胱,诱导排尿。将热水倒入便盆内,利用湿热蒸汽的熏蒸可使尿道口痉挛缓解而排尿。

(三)红外灯或周林频谱仪照射排尿法

用红外线或周林频谱仪在产生尿潴留的膀胱区照射 15～20 分钟,效果良好,电磁波本身具有解除平滑肌痉挛的作用,并能促进神经传导的功能恢复。红外线的主要生物学效应是热,热能进入人体组织后亦具有松弛平滑肌的作用,两者均可解除膀胱括约肌的痉挛,促进尿液排出。其优点是操作简便,患者无任何痛苦。

(四)低压灌肠法

肛门括约肌与膀胱括约肌有协同作用,当排出灌肠液同时,尿液也随之排出。

(五)开塞露纳肛法

柯国琼等利用排便促使排尿的神经反射原理,采用开塞露纳肛,促使逼尿肌收缩,内括约肌松弛而导致排尿。

(六)药物治疗

卡巴胆碱:0.25mg 肌内注射,促使膀胱平滑肌收缩而排尿,必要时给予抗生素以防尿路感染。溴新斯的明:有抗胆碱酯酶的作用而起到刺激胆碱能神经的兴奋作用,对膀胱过度充盈而麻痹者有效。口服片剂 1 次 15mg,针剂为 0.5mg/mL 或 1mg/2mL,肌内注射,或双侧足三里穴位封闭,促使排尿,或加兰他敏 2.5mg 肌内注射促进排尿。安贝氯铵:又称美斯的明,作用也是抗胆碱酯酶,类似新斯的明,为片剂,每次服 5～25mg,每日 3 次。

(七)导尿法

在诱导排尿无效时,临床上常采用无菌导尿术留置导尿管导尿,应在严格无菌操作下放置导尿管,排空膀胱并保留尿管开放 24 小时,使膀胱充分休息,然后每 2～4 小时开放尿管 1 次,以锻炼膀胱肌肉的收缩功能,1～2 天后撤除尿管多能自行恢复排尿功能。然而有报道在对 120 例尿路医院感染的发生及其相关因素进行调查时,发现导尿所致的尿路感染是最直接、最严重的相关因素。近几年来,Foley 管由于其易固定、便于清洁而在临床上广泛应用,但由此引发的问题如拔尿管困难致尿道损伤往往在解除尿潴留的同时,又额外地增加了患者的痛苦和经济负担,如果反复插导尿管,应给予抗生素治疗,防止感染。

第六节　产后抑郁症

一、概述

产褥期妇女精神疾病的发病率明显高于妇女的其他时期,尤其以产褥期抑郁症较常见。1968 年 Pitt 首次提出产后抑郁症的概念,他描述产后抑郁症是分娩后不典型抑郁,病程较产后忧郁长,出现较晚,但严重程度不及产后精神病的情感性障碍,属于神经症性抑郁,但有别于常说的精神病。目前国内外学者普遍认为产后抑郁症多在产后 2 周发病,4～6 周症状明显,一般在产后 6 个月开始症状逐渐缓解,预后良好,约 2/3 患者可在一年内康复,如再次妊娠则有 50％的复发率。产妇的抑郁发病率是非孕妇的抑郁发病率的 200 倍。50％～75％的女性都随着孩子的出生经历过一段产后忧郁。1987 年英国学者 J.Cox 教授 EPDS 产后抑郁问卷,平均产后抑郁症发病率达到 15.01％。

二、诊断

(一)临床表现

多在产后 2 周内发病,产后 4～6 周症状明显。产妇主要表现为心情压抑、沮丧、感情淡漠、不愿与人交流,甚至与丈夫也会产生隔阂。有的产妇还可表现为对生活、家庭缺乏信心,主动性下降,流露出对生活的厌倦,平时对事物反应迟钝、注意力不易集中,食欲、性欲明显减退。产褥期抑郁症患者亦可伴有头晕、头痛、胃部不适、心率加快、呼吸增加、便秘等症状,有的产妇有思维障碍、迫害妄想,甚至出现伤婴或自杀行为。其过程为产后前 3 天,可无明显症状潜伏期;产后第 10 天出现产后心境低落的前兆症状:失眠、烦躁、疲劳但不能安心休息、情绪不稳定、莫名哭泣;之后出现产后抑郁症表现:精神压抑感、兴趣丧失、害羞、不愿见人、人际关系协调障碍、头痛、胃部烧灼感;当出现对婴儿健康过分关注,自以为照顾不周而自责,对婴儿回避,产生幻觉以为婴儿已死或有缺陷,甚至有弑夫杀婴的行为提示有重症抑郁。

(二)诊断标准

本病至今尚无统一的诊断标准。多采用美国精神病学会 1994 年制定的产褥期抑郁症的诊断标准。

在产后 4 周内出现下列 5 条或 5 条以上的症状,必须具备①②两条:①情绪抑郁。②对全部或多数活动明显缺乏兴趣或愉悦感。③体重显著下降或增加。④失眠或睡眠过度。⑤精神运动性兴奋或阻滞。⑥疲劳或乏力。⑦遇事皆感毫无意义或有自罪感。⑧思维能力减退或注意力涣散。⑨反复出现死亡想法。

在产后 4 周内发病对产褥期抑郁症的诊断,许多指标具有一定的主观性,因此目前的诊断多以 Cox 等设立的 Edinburgh 产后抑郁量表(EPDS)为标准。其包括 10 项内容,于产后 6 周进行调查。每项内容分 4 级评分(0～3 分),总分相加≥13 分者可诊断为产褥期抑郁症。

三、治疗纵观

据统计,我国有 50％～70％的初产妇在产后变得情绪低落、容易焦虑、注意力难以集中、健忘、悲伤、失眠、对婴儿过于担心,严重者可出现抑郁症。但是这种变化容易被周围的人忽视,甚至丈夫、亲人。以往,产后抑郁症并不为人们所重视,认为这仅是一般的 表现,很快即会好转。随着心理医学,产妇心理卫生健康以及产科学等学科的发展,产后抑郁症作为疾病被越来越重视。它所造成的危害如产妇自身的负性心理,伤及婴儿及他人,对家庭及社会造成的不良影响被更多地关注。针对产后抑郁症的发生,其预防及治疗也被更广泛地研究。

其治疗与一般抑郁症无显著差异,产后抑郁症的治疗包括心理和药物治疗。心理治疗很有必要,能增强患者的自信心,提高患者的自我价值感。同时,医师可以根据患者的个性特征、心理状态和发病原因,给予个体化的心理疏导,解除心理致病因素。药物治疗通常选用抗抑郁症的药物,约 70% 的患者可在 1 年内治愈。

四、治疗措施

(一)治疗原则

预防为主,治疗包括心理治疗和药物治疗。

(二)预防

产褥期抑郁症的发生,受到许多社会因素、心理因素及妊娠因素的影响。因此,加强对孕妇的精神关怀,了解孕妇的生理特点和性格特点,运用医学心理学、社会学知识,及时解除致病的心理因素、社会因素,在孕期和分娩过程中,多给一点关心、爱护,对于预防产褥期抑郁症具有积极意义。

加强围生期保健,利用孕妇学校等多种渠道普及有关妊娠、分娩常识,减轻孕妇对妊娠、分娩的紧张、恐惧心情,完善自我保健。

对有精神疾患家族史的孕妇,应定期密切观察,避免一切不良刺激,给予更多的关爱、指导。

在分娩过程中,医护人员要充满爱心和耐心,尤其对产程长、精神压力大的产妇,更需要耐心解释分娩过程。

对于有不良分娩史、死胎、畸形胎儿的产妇,应向她们说明产生的原因,用友善、亲切、温和的语言,给予她们更多的关心,鼓励她们增加自信心。

(三)治疗

1.心理治疗

心理治疗对产褥期抑郁症非常重要。通过心理治疗增强患者的自信心,对产妇给以关心和无微不至的照顾,尽量调整好家庭成员之间的各种关系,指导其养成良好的睡眠习惯,对产后抑郁症患者的康复是非常有利的。目标:①增强患者的自信心,提高患者的自我价值意识。②根据患者的个性特征、心理状态、发病原因给予个体化的心理辅导,解除致病的心理因素。

2.药物治疗

哺乳期妇女使用药物应慎重,选用的抗抑郁症药物以不进入乳汁为佳。常用药物有:

(1)氟西汀:选择性抑制中枢神经系统 5-羟色胺的再摄取,延长和增加 5-羟色胺的作用,从而产生抗抑郁作用,每日 20mg,分 1~2 次口服,根据病情可增加至每日 80mg。

(2)帕罗西汀:通过阻止 5-羟色胺的再吸收而提高神经突触间隙内 5-羟色胺的浓度,从而产生抗抑郁的作用。每日 20mg,1 次口服,连续用药 3 周后,根据病情增减剂量,1 次增减 10mg,间隔不得少于 1 周。

（3）舍曲林：作用机制同帕罗西汀，每日 50mg，1 次口服，数周后增加至每日 100～200mg。

（4）阿米替林：为常用的三环类抗抑郁药，每日 50mg，分 2 次口服，渐增至每日 150～300mg，分 2～3 次服用。维持量每日 50～150mg。

参考文献

[1]苏翠红.妇产科常见病诊断与治疗要点[M].北京:中国纺织出版社,2021.

[2]赵扬玉.产科危急重症[M].北京:人民卫生出版社,2021.

[3]赵文芳,田艳春,王照英,等.妇科常见病与产科并发症[M].青岛:中国海洋大学出版社,2021.

[4]梁旭霞,邬华.实用产科手册[M].南宁:广西科学技术出版社,2020.

[5]孙永红.高危妊娠与产科急重症临床诊疗[M].长春:吉林科学技术出版社,2020.

[6]陈会刚.产科急危重症的早期诊断和处理[M].长春:吉林科学技术出版社,2020.

[7]冯丽.临床妇产科急危重症诊断与治疗[M].长春:吉林科学技术出版社,2020.

[8]李淑丽.产科急危重症临床诊治[M].长春:吉林科学技术出版社,2019.

[9]韩伟.妇产科急危重症诊疗[M].长春:吉林科学技术出版社,2019.

[10]王丽霞,王洪萍.妇产科急危重症救治手册[M].郑州:河南科学技术出版社,2019.

[11]陶杨,张丽,夏伟兰.妇产科急症处置与疾病治疗[M].天津:天津科学技术出版社,2019.

[12]冯碧波,孙雪林,王彩霞.现代临床妇产科诊疗[M].天津:天津科学技术出版社,2019.

[13]刘韵,等.临床妇产科疾病诊疗新编[M].长春:吉林科学技术出版社,2019.

[14]苏波,等.临床妇产科常见病诊疗学[M].长春:吉林科学技术出版社,2019.

[15]伍小智,刘荣华,解瑞成,等.现代妇产科疾病综合治疗学[M].昆明:云南科技出版社,2019.